杨维杰

常见病特效一针疗法

杨维杰 编著

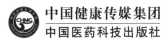

中国健康传媒集团

中国医药科技出版社

内 容 提 要

本书是杨维杰医师单穴针刺治疗临床常见病之经验总结。全书分两篇，理论篇介绍一针疗法的理论基础，临床篇以病为纲，介绍了内科、妇科、男科、五官科、皮肤、外科临床常见病症的取穴经验。本书理法皆备，选穴简单，临床效验，适合广大从事针灸临床的医师、医学院校学生及中医爱好者阅读、参考。

图书在版编目（CIP）数据

杨维杰常见病特效一针疗法 / 杨维杰编著 . —北京：中国医药科技出版社，2024. 6
（2025. 4 重印）.
ISBN 978-7-5214-4586-2

Ⅰ . ①杨… Ⅱ . ①杨… Ⅲ . ①针灸疗法 Ⅳ . ① R245

中国国家版本馆 CIP 数据核字（2024）第 083509 号

美术编辑　陈君杞
版式设计　也　在

出版　**中国健康传媒集团** ｜ 中国医药科技出版社
地址　北京市海淀区文慧园北路甲 22 号
邮编　100082
电话　发行：010-62227427　邮购：010-62236938
网址　www.cmstp.com
规格　710×1000mm $^1/_{16}$
印张　17 $^1/_2$
字数　320 千字
版次　2024 年 6 月第 1 版
印次　2025 年 4 月第 2 次印刷
印刷　北京侨友印刷有限公司
经销　全国各地新华书店
书号　ISBN 978-7-5214-4586-2
定价　**59.00 元**

获取新书信息、投稿、
为图书纠错，请扫码
联系我们。

前言

本书原为余《常见百病一针特效疗法》的内容，作为一针疗法讲座的教材，包括痛证及其他常见病。痛证部分已由中国医药科技出版社出版，现在这本书的内容则以内科、妇科、男科、五官科、皮肤、外科为主，仍交由中国医药科技出版社出版。

应用针灸治病，同用药一样，药不在多，针亦不在多，下过功夫研究，懂得针灸的人都知道，只要认识病理，熟悉针理，往往少数几针，甚或一针就能解决患者痛苦，针刺既是技术，也是艺术。研究精方简针同精方简药一样重要，用针越少，技术愈为精进。

所谓"心中有汤头，临证不用愁"。针灸歌赋等同于方剂歌赋，熟背针灸歌赋，临证同样也不必忧愁。尤其可贵的是，绝大多数歌赋歌诀中治病都以一穴为主，是最古朴的一针疗法，是古人心血的结晶。少数歌赋虽以对穴及应穴形式出现，但有时使用两个穴位中的一个穴就很有效，也可算是一针疗法，只是联合应用成为双一针（或称对针）更有效而已。本书特别列出余整理并应用多年的《古歌诀中的特效一针》一章，以供参考（原刊于余之著作《针灸宝典》）。余在对于这些歌诀的反复应用及思辨过程中，一直有不少新的体悟，继而有特别创建。

余自执业针灸之初，即遵古法传统取穴，上有病下取之，左有病右取之，长期以来，培养、练就了用针少的习惯，进而研创出具有个人特色的"一针疗法"。余个人一针最大的特点，除少数情况选取特定穴位（如俞募穴等）外，多选择远处穴位，并以四肢穴位为主，方便而安全，尤其重要的是有效，不只取穴少，而且见效快。余应用一针治病已有数十年经验，长年面对众多患者，掌握一病一针，配合一穴治疗多病，在临床上极具实效。

这本书分为理论篇及临床篇两大部分，理论篇介绍一针疗法的应用基础——总体观，包括一针疗法的空间对应、一针疗法的时间观、一针疗法的象数观。一针疗法并不是取一个穴、一个点那么简单，用穴要有整体观念，整体观就是要有时空观念及象数观念，也就是空间对应、时间对应及象数对应。一针疗法之取穴要注重这些配合，胸中有天人合一的整体宏观思想，运用一针疗法便能得心应手。

临床篇介绍常见内科、妇科、男科、五官科、皮肤、外科病的一针疗法，每种疾病先做简单介绍，然后每种病皆举述多个特效一针以方便取用。每一针皆详细介绍了位置、针法及应用原理与经验。

必须说明者，本书之针法之后虽并未特别申明，但每一穴位，针刺或刺血，或用灸以前，要注意先消毒，艾灸还应注意防止灼伤。

书后附录《本书用穴图》，方便寻找穴位，附图之次序依次为十四穴及一般奇穴、董氏奇穴。另附一篇余之《谈怎样学好及活用特效一针》一文，供学习一针者参考，俾能更加活用一针疗法。

这本书由余近年来在世界各地讲课的讲稿汇集而来，是余多年临床经验的心得总结。一部分内容在 2000 年以前曾刊于《台湾中医文摘》及台北市中医师公会之《针灸临床治疗经验集》。自 2009 年起，余受邀在世界各地开讲一针疗法，反响很大，反应良好，许多学生都盼望能集结成书，便于临床翻阅以参考应用。于是先将痛证部分详加整理汇编成书，于 2017 年先行出版繁体中文版，并已翻译成英文及韩文出版，皆广受好评，复于 2021 年发行简体中文版。

在欧美及在中国台湾讲课之内容，因时间所限，每个病种一般仅选讲三四个穴位为主，出版书籍则将有效之一针悉数列出，多则有七八个之多，让读者及学生更有选择性。也有少数是用灸法的，也列入书中，方便特殊病之治疗需要。至于一些病仅有一二特效穴者则不介绍，否则篇幅甚大，反不利于选取应用，留待以后再以专书介绍。又如本书未对儿科疾病进行介绍，一则因小儿病许多与大人只是轻重不同，可以参考本书之内容以浅针再刺（所谓："刺小儿如探汤，日再可也"）的方法进行治疗。二则因不少病常用者只有一二特效针可选择，如小儿夜啼针印堂有效，针胆穴（董氏奇穴）尤效，甚至按摩就有效；小儿流涎（口水）针地仓有效，针止涎穴（董氏奇穴）尤效；还有小儿腮腺炎，可以在耳尖点刺，或在角孙穴用灯火灸（可参考本书皮肤外科病症中瘰疬穴）等。虽有特效，但特效穴少，故并未列入。

在国外，由于许多中药禁用，不少方剂难以成方，从组方原理配合穴性寻找穴位替代方药，这是在海外学习中医经典的变通，或许也会是国内未来的一种趋势，也是学习"针方相对"最大的意义。深入研究"针方相对"，不仅能延续一些濒危方药的"生命"，也能扩展针灸的应用范围，对于针灸穴位的应用也是另一形式的创新，因此本书特别列出了《针方相对取效针》一章，此为余个人之特别创研，有助于治疗更多疑难杂症。

2020年因世界新型冠状病毒感染流行，余在各国之课程皆因而告停，趁疫情期间，乃积极将在各地讲课的内科、妇科、男科、五官科、皮肤、外科的常见病讲义及录音整理集结成《杨维杰常见病特效一针疗法》一书。

余之此书虽然是个人四十多年临床心得的经验验证，但针灸之学浩瀚无边，个人穷一生努力，研究所得，也只是标志着一个小范围的知识，必有不足之处，还望高明不吝指正。

维杰壬寅年（2022）夏于洛杉矶

目 录

理论篇

临床篇

理论篇

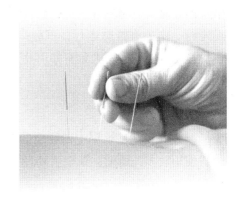

　　一针疗法并不是取一个穴、一个点那么简单，用穴要有整体观念，整体观念就是要有时空观念及象数观念，也就是空间对应、时间对应及象数对应，如此则一穴可以治多病，合乎精简精要的原则。一针疗法之取穴要注重这些配合，这样有着天人合一的整体宏观思想，运用一针疗法更能得心应手。

第一章　一针疗法的空间对应

一针疗法的空间对应，大致有经络对应、太极全息对应、部位对应、五体对应、五输穴的空间对应、特定穴对应、深度对应等。在余多本著作中都有详细介绍，这里只做基本介绍。

第一节　经络对应

俗话说："不知脏腑经络，开口动手便错。"经络是研究针灸的基础，要知经络走向，还要有整体观及个体观，例如鼻子的外面有胃经、大肠经走行，内有肝经走行，中央有督脉走行，脏腑则归肺脏，所以既要有个体观，还要有整体认识。经络对应的应用大致有如下几点。

一、循经取穴

循经取穴就是根据十四经络的循行取穴，一般多在患处之远处取穴，荥穴、输穴使用较多，所谓"荥输治外经"。

二、表里经取穴

表里经取穴就是取互为表里的经络穴位，例如肺与大肠相表里，可以取肺经腧穴治疗大肠病，取大肠经腧穴治疗肺病。其他表里经取穴法依此类推。

三、同名经取穴

手足同名经相通，即手足太阴经互通，手足阳明经互通，手足少阴经互通，手足太阳经互通，手足厥阴经互通，手足少阳经互通。利用同名经相通取穴，可以治疗互通经的疾病。

四、脏腑别通经取穴

"脏腑别通"，经穴可以治疗别通经络的疾病。

1. 肺与膀胱通

肺经腧穴可治膀胱疾病，膀胱经腧穴可治肺脏疾病。临床针刺肺经鱼际穴可治膀胱经所行之背痛；针刺肺经列缺穴可治尿频、多尿。肺经的一些腧穴也可治疗子宫疾病，如奇穴妇科穴。

2. 脾与小肠通

小肠经腧穴能治脾湿之病，例如治疗黄疸，在古书中最常用小肠经之腕骨穴祛湿。又如脾经之阴陵泉穴能治疗小肠经所过之五十肩，疗效显著，这些都是脾与小肠通的临床应用范例。

3. 心与胆通

心主神，失眠多属心，"诸痛痒疮，皆属于心"，针刺胆经之风市能治失眠，止痒，治心脏病效果甚好。

4. 肾与三焦通

三焦经的中渚穴治肾亏腰痛甚效，董氏奇穴下白治肾结石甚效，这些腧穴都位于三焦经上，也是通过脏腑别通思路治肾而发挥作用的。

5. 肝与大肠通

大肠经之曲池穴能治肝阳上亢而降血压，治疗各类肝风头晕皆甚有效。奇穴灵骨、大白在大肠经，治半身不遂甚效，亦与肝与大肠通、肝主筋有关。

6. 心包络与胃通

心包经之内关穴常用治胃痛，余则用于治疗膝痛甚效，这是因胃经循行经过膝眼，心包络与胃通。而胃经之足三里穴常用治心脏病甚效，亦是胃与心包络通之故。

第二节　太极全息对应

太极全息定位，或称太极全息观，是余用以解说穴位布局之"工具"，可以解说许多穴位之分布及治疗病症之原因。

太极全息观，系以活动中枢、元气中枢为主的一种太极观，以腰脐为总太极，其他大、中、小太极之中央阴面皆对应腰脐，阳面皆对应腰命门。

一、大太极

大太极也可称肘膝太极，系以肚脐为中心，即手足各以活动中点（即活动中枢）之肘膝为太极（肘为手臂之太极，膝为腿之太极），阴面对应腰脐，阳面对应腰命门。因有顺对及逆对，可分为六种主要的对应，即手躯顺对、手躯逆对、足躯顺对、足躯逆对、手足顺对、手足逆对。

例如手躯顺对即肩对应头、上臂对应胸脘（背）、肘对应脐（腰）、下臂对应下腹、手对应阴部，参见下表（表1）。

表1　大太极之手躯顺对、手躯逆对、足躯顺对、足躯逆对表

对应部位	头	胸脘（背）	脐（腰）	下腹	阴部
手躯顺对	肩	上臂	肘	下臂	手
手躯逆对	手	下臂	肘	上臂	肩
足躯顺对	髋	大腿	膝	小腿	足
足躯逆对	足	小腿	膝	大腿	髋

还有手足对应，列表如下（表2）。

表2　大太极之手足顺对、手足逆对表

手足顺对	肩	上臂	肘	下臂	手
	髋	大腿	膝	小腿	足
手足逆对	肩	上臂	肘	下臂	手
	足	小腿	膝	大腿	髋

上述几项作图如下（图1）。

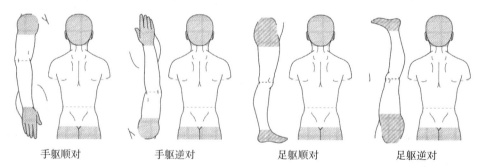

手躯顺对　　　　手躯逆对　　　　足躯顺对　　　　足躯逆对

图1　大太极对应

二、中太极

中太极以腕踝为太极（中心点），故又称为腕踝太极，即系以腕踝对应于肚脐腰部，太极手部从手指至前臂中段，足部从脚趾至小腿中段。也有顺对及逆对。

例如手躯顺对即指对应头，掌对应胸脘（背），腕对应腰脐，前臂前段对应下腹，前臂中段对应阴部。

足躯顺对即趾对应头，跖对应胸脘（背），踝对应腰脐，小腿下段对应下腹，小腿中段对应阴部。其对应见下表（表3）。

表3 中太极之手躯顺对、足躯顺对表

对应部位	头	胸脘（背）	腰脐	下腹	阴部
手	指	掌	腕	前臂前段	前臂中段
足	趾	跖	踝	小腿下段	小腿中段

再如手躯逆对，即前臂中段对应头，前臂前段对应胸脘（背），腕对应腰脐，掌对应下腹，指对应阴部。足躯逆对即小腿中段对应头，小腿下段对应胸脘（背），踝对应腰脐，跖对应下腹，趾对应阴部。其对应见下表（表4）。

表4 中太极之手躯逆对、足躯逆对表

对应部位	头	胸脘（背）	腰脐	下腹	阴部
手	前臂中段	前臂前段	腕	掌	指
足	小腿中段	小腿下段	踝	跖	趾

作图如下（图2、图3）。

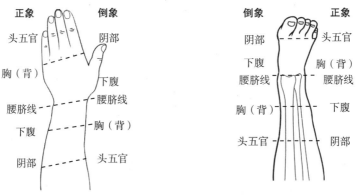

图2 中太极（腕）正象、倒象图　　图3 中太极（踝）正象、倒象图

以上之用例甚多，例如腕对腰，养老治腰痛；支沟穴及董氏奇穴搏球穴皆相应于尾骶，故皆能治便秘及尾骶痛。

三、小太极（面手太极）

（一）面部

图 4 起源于《灵枢·五色》篇，可以说是面太极的正象图。这个 1 是两眉中间印堂部位，肺在此处；两眼中间肺下来一点的 2 的部位是心。印堂穴镇定作用很好，印堂穴位于 1、2 心肺部位，虚烦、懊恼、失眠即表现在心肺上焦部位，针此处有效。

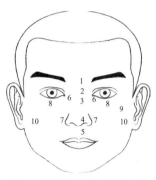

图 4　面太极正象图（古代）

鼻子起于 3 的这个地方，此处我们叫作山根，山根这里是肝，常见山根低陷或出现裂纹，易生肝病；鼻准（鼻头）4 是脾；脾的两边鼻翼 7 是胃，酒渣鼻就是脾胃湿热所致；青春痘粉刺因脾胃有热常长于 4、7 处；针鼻翼能健脾胃，治疗疲劳；人中 5 是膀胱，包括子宫，人中这个地方可以看诊子宫及膀胱，人中沟一般要直、要深，要上小下大，那么就子宫正常，如果有偏斜、裂痕或有小瘤，就可能有子宫的问题；肝 3 的两边内眼角下面 6 是胆，胆固醇偏高，此处常略突出一块小肉，谓之胆黄疣。眼下颧骨 8 的部位是小肠，《灵枢·经脉》篇说："其支者，别颊上𬱖，抵鼻，至目内眦，斜络于颧。"颧骨一带的病，如三叉神经痛，以及颜面神经的震颤，我们都以针小肠经的穴位为主；眼角直下至颊部 9 的部位主大肠，由颧向颊部之处 10 的部位主肾（同鼻子下缘平行）。

以上是《灵枢·五色》篇里最早的面诊的脏腑分布，也等于是全息分布，但那时不叫全息。

余之太极全息观，因天之气由鼻而入，地之气食物由口而入，人中介于天气及地气之中，为元气中枢，对应总太极腰脐，为腰脐线，人中以下为下焦，腰脐线至眉毛为中焦，眉毛以上主上焦（图 5）。眉毛适为上、中焦的交会点，这个地方就是膈，因此眉毛旁的攒竹穴治疗打嗝效果非常好。

人中水平横向两边为腰脐线，在这条线上的穴位，包括人中，都能治疗腰痛。腰上面一点就是腰肾区，在此区的马金水穴，能治疗肾脏病及腰痛，是治疗肾结石及肾绞痛的特效穴，鼻翼也在这个水平线上，余用于治疗腰肾疾病及坐骨神经痛都很有效。

近代研究面部也有倒象（图 6），倒象是从下巴往上向额头。嘴唇下面承浆穴对应喉咙，喉咙两边对应支气管，腮两侧对应肺，余常从嘴角下面的水金穴，斜刺向腮部肺区透针，这样一针，支气管、肺相关疾病皆可治疗。这是治疗咳嗽及气喘的第一特效针，十四经穴不可与之相提并论。

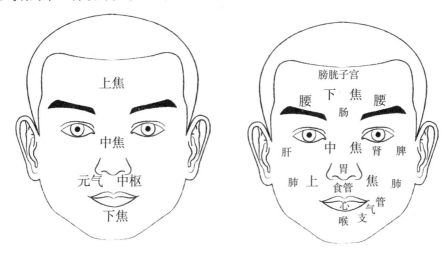

图 5　面太极正象图（近代）　　　　图 6　面太极倒象图

嘴唇反映心脏，心脏有问题的人嘴唇发白或发紫等；往上人中反映食管，鼻子反映胃。颧外侧右边反映肝，左边反映脾，在《内经》里讲，肝有病的话，面如尘，即脸色脏脏的，好像洗不干净，主要表现在反映肝、脾的部位。

眼胞反映肾，肾亏的人常会有黑眼圈，肾炎水肿眼睑即肿起来。从肾往下看（即倒象往上），眉毛一带就是腰脐线了，所以眉毛旁的攒竹穴治腰痛效果很好。大肠反映点也在这一带，这一带可以反映腰，也可以反映肠，所以董氏奇穴四腑一二，可以治大肠病变腹胀。最后额头对应下焦，可反映膀胱、子宫。

（二）手部

整个手部也有一个太极，从手掌的活动中枢线三间至后溪穴作一连线，这是腰脐线，位于这条线上的穴位皆能治疗腰痛，三间、中渚、后溪皆治腰痛。正象则此腰脐线以上至指缝间为心胸部，主上焦；指缝至指尖间治五官病，如木穴、三叉三穴皆治五官病；指尖治疗头部病症及神志病；腰脐线以下至掌根间为小腹、少腹部，少府、劳宫治胃病，掌根为阴部，治子宫疾病、坐骨神经痛等（图7）。

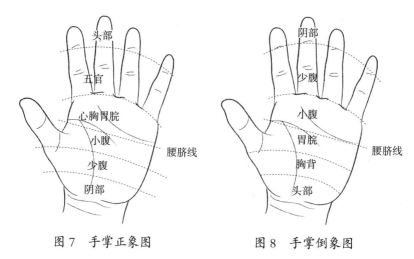

图 7　手掌正象图　　　　　　图 8　手掌倒象图

同样手掌也有倒象，掌根对应头部，例如大陵穴治疗口腔炎、口臭。腰脐线以下至掌根间对应胸背部，例如重子、重仙治疗颈肩背部疾病特效等。腰脐线（方亭区）以上至指缝间为小腹部；指缝至指尖间治少腹部疾病，例如五间穴（大、小、外、浮、中间）治疝气、尿道炎、前列腺炎；指尖治阴部病（图 8）。

第三节　部位对应

左手病针右脚、右手病针左脚，这就是部位对应取穴法，简称对应取穴法。

对应取穴法是一种取穴简单、效果卓著的针灸疗法。对应取穴法之对应，余将其分为九大法，即等高对应、手足顺对、手足逆对、手躯顺对、手躯逆对、足躯顺对、足躯逆对、上下对应、前后对应九种，关于手足顺对、手足逆对、手躯顺对、手躯逆对、足躯顺对、足躯逆对等，在前面太极全息对应一节中已有详述，这里不再重复介绍。

（一）等高对应法

等高对应法即在痛点对侧相应部位针灸，左侧病痛可取右侧等高点，右侧病痛也可取左侧等高点，例如左曲池穴点痛可针右曲池，左合谷穴痛可取右合谷等。这种针法在没有经络或穴位之痛点情况下，取对侧对应部位施针，极为方便。

（二）上下对应法

上下对应除了手与脚及手脚与躯干的对应外，还有头部的上下对应（当然头与脚也是上下对应）。这又可分为以下对应。

1. 头与尾骶对应

例如临床以骶部之长强穴治癫狂，以头部之百会治疗脱肛就是常见的例子，以头部之董氏奇穴后会穴治疗尾椎痛，也是此原理之发挥运用。

2. 头脚对应

头顶对应于脚底，常以涌泉穴治头顶痛，也可用百会穴治脚底痛，董氏奇穴足底之上瘤穴可治疗脑部病变及脑瘤，也是此对应。

3. 头部自身上下对应

头与喉对应，正会（百会）能治喉部病。

（三）前后对应法

人身前后胸腹及腰背也有着阴阳对应，临床上有俞募穴的应用，此为人所共详，而腰背胸腹局部之间也相互对应，例如腰部疼痛，可在其对应之腹部位置针刺，取得平衡调和，即可达到止痛目的。

此外头部也有前后对应，例如古法常以口唇下之承浆穴治疗颈部强硬及疼痛；古人以颈部之哑门治疗口喉不能发声，余则以董氏奇穴总枢穴（介于风府、哑门之间）治疗发音无力、说话障碍、吞咽困难、呕吐等前面口部之病，疗效良好，这就是前后对应法的发挥。

第四节　五体对应

五体对应，即骨、筋、脉、肉、皮对应，又分为以体治体的体体对应及以体治脏的体脏对应。

一、以体治体（体体对应）

以体治体，又称体体对应。可分为以骨治骨、以筋治筋、以脉治脉、以肉治肉、以皮治皮。

1. 以骨治骨

以骨治骨的刺法，有两种形式，第一种是贴骨进针，第二种是针入抵骨。

比如灵骨穴贴骨进针，治坐骨神经痛、网球肘、脚跟骨刺，效果非常好。另外，心门穴贴骨进针是治疗膝盖骨刺的特效针。

2. 以筋治筋

以筋治筋，刺法有两种形式，第一种是针刺至筋上，比如董氏奇穴的正筋，就是针刺至阿基里斯腱。针刺入阿基里斯腱治疗颈项强直疼痛效果显著，治疗腰扭伤也很有效。

以筋治筋，另外一种针刺法就是贴着筋，在筋的旁边刺入，例如尺泽穴，贴着筋旁针刺，治疗五十肩之肩不举，有时可在一次泻针治疗后即可抬起。

这种以筋治筋的刺法，治疗筋病非常有效，包括治疗身体的强直、肌肉痉挛等都有效，例如承山、阳陵泉都能治筋病，也可以说是这种刺法的应用。

3. 以脉治脉

以脉治脉法也有两种，一种是以三棱针或采血片直接刺至血管上使出血，这是刺血疗法，治疗一些大病、热病、急病效果显著，治疗一些久病也有良好效果。例如在肘弯刺血可以治疗上半身疾病，如五十肩、气喘、心脏病等。在腘窝的委中刺血，治疗严重的坐骨神经痛、颈项痛，比毫针针刺效果显著，刺血一次的效果可相当于多次毫针针刺。久病多瘀，刺血疗法效果更好。

以脉治脉的第二个方法，是贴近血管针刺，这种刺法刺在血管旁，不伤及血管，故不出血，也可以治脉相关疾病。例如脉会太渊，常用太渊治疗一些与血管有关的病变，如无脉症，切不到脉时针刺太渊穴脉即浮现出来。太冲穴可强心，治疗心脏疾病，因为下面循行太冲脉，所以常以此穴来治血脉病。以上皆是以脉治脉的应用。

4. 以肉治肉

以肉治肉的方式是针刺肌肉肥厚的地方，一般来讲，刺浅层的肌肉治疗肌肉怕冷、挛缩等，刺比较深层的肌肉、肉比较厚的地方，可以治肌肉痛、麻木不仁、萎缩。治疗风寒失调所致的肌痹也可用以肉治肉法，比如治疗某一个地方发硬、不通、麻痹等。

临床上常用合谷、曲池、手三里、足三里及大腿部驷马穴，还有肩膀肉多肉厚部位的穴位治疗穴位处肌萎缩、无力等。

5. 以皮治皮

以皮治皮，一般通过浅刺皮肤来治疗皮肤病变，如皮肤的神经感觉差，多半采用梅花针来轻轻敲击皮肤，如能稍微见血丝则疗效更好。

一般来说，治疗皮肤病的穴位，多半都在肌肉比较肥厚的地方，肌肉肥厚的部位属阳分，穴位比较突出的属阳，穴位比较凹陷的属阴，属阳的走表分，走上面，向上、向外、向表，所以奇穴驷马、火腑海、肩中这些穴位，能治气病、阳病、皮肤病，尤其擅治皮肤病，驷马穴治皮肤病效果甚佳，常用治顽固性牛皮癣。

二、以体治脏（体脏对应）

以体治脏，又称体脏对应。可分为以皮治肺、以肉治脾、以脉治心、以筋治肝、以骨治肾。

1. 以皮治肺

皮能应肺，治疗一些肺脏相关疾病常常沿皮透刺，比如治疗咳嗽气喘，针刺水金、水通，应该沿皮斜刺，以皮应肺。

余常用三叉三穴治感冒，效果显著。三叉三穴相当于荥穴位置，荥穴本来就能治感冒，针刺时角度稍微往上一点，接近皮下，针尖进入后浮在皮下，沿皮进针，以皮应皮的效果最好。

2. 以肉治脾

刺肉应脾，肉厚处的穴位能补气理气，对应脾脏。例如治肺的驷马穴位于肌肉肥厚的大腿部位，能够治肺，也能健脾，跟肉厚与脾胃相应有关，所以常用驷马穴治肌肉萎缩、肌肉无力。此外，肩膀一带多肉的穴位也可健脾，能治肌肉萎缩，并能治带下病。肩中穴治肌肉萎缩、带下病，还能治鼻病、抬腿无力，都是健脾的作用。

3. 以脉治心

针刺脚上的太冲穴及奇穴火硬、火主能强心，治心脏病，如心脏停搏，因为其下有太冲脉循行经过。

通关、通山为董氏奇穴，是总治心脏病要穴，此两穴夹伏兔穴，伏兔为脉络之会，之所以能治心脏病，也是以脉治心之故。

刺血治疗心脏病甚为有效。余常以肘弯及条口、丰隆附近的四花中穴、四花外穴刺血，治愈多例严重心脏病患者。

4. 以筋治肝

以筋治肝是说针刺某些在筋上的穴位，能够治疗一些肝脏病变，或肝的藏象病变，例如针承山穴可以治脚抽筋，也可以治胃痉挛疼痛，还可以治月经期子宫肌痉挛痛。奇穴正筋穴亦有类似功效主治。

5. 以骨治肾

刺骨应肾，例如灵骨穴贴骨针刺，能够补肾，治肾亏疾病，常用于治疗腰痛、足跟痛。中医说"久病入肾"，许多疾病最后都会波及肾，治疗用穴以贴骨或抵骨为多。

五体对应针法可以多重相应结合应用，或筋骨并治，或筋肉并治，两个穴位一起应用可以多脏对应，比如针刺手三里是将针刺入筋上，曲后穴位于曲池后，贴骨针刺，那么一针在筋上，一针在骨头上，这就是筋骨并治，也就是肝肾并补，治疗网球肘疗效显著。筋骨俱病，则采用筋骨并治的针法。又如三叉三穴贴第4指骨，从筋下进针，刺入肉厚部位，筋骨肉并治，治病甚多甚效，是余常用的十大要穴之一。

第五节　五输穴的空间对应

五输穴是针灸临床中最常用的特殊要穴，用于治病取穴少而疗效高。中医经方派组方用药少，善用五输穴可以说是针灸的"经方派"。掌握五输穴的空间对应，就能将五输穴的功效充分发挥，一针即能治多病，而且依据五输穴的分布特点，即"手不过肘，腿不过膝"，取穴方便，绝对安全。

五输穴主治所在及应用纲要，余认为最主要的为《灵枢·顺气一日分为四时》篇所说："病在脏者取之井，病变于色者取之荥，病时间时甚者取之输，病变于音者取之经，经满而血者病在胃，及饮食不节得病者，取之于合。"及《灵枢·邪气脏腑病形》篇所说："荥输治外经，合治内腑。"以及《难经·六十八难》所说："井主心下满，荥主身热，输主体重节痛，经主喘咳寒热，合主逆气而泄，此五脏六腑井荥输经合所主病也。"根据上述几条可以对其空间应用归类分析如下。

（1）井穴对应头顶、阴窍、心下，而善治神志病、阴窍病、心下满。

"病在脏者取之井"，主要是指神志病而言，从太极对应之手躯逆对及足躯逆对两法来看，井穴皆对应于头，善治神志病，中风时常在井血刺血。

井穴善治"窍病"，从太极对应之手躯顺对及足躯顺对两法来看，手指及足趾可对应于阴部。例如大敦，可治阳痿，因肝经绕阴部一周，阴茎头也是一个"窍"。隐白、大敦可以治崩漏，亦是治窍。

"井主心下满"，井穴能治"心下满"，即中脘痞满。有时情志病患者有腹满，多梦的人常有胃胀，隐白、厉兑可治心下满，亦可调胃。

（2）荥穴对应五官、面目、外经，而善治外感病、五官病。

"病变于色者取之荥""荥主身热""荥俞治外经"。从太极对应来看，荥穴对应于五官面目，感冒最常侵袭这些部位。余常用三焦经之液门穴治疗感冒，有特效，也可治抬眼无力、喉痛。鱼际也治喉痛，配液门穴治疗感冒尤其有效。肝经荥穴行间也可治眼病。

（3）输穴对应五官、身体关节、半表半里，也就是说能治疗这些部位的病变。

"输主体重节痛"，"荥输治外经"。输穴在阴经属土，在阳经属木，木是筋，土是肉，所以输穴可治筋肉病变。

筋和风相应，肉和湿相应，所以输穴与风湿相应，善治外经。"输主体重节痛"，临床常用各经之输穴治疗各本经之疼痛，极为有效。例如用束骨治后头痛、颠顶痛及腰痛、颈痛，以及太阳经走行之坐骨神经痛，陷谷治前头太阳穴痛，临泣治偏头痛、腰侧痛等少阳经之疼痛，效果显著，以上这些穴位都是输穴。

另外输穴位于五输穴之中间，其位置不啻位于表里之间，所治多为半表半里之病。

（4）经穴对应发音有关之器官及部位，主要治肺及喉、舌、口、齿病变。

"病变于音者取之经""经主喘咳寒热"，金与发音有关，经穴之五行属性在脏属金，经穴主治皆系与发音有关之器官及部位，主要是肺及喉、舌、口、齿。例如昆仑治牙痛，打嗝用间使，商丘能治舌本强痛，通里善治暴暗，这些都是经穴的应用。

（5）合穴对应脏腑，主治肠胃消化之病、瘀血之病。

"合主逆气而泄""经满而血者病在胃，及饮食不节得病者，取之于合"，"合治内腑"。

每一脏腑皆有其逆气之病，肝气逆则肝阳上亢，胃气逆则呕吐，肾气逆则小便不通，都可针本经合穴。

"经满而血者……取之于合"，所以最常用合穴来刺血，治本经血满之病，上肢的曲池、尺泽，下肢的委中、委阳都是刺血要穴。

治脏腑病也用合穴，"合治内腑"，是说合穴适用于治疗体内各自所属六腑疾病，其实也包括脏病。"合治内腑"，因为合穴位置较深，气血丰富而治腑。

"饮食不节得病者，取之于合"，肠胃消化之病，也多取合穴治疗，如足三里治胃病、曲池治腹泻等。

第六节　特定穴对应

十四经除五输穴以外的特定要穴主治特点，综合简介如下。

1. 原穴总治本经及本脏病

十二原穴皆分布在腕踝关节以下，与人体的原气密切相关，是脏腑经络之根本——原气所过而流止的穴位。原穴的主治特点在于既可补虚，又可泻实，具有所谓"双向调节"作用。原穴不但可以治疗所属脏腑疾患，及与脏腑相关的器官、肢体疾病，还可治本经经脉病，可以说原穴是治疗本经及本脏病的"总治穴"。

2. 郄穴主治急性病、疼痛病

"郄"有间隙之意，是各经经气深聚的部位。郄穴主治特点是对于本经循行部位所属脏腑的急性病症及疼痛甚效。如肺经郄穴孔最治疗哮喘甚效，治咯血、支气管扩张甚佳。郄门（心包经郄穴）治惊悸、心绞痛疗效甚佳。

3. 八会穴多治慢性病、虚弱病

所谓"八会"，即脏会章门、腑会中脘、气会膻中、血会膈俞、筋会阳陵泉、髓会悬钟、骨会大杼、脉会太渊。这些腧穴对脏、腑、筋、骨、气、血、脉、髓等诸疾患，尤其是慢性疾患，具有特殊的治疗作用。中脘，重点治疗消化系统疾病；气会膻中，治一切气病，包括喘、咳、气喘；膈俞对一切血病有效。

4. 俞募穴主治脏腑病

脏腑的背俞穴都分布在背部太阳膀胱经内侧线上，募穴皆分布于胸腹。由于俞募穴对应脏腑，位置在脏腑附近，与脏腑关系密切，可根据其用来诊察及治疗疾病。

背俞穴之应用有以下几个特点：背俞穴之选用规律，系根据脏腑辨证取穴，病在哪一脏，即取哪一脏之背俞穴，根据历代针灸文献所述，俞穴和募穴的治疗规律可以归纳如下。①脏病多取俞穴，腑病多取募穴。②急性病多取俞穴，慢性病多取募穴。③实证多取俞穴，虚证多取募穴。

一般规律虽说如此，但是募穴也能治脏病，俞穴也能治腑病，只是目前多根据前述规律以募治腑、以俞治脏为主。背俞穴不仅治脏腑疾病，亦可治其对应部位病变，如肝开窍于目，肝俞可治眼疾。

5. 交会穴治多经病

交会穴是指两经或数经相交、会合于同一腧穴，此穴即称交会穴。交会不仅可治本经病，而且可治疗所联系经脉的病变，交会的经脉越多，主治范围越广，所谓"经脉所过，主治所及"。例如三阴交是三阴经交会穴，肝、肾、脾皆治。人中是急救大穴，督统诸阳，为手足阳明交会穴，阳明调气调血，所以人中可以温督阳，调气血。选用交会穴一穴能治多经病，扩大了主治作用，能够精简穴位。运用交会穴首先要熟悉经络学说及交会穴所联系的经络。

第七节　深度对应

一般来说，浅刺治近部病，深刺治远部病。穴位刺入之深度可分天、人、地三部。针刺分三部有另一种意义，针刺至浅部天部，多治局部之病，尤其是新病，因多只有阳气损伤，刺之泻阳邪，故不必深刺。针刺至中部人部治疗稍远处病，针刺至深部地部治疗更远处。例如在四肢取穴，刺至中部人部，多可治躯干之病，刺至深部地部，多可治远处四肢之病或较深之内脏病或久病。以足三里为例，一般而言，足三里针5分~1寸，在天部，可治腿痛腿病；针至人部，约1.5寸，可治肠胃中焦之病；足三里深刺久留治疗心脏疾病及气喘效果显著，需针至地部，约2寸。余常用足三里治口眼歪斜，非常有效，一般至少针入2寸，针尖向上斜刺效果尤佳。

针刺后溪到天部治后头痛及后背痛，到人部治腰痛，深针治腿弯膝盖及小腿抽筋。董氏奇穴之灵骨治疗坐骨神经痛，则宜针至地部，疗效较佳。

若穴位较浅，也可只分深、浅两部，浅部治外经、治近处，深部治内脏、治远处。

第二章　一针疗法的时间观

一针疗法的时间观（时间对应）既要注重发病时间，也要考虑治疗时间，两者结合起来，可以使治疗更为圆满。

根据疾病发病时间的急慢而选择穴位，大致有以下几个选穴原则。

一、五输穴的时间对应

根据《灵枢·顺气一日分为四时》篇所说："病在脏者取之井，病变于色者取之荥，病时间时甚者取之输，病变于音者取之经，经满而血者病在胃，及饮食不节得病者，取之于合。"五输穴的时间对应简述如下。

1. 井穴治病最急

井穴皆在指（趾）之末端，为十二经交接点，能接通阴阳，急救必用，如崩漏、急性发炎。井对应头部，可以开窍，能治中风。

2. 荥穴治病次急

荥穴善于治疗外感证，外感证亦属急症，只是较中风昏厥略缓而已。再则荥穴位置在井穴之后，所治较井穴为缓。三焦经之液门穴作为治疗感冒起手针甚效。肺经之荥穴鱼际治疗感冒喉痛，并能退热，镇咳平喘，治肺炎甚效。荨麻疹发病迅速，亦可说是"病变于色"之急症，根据"病变于色者取之荥"，"诸疮痛痒，皆属于心"，取心经荥穴少府可立刻止痒。

3. 输穴治疗阵发性病变、缓急之间的病变

"病时间时甚者取之输"，所谓"时间时甚"就是有时间歇（停止），有时严重。这种病变在临床最为常见。输穴位于五输穴之中间（界于井荥与经合之间），井荥所治偏于急病，经合所治偏于缓病，则输穴所治多为一些不算太急也不算太缓的病。输穴能治"定时发病"的病变，治疗"定时发病"就可针刺输穴，不必考虑何时来诊，如寅时气喘，寅与肺有关，就针肺经输穴太渊。胃溃疡常夜间痛醒，若是一到三点（丑时）痛，可以针肝经输穴太冲。早上一起床就打喷嚏，辰时属胃经，可针胃经输穴陷谷。

4. 经穴主治之病以慢性病居多

经穴在输穴及合穴之间，络穴也在这个范围内，络穴的主治除连络表里外，也善治络病，所谓久病入络，因此经穴所治之时间性与络穴有相近之处。经穴主治之病以慢性病居多。

5. 合穴之主治以慢性病为主

合穴虽亦治急性之肠胃病及脏腑气逆病变，但以治疗慢性病居多，尤其是脏腑一切慢性病。"经满而血者……取之于合"，指久病常有瘀血，可在合穴刺血。委中、尺泽、曲泽、足三里等合穴，都是临床治疗瘀血之刺血常用穴位。

二、其他特定穴的时间对应

1. 郄穴

郄穴主治急性病，哪一经有急性病就针哪一经郄穴。郄穴多用于治疗本经脏腑经脉之气突然阻滞、失调所致急性病症、痛证，所治病症以实证为主。

2. 络穴

络穴主治慢性病，但如丰隆刺血也可以治急性病，所以络穴针刺可以治慢性病，刺血治急性病。

3. 俞募穴

急性病多取俞穴，慢性病多取募穴。

三、四时分刺法

《灵枢·顺气一日分为四时》篇曾提出："藏主冬，冬刺井；色主春，春刺荥；时主夏，夏刺输；音主长夏，长夏刺经；味主秋，秋刺合。"这种方法的应用非常简便，取穴少但效果宏速，只要根据病发脏腑或经络，再配合季节，选取该发病经络之五输穴针治，即可达到治疗效果。

一天可比拟四季，朝刺荥，午刺输，夕刺合，夜刺井。早上如春，中午如夏，傍晚如秋，深夜如冬。早上的三到九点比拟春天，可刺荥穴，上午九点到下午三点比拟夏天，可刺输穴，下午的三点到晚上九点比拟秋天，可刺合穴，晚上九点到清晨三点比拟冬天，可刺井穴。曾治疗一妇人，其子告知：冬天夜里子时常气喘发作，需呼叫救护车送医急诊，经告知可在少商刺血，后遇气喘发作，在少商刺血，很快平息，这就是配上了夜刺井及冬刺井之双重作用而见大效。这说明自然界气候变化与人体脏腑及五输穴有关联，彼此相应的关系可作为针刺取穴的准则。

四、其他时间刺法

其他时间针法，还包括根据来诊之时辰经络流注，或以子午流注纳甲法或纳子法选针该经之开穴穴位。

1. 十二经流注

十二经脉的血气盛衰，各有一定的时刻。十二经之流注为：子时到肝，丑时到胆，寅时到肺，卯时到大肠，辰时到胃，巳时到脾，午时到心，未时到小肠，申时到膀胱，酉时到肾，戌时到心包，亥时到三焦。一般泻取流注之旺时，补取流注刚过之衰时。例如下午三点流注至膀胱经，刺血委中治疗痔疮特效。

2. 任督子午流注

子时开会阴，丑时开腰俞，寅时开命门，卯时开筋缩，辰时开身柱，巳时开风府，午时开百会，未时开人中，申时开天突，酉时开膻中，戌时开中脘，亥时开关元。午时至头部，余之经验是太阳穴刺血治疗头痛在中午治疗效果最好，曾治疗多例严重头痛患者，患者病十余年，于中午在太阳穴刺血一二次而愈。

治疗颈腰椎骨刺未时最好，未时开人中，人中是治疗腰痛的特效穴，十四经未时流注至小肠经，加针小肠经输穴后溪，效果更佳。至三点申时流注至膀胱，针后，三点起针，再在委中刺血起效更速。

3. 不定时

也可以不按四时分刺法及子午流注法用针，仅选特效针治疗亦可，当然若能配合时间选穴，效果更佳。

第三章　一针疗法的象数观

象数概念是中国哲学重要的范畴，是易学的重要内容，包括太极、阴阳、三才、五行、八卦、九宫（洛书）、河图。"数"的应用在时间针法中经常提及，如四时分刺法、子午流注等，已如前述。同气相求也可以说是象数对应的一种。象数在中医学中占有重要分量，应用甚多，必须有一定之认识与理解。

第一节　穴位与易经卦象

在十四经中有不少穴位取名与易卦有关，例如人中、兑端等。人中穴在鼻口之间，鼻吸天气，口食地气，人中位于天地之中，故谓之人中，而且人中以上鼻、耳、眼皆双孔，共六窍，象征地卦之六断，人中以下口及前后阴共三窍，象征天卦之三连，如此形成地天交泰之卦。兑端与口紧连，口为兑卦，故名兑端。董氏奇穴也有借用卦象命名的，例如土水穴是因位于手掌艮卦、坎卦之间，艮卦属土，坎卦属水，因此名之为土水穴，水金穴位于面部乾卦、坎卦之间，坎卦属水，乾卦属金，因此本穴名之为水金穴，两穴皆为治疗咳喘之特效要穴。

手上的八卦部位对主治作用也有一定影响，余之经验，掌面一般是以后天八卦为用，但先天八卦有时也要参考。手部一般是以先天卦为准，后天卦也要考虑。如食指的穴位，阴面与巽卦肝胆有关，如大间、小间、外间、浮间、木穴等穴的作用皆与木病、风病或肝病有关。阳面与兑卦有关，指五金、指驷马穴与肺、大肠经有关。中指的穴位，阴面与离卦心脏有关，如中指阴面心常穴，主治心脏病，阳面与乾卦、督脉有关，二角明、肺心、木火治疗与督脉及头有关疾病等。

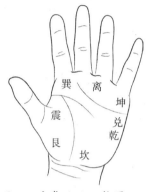 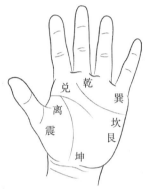

图 9　手掌后天八卦图　　　　图 10　手掌先天八卦图

手部阴面如大拇指掌心区域的重子与先天震卦及后天艮卦有关，重仙穴及土水穴与后天艮卦及坎卦有关。手部阳面上的大白与先天兑卦有关，针入穿过乾卦及离卦。灵骨与震卦有关，针入穿过艮卦抵达乾卦，这就决定了它们的主治作用。食指、中指间的上白穴除与大肠经有关外，介于乾卦、兑卦之间。三叉三穴由阳面刺入，巽（木）坤（土）皆含，脾肝皆治，又三焦经与肾别通，故三叉三穴脾、肝、肾皆治，作用甚大。

头面亦有卦象，面部可比拟手掌之卦象。例如后天八卦上离火，下坎水，右艮土，左乾金。因此针水通或水金，必须两边皆针，则为土、金、水并治，对应肺、脾、肾，理气作用甚强，故治咳喘、打呃（噎膈）、腹部发胀、呕吐。头部之前会可比拟坎卦，后会可比拟离卦，两侧之州昆、州圆、州仑可比拟坤、乾、兑及巽、震、艮卦。

第二节　五行取象

应用五行取象治病，必须生理与病理结合。主要是五行与藏象结合，在了解五行与藏象结合之关系前，必须先要认识五行之特性。五行特性，据《尚书·周书·洪范》说："水曰润下，火曰炎上，木曰曲直，金曰从革，土爰稼穑。"就是说：水性滋润流下渗灌，火性灼热上炎，木性条达动摇，金性音声坚劲，土性安静化造。此外，水性寒凉闭藏，火性红亮化物，木性曲直易动，喜伸展，金主发声肃杀，土主载物生化。五行的特点，一般来说主要就是这些。

应用五行取象治病，除了认识五行特性，更重要的是要认识《内经》《难经》对五输穴治病的基本阐述，然后将五行与藏象结合。

从《内经》及《难经》之应用提要来看，五行与藏象结合之关系，其治疗取象要点大致如下。

木喜条达，主肝，主藏血，主疏泄，主筋，开窍于目。

火主心，主神明，主血脉，主汗，开窍于舌，其华在面。

土主脾，主运化，主统血，主升清，主肌肉、四肢，开窍于口。

金主肺，主气，司呼吸，主通调水道，主声音，主皮毛，开窍于鼻。

水主肾，主藏精，主水液，主纳气，主骨生髓，通脑，开窍于耳，司二阴，主发。

五输穴根据五行取象，如木穴主风主筋、金穴主皮主气等应用，使其发挥得更灵活，少针而治多病。应用五行取象治病，除体应针法之对应外，以五输穴应用最广也最灵活。

由于五行属性之联系，穴性属木者，皆能治疗该经与肝及风、筋有关之疾病。突然发生的疾病大多与风有关，如抽动性、筋病与风有关等。震摇性疾病也多与木、风有关。木穴对应筋，颈项、腰脊等经筋病变，都和木穴有关，如颈项强直可以针刺后溪穴。三叉神经痛首先针刺后溪穴，因为小肠经循行至内外眼角，退回颧髎，三叉神经痛常是突然而来，属风，后溪属木，木与风对应，因此针刺后溪穴特效。穴性属火者，都能治疗该经与心及火有关之疾病，火是颜色改变，"病变于色取之荥"，有颜色改变的都用荥穴，这是取象的应用。如风疹皮肤变色，应用心经少府治疗有特效，肺炎表现为颧骨发红，可以用肺经荥穴鱼际治疗。穴性属土者，都能治疗该经与脾及湿、肉有关之疾病。其他依此类推。寒凉闭藏者都与水有关，不能闭藏的疾病多属肾病，从水来治。（详见余《杨维杰针灸五输穴应用发挥》之《五输穴的象数对应》一章）。

第三节　同气相求之相应疗法

同气相求疗法是余对五输穴最重要、最实用的用法思路，五输穴通过五行与脏腑有着相应的治疗关系，这就是所谓的"同气相求"。同气相求疗法也是象数疗法的一种。

同气相求法也称之为"交应疗法"，又可分为相生、相克、相应、相通及真五行五类。但就单穴一针疗法而言，最重要的是相应，下面针对相应疗法加以说明。

相应是同气相求疗法的中心用法，其原则在于将五行与藏象之相应密切结合，然后用之于临床，是同气相求疗法中应用最广的一种方法。具体应用时以本经病为主经，旁及他经病变则在本经找与其相应之穴，换言之以本经病为主，寓有他脏病机参与者，可取本经之五行相应穴。

以下稍作举例。

1. 土穴方面

例如太渊为肺经土（输）穴，治疗外感病而兼有体重节痛或呕吐腹泻（皆属土病）症状有效。太溪为肾经土穴，对于肾病而有脾胃症状如呕吐、泄泻等均有效，善治脾肾两虚之病，如蛋白尿、糖尿等，也能治五更泄，因系肾（水）经土穴，对于脾肾阳虚之病，也常取为主穴。大陵为火（心包）之土穴，能治脾胃经虚热之病及心火而有脾胃症状者，常用治口臭（《玉龙歌》《玉龙赋》《胜玉歌》）、口疮。神门为心经土穴，善治心脾两虚之病，治各类神经病变而见胃肠功能衰弱者更为相宜。

阳陵泉为木（胆）之土穴，又为筋会穴，因上主肉、四肢，因此本穴筋肉皆主，治疗四肢筋肉不利之运动系统障碍及病变颇为有效，为治疗半身不遂之主要穴；太冲亦为木之土穴，亦能治疗四肢筋肉不利之病，为调理肝脾要穴。

2. 木穴方面

隐白为土（脾）经木（井）穴，统血亦含藏血（脾统血，肝藏血）之义，治疗崩漏疗效极佳；陷谷亦为土经木穴，余常用之治木土不和（肝脾不和）之病，对于泄泻、腹痛、太阳穴处痛之偏头痛、痛经均极有效。后溪穴为太阳（火）经木穴，木主筋，因此对于太阳经所行有关"筋"之病变皆能治之，例如颈项强硬、弯腰不便、腿弯难伸等皆有疗效；束骨为膀胱（水）经之木穴，木主筋，治本经所行筋强之病亦有卓效，亦常用治颈项强硬、闪腰等病（"输主体重节痛"亦同此理），通过经络及补水润木作用，治颠顶痛尤具卓效；涌泉亦为水（肾）之木穴，通过补水润木也能治颠顶痛（颠顶痛，厥阴头痛也），又木主风，井穴镇定作用极强，所以涌泉亦为治痫证、风证要穴。三间为大肠（金）经之木穴，腹泻兼胁痛者可用。

3. 水穴方面

阴陵泉为脾（土）经水穴，补土制水作用极强，所以能利尿，治水湿肿满，善治脾肾两虚之病，如蛋白尿、糖尿等。曲泉为肝（木）经水穴，善治阴部（肝经所行）及与肾水有关之疾病，如尿道炎、淋病、阴囊水肿等。少海为火（心）经水穴，善治肾虚而神志变化之病。二间为金（大肠）之水穴，水与肾相应，治腰痛也是同气相求关系的应用。

4. 金穴方面

灵道为心经金穴，能治暴喑、失音（心主神，金应声），此外，间使（心包经金穴）能治失音（《百症赋》），也能治癔症性失音，至阴为膀胱经井金穴，能治失音（《百症赋》）、痒疾（《百症赋》），皆与金有关。

5. 火穴方面

昆仑为水（膀胱）经火穴，素为治疗腿足红肿（红肿属火，本穴亦属火）之要穴（《玉龙歌》《玉龙赋》《通玄指要赋》），治肾火上炎之牙痛亦有效（《医宗金鉴》），因系水之火穴，尤其常用于治疗命门火虚（即水中火虚）之五更泄；然谷亦为水（肾）经火穴，然谷与"燃谷"亦通，治疗命门火衰、完谷不化之病，然谷治疗命门火衰之病疗效较昆仑更好，治疗肾经热病亦极效；鱼际为肺经火穴，治肺阳虚，火不足，或肺火太旺之证。大都为脾（土）经火穴，能治四肢（脾主四肢）不温（火穴应火，能促进升高体温）；行间为木（肝）经火穴，肝郁能生火，本穴能泻之，故又为疏肝理气之要穴。

此类例子多不胜举，要想用好一针疗法，五输穴的同气相求疗法必须熟稔。

第四章　古歌诀中的特效一针

各家针灸歌诀歌赋皆有其特色，且其用穴精简，值得学习。但各家有各家的说法，分散学习不免过于繁复难记，且不易掌握何穴在何病中较为常用，若将分散的歌诀综合起来，以病症为纲目，加以对比分析，就不难找出治病取穴的共同规律，而可一目了然相同病症的共同治疗穴有哪些，如此，在临证时将更能精简取穴，也更有助于提高疗效。本章将《灵光赋》《杂病穴法歌》《卧岩凌先生得效应穴针法赋》（以下简称《卧岩》）《通玄指要赋》《百症赋》《马丹阳天星十二穴治杂病歌》《肘后歌》《兰江赋》《席弘赋》《标幽赋》《胜玉歌》《玉龙歌》《玉龙赋》《长桑君天星秘诀歌》等古歌诀综合起来，对比分析，从而了解哪个穴最常用，是为治疗该病的特效一针，可以作为我们一针疗法的借鉴与参考。

下面就以病症为主，将各家歌诀分类综合对比简析如下，由于内容甚多，篇幅较大，在此仅就头面五官、四肢部分略做分析，其余部分可根据古歌诀自行分析。

一、头面五官

1. 头痛

偏正头疼——列缺。（《灵光赋》）

偏正头疼——列缺、太渊。（《杂病穴法歌》）

偏正头痛——列缺、太渊。（《席弘赋》）

头痛不忍——丝竹空。（《通玄指要赋》）

头痛——强间、丰隆。（《百症赋》）

偏头痛——悬颅、颔厌。（《百症赋》）

偏头痛——列缺。（《马丹阳天星十二穴治杂病歌》）

顶心头痛眼不开——涌泉。（《肘后歌》）

伤寒在表并头痛——外关。（《兰江赋》）

头痛面肿——合谷。（《马丹阳天星十二穴治杂病歌》）

头痛不忍——丝竹空、风池。（《卧岩》）

头疼发热——外关。（《杂病穴法歌》）

2. 头风头痛

偏正头风痛——丝竹空、率谷。（《玉龙歌》）

头风头痛——申脉、金门。（《标幽赋》）

头风头痛——风池。（《胜玉歌》）

3. 头风

偏正头风（有痰饮）——风池。（《玉龙歌》）

偏正头风（无痰饮）——合谷。（《玉龙歌》）

头风——上星、神庭。（《玉龙赋》）

头风——囟会、玉枕。(《百症赋》)

头风眼痛——上星。(《玉龙歌》)

头风眼痛——上星。(《胜玉歌》)

头风呕吐眼昏——神庭。(《玉龙歌》)

头风偏正及心惊——申脉。(《兰江赋》)

简析：古歌诀中治疗头痛最常用的一针穴是列缺，其次为太渊、丝竹空、风池。外感头痛可取外关。治头痛也常在脚上取穴，一般头痛常取申脉，其次取金门，头顶痛取涌泉，有痰作怪取丰隆。在头部局部取穴则前额以上星、神庭为主。

4. 头晕

头晕目眩——风池、合谷。(《卧岩》)

头晕目眩——风池。(《通玄指要赋》)

头风目眩项强——申脉、金门、手三里。(《杂病穴法歌》)

头痛眩晕——百会。(《胜玉歌》)

简析：头晕局部常取风池穴，其次取百会穴，远处可取申脉、金门、手三里。

5. 头面病

头面耳目口鼻病——曲池、合谷。(《杂病穴法歌》)

头面诸症——合谷。(《玉龙歌》)

头面之疾——至阴。(《肘后歌》)

头部之病——列缺。(《兰江赋》)

眉间疼痛——攒竹。(《玉龙歌》)

面肿——合谷、内庭。(《长桑君天星秘诀歌》)

面肿虚浮——水沟、前顶。(《百症赋》)

面上虫行——迎香。(《百症赋》)

头腮面颊红——通里。(《马丹阳天星十二穴治杂病歌》)

简析："口面合谷收""头项列缺寻"为《四总穴歌》歌诀，合谷、列缺均为古人治疗头面病常用要穴，在歌诀中可得明证。

6. 目疾

眼疾——睛明、光明、合谷。(《席弘赋》)

眼目之症——临泣。(《兰江赋》)

目疾——行间。(《通玄指要赋》)

目症——睛明、太阳、鱼尾。(《玉龙赋》)

目疾——足三里。(《马丹阳天星十二穴治杂病歌》)

7. 眼痛

目痛头痛——攒竹、头维。(《玉龙赋》)

眼痒眼痛——地五会、光明。(《标幽赋》)

眼痛——清冷渊。(《胜玉歌》)

眼痛——合谷。(《通玄指要赋》)

眼痛——合谷、睛明。(《卧岩》)

8. 目赤

两睛红肿而痛——睛明、鱼尾。(《玉龙歌》)

眼痛血贯睛——太阳针出血。(《玉龙歌》)

目内红肿——丝竹空、攒竹。(《胜玉歌》)

目痛血翳——太阳。(《玉龙赋》)

眼热之红——内迎香。(《玉龙赋》)

心血炎上两眼红——迎香。(《玉龙歌》)

赤眼——迎香（出血）、临泣、太冲、合谷。(《杂病穴法歌》)

脑昏目赤——攒竹。(《通玄指要赋》)

眼昏目赤——攒竹、太阳。(《卧岩》)

9. 目昏

目昏血溢——肝俞。(《玉龙赋》)

目眩——鱼腹（即承山）。(《席弘赋》)

肝家血少目昏花——肝俞（补）、三里（泻）。(《玉龙歌》)

目眩——支正、飞扬。(《百症赋》)

眼昏——攒竹、头维。(《玉龙歌》)

目昏不见——二间、太阳。(《卧岩》)

目昏不见——二间。(《通玄指要赋》)

10. 视力模糊

目中漠漠——攒竹、三间（目中漠漠即视物不清）。(《百症赋》)

目视䀮䀮（目视䀮䀮即视光异常）——养老、天柱。(《百症赋》)

瞽目——肝俞、命门（瞽目即肝肾阴虚之青盲、暴盲）。(《标幽赋》)

雀目肝气——睛明、行间。(《百症赋》)

眼目似云蒙——太冲。(《马丹阳天星十二穴治杂病歌》)

11. 落泪

泪出——临泣、头维。(《百症赋》)

眵瞤冷泪——临泣、攒竹。(《卧岩》)

眵泪冷目(眵泪音"痴密",即眼内分泌物)——头临泣。(《通玄指要赋》)

眼烂冷泪——大骨空、小骨空。(《玉龙赋》)

12. 眼睛其他

风眩目烂——大骨空、小骨空。(《玉龙歌》)

胬肉攀睛——少泽、肝俞。(《百症赋》)

眼胬肉攀——睛明。(《灵光赋》)

目瞤动——颧髎、人迎。(《百症赋》)

目黄——阳纲、胆俞。(《百症赋》)

简析：眼疾局部取穴以睛明最常用，远取以肝胆经穴为主，可取行间、临泣，其次可取合谷、光明、手三里。眼痛远取合谷最常用，其次为地五会、光明、清冷渊，近可取攒竹、头维。目赤可针局部之攒竹，其次可针睛明。在太阳穴或内迎香针刺出血尤佳。

目昏或视力模糊着重补肝，远取手部之二间、三间(其次取养老、支正)，足部之行间、太冲(其次取飞扬)，中取肝俞，皆与木或肝有关。近则可取攒竹、睛明。落泪以临泣最常用，此似亦为临泣取名之原因，配穴可用头维、攒竹。远取亦可针大骨空、小骨空。

13. 口臭

口臭——大陵、人中。(《玉龙赋》)

口臭——大陵、人中。(《玉龙歌》)

心热口臭——大陵。(《胜玉歌》)

14. 口疮

狐惑伤寒满口疮——地仓。(《肘后歌》)

口舌生疮——舌下两边刺血。(《杂病穴法歌》)

15. 口歪

口眼歪斜——地仓、颊车(歪左泻右，歪右泻左)。(《玉龙歌》)

口歪——地仓、颊车。(《玉龙赋》)

口歪——颊车、地仓。(《百症赋》)

唇歪——太冲。(《百症赋》)

口噤歪斜——地仓、颊车。(《杂病穴法歌》)

16. 口噤

颔肿口噤——阳谷、侠溪。(《百症赋》)

口噤——合谷。(《马丹阳天星十二穴治杂病歌》)

痰涎口噤——列缺。（《马丹阳天星十二穴治杂病歌》）

17. 流涎

口流涎——地仓。（《灵光赋》）

简析：口臭常用大陵，其次为大陵配人中。口歪即口眼歪斜，局部以地仓、颊车为主，远取可针太冲。口噤取合谷、列缺，仍是《四总穴歌》之应用。兼颌肿可针阳谷（小肠经）、侠溪（胆经），此皆与经络有关。

18. 鼻渊、鼻痔

鼻渊——上星。（《玉龙赋》）

鼻塞、鼻痔、鼻渊——合谷、太冲。（《杂病穴法歌》）

鼻痔（鼻痔即鼻息肉）——龈交。（《百症赋》）

19. 鼻窒、不闻香臭

鼻窒——迎香。（《玉龙赋》）

鼻窒无闻——迎香。（《通玄指要赋》）

鼻塞无闻——迎香、上星。（《卧岩》）

鼻内无闻——通天。（《百症赋》）

不闻香臭——迎香。（《玉龙歌》）

鼻窒不闻——迎香。（《灵光赋》）

20. 鼻衄

鼽衄——禾髎。（《灵光赋》）

衄血——上星、禾髎。（《杂病穴法歌》）

鼻衄——天府、合谷。（《百症赋》）

鼻衄血——合谷。（《马丹阳天星十二穴治杂病歌》）

简析：鼻塞首取迎香，其次为上星。不闻香臭亦以迎香穴最为常用，其次取上星穴。鼻渊、鼻痔、鼻塞取合谷、太冲，均与手阳明大肠经及足厥阴肝经循行有关，一行鼻外缘，一行鼻腔内，合用亦有疏肝理气之用。鼻渊亦可近取上星穴。鼻衄以禾髎、合谷最为常用，其次取上星、天府。

21. 舌病

舌裂出血——内关、太冲、阴交。（《杂病穴法歌》）

舌上生苔——合谷。（《杂病穴法歌》）

舌风舞——手三里。（《杂病穴法歌》）

舌干口燥——复溜。（《百症赋》）

舌下肿痛——廉泉、中冲。（《百症赋》）

22. 失音

舌缓不语——哑门、关冲。(《百症赋》)

失音——天鼎、间使。(《百症赋》)

偶尔失音——哑门。(《玉龙歌》)

欲言声不出——通里。(《马丹阳天星十二穴治杂病歌》)

暴喑——通里。(《马丹阳天星十二穴治杂病歌》)

简析：舌病多取内关、中冲，此与心开窍于舌有关。舌出血加取太冲则与肝藏血有关。不语及失音取哑门为前后对应。取间使穴（为心包经穴）一则心开窍于舌，二则"病变于音取之经"，经穴能治声音改变之病。暴喑取通里，亦与心主神有关。

23. 耳聋

耳聋——足临泣（补），金门、合谷（俱泻）。(《杂病穴法歌》)

耳聋——听会、阳池。(《标幽赋》)

耳聋——听会、迎香。(《席弘赋》)

耳闭——听会。(《胜玉歌》)

耳闭——听会。(《通玄指要赋》)

耳闭——听会、翳风。(《卧岩》)

耳聋气闭——听会。(《灵光赋》)

耳聋气闭——听会、翳风。(《百症赋》)

耳聋气闭痛——翳风。(《玉龙歌》)

耳聋红肿生疮——听会。(《玉龙歌》)

耳聋腮肿——听会。(《玉龙赋》)

伤寒耳聋——听会、金门。(《席弘赋》)

24. 耳鸣

耳内蝉鸣——听会。(《百症赋》)

肾虚耳鸣——足三里、地五会。(《席弘赋》)

简析：治疗耳聋，毫无疑问听会绝对是首取穴及必取穴。所有的歌诀均指向听会，其余穴则为听会之配穴。兼气闭加翳风，兼外感配金门，其他配穴尚有阳池及迎香。听会亦为治耳鸣要穴，另外足三里、地五会亦可治耳鸣。

25. 项强

头项强——承浆。(《通玄指要赋》)

头项强痛难回顾——承浆、风府。(《玉龙歌》)

头项强急——承浆。(《胜玉歌》)

头项强——后溪、承浆。(《卧岩》)

头项强——承浆、风府。(《卧岩》)

项强伤寒——温溜、期门。(《百症赋》)

伤寒项强及张目直视——列缺。(《肘后歌》)

风伤项急——风府。(《通玄指要赋》)

项强恶风——束骨、天柱。(《百症赋》)

头项痛——后溪。(《通玄指要赋》)

简析：项强最常用承浆，此为前后对应法。承浆亦常配风府，并用治项强痛，此为前后配穴法。治项强痛，远取以后溪穴最为常用，其他穴则在感冒（伤寒或风伤）时用之。

26. 喉痛

喉痛——液门、鱼际。(《百症赋》)

咽痛——太冲。(《标幽赋》)

咽喉急痛——百会、太冲、照海、阴交。(《席弘赋》)

咽喉痛——内庭或太冲。(《马丹阳天星十二穴治杂病歌》)

喉中闭塞——照海。(《标幽赋》)

颔肿喉闭——少商。(《胜玉歌》)

喉闭——曲池。(《马丹阳天星十二穴治杂病歌》)

乳蛾——少商（刺出血）。(《玉龙歌》)

痰涎壅塞及咽干、噤口咽风——照海（刺出血）。(《兰江赋》)

喉风——天突。(《席弘赋》)

简析：治喉痛单用首取太冲穴，因肝经上入颃颡（喉咙深部），次取照海，因肾经"循喉咙，挟舌本"，两穴使用均多。此外少商出血治喉痛亦甚佳。液门、鱼际皆为荥穴，治喉痛亦佳，合用更效。

27. 牙痛、牙病

牙病——颊车。(《灵光赋》)

牙齿痛——吕细（即太溪）、二间。(《卧岩》)

牙痛——二间。(《玉龙赋》)

牙疼——承浆、风府（或二间）。(《玉龙歌》)

牙痛——太溪。(《通玄指要赋》)

牙痛——耳门、丝竹空。(《百症赋》)

齿痛——承浆。(《百症赋》)

牙痛——内庭。(《马丹阳天星十二穴治杂病歌》)

牙痛头痛——二间、足三里。（《长桑君天星秘诀歌》）

牙痛咽痹——二间、阳溪。（《席弘赋》）

牙风面肿——颊车、合谷、临泣（足）。（《杂病穴法歌》）

龋齿——合谷。（《马丹阳天星十二穴治杂病歌》）

牙腮痛紧——大迎。（《胜玉歌》）

伤寒、牙关风壅——列缺。（《肘后歌》）

百合伤寒、口噤眼合——合谷。（《肘后歌》）

刚柔二痓、口噤目合、面赤——少商。（《肘后歌》）

简析： 牙痛多为肠胃阳明之火及肾火所致，二间为治牙痛最常用之穴位，此穴为大肠经荥水穴，善清阳明之火。吕细即太溪，为肾经原穴，也常用治牙痛。上述二穴亦常相互配用。内庭为胃经荥水穴，亦善清阳明之火。此外，有取承浆穴者，则为局部取穴。

二、四肢

1. 手病（指痛、手酸、腕痛）

五指不伸——中渚。（《灵光赋》）

指痛挛急——少商。（《长桑君天星秘诀歌》）

手指连肩疼——合谷、太冲。（《杂病穴法歌》）

手连肩脊痛——合谷、太冲。（《席弘赋》）

手腕难移——腕骨。（《玉龙赋》）

两手酸痛难持物——肩髃、曲池、合谷。（《胜玉歌》）

手痛麻木——曲池、合谷。（《席弘赋》）

满手生疮而痛——劳宫。（《玉龙歌》）

简析： 手指痛可针中渚或少商、四关（合谷、太冲），四关穴还可治手指连肩之大面积部位痛。手腕痛可取腕骨；手痛、手麻可取曲池配合谷。满手生疮针劳宫，或系取之于"诸疮痛痒，皆属于心"，而劳宫又属荥穴，荥穴能清火之故。

2. 手臂

手臂红肿——中渚、液门。（《玉龙赋》）

手臂红肿连腕——液门、中渚。（《玉龙歌》）

臂疼背痛——手三里。（《胜玉歌》）

两臂顽麻——小海、手三里。（《百症赋》）

手臂挛痛——肩髃。（《长桑君天星秘诀歌》）

臂痛——肩井、曲池。(《标幽赋》)

臂痛——肩井。(《玉龙赋》)

两臂难任——肩井。(《通玄指要赋》)

两臂难堪（即两臂不举及疼痛）——肩井、中渚。(《卧岩》)

急疼两臂气攻胸——肩井。(《玉龙歌》)

简析：手臂痛或肿，歌诀并未指明系上臂或下臂。取穴以肩部之肩井最常使用，其次为手部之中渚及肘部之手三里使用较多。

3. 肘病

肘中疼痛——曲池。(《马丹阳天星十二穴治杂病歌》)

肘痛——尺泽、太渊。(《席弘赋》)

肘挛痛——尺泽、曲池。(《玉龙赋》)

肘痛筋急——尺泽、合谷。(《卧岩》)

肘痛筋紧——尺泽。(《通玄指要赋》)

肘臂筋急——尺泽。(《玉龙赋》)

两肘拘挛——曲池、尺泽。(《卧岩》)

两肘拘挛——曲池。(《通玄指要赋》)

简析：肘痛以曲池穴及尺泽穴最为常用。两肘拘挛亦以曲池或尺泽最为常用，亦有两穴合用者。

4. 肩背

肩背疼——手三里、中渚。(《卧岩》)

肩背痛——手三里。(《通玄指要赋》)

肩连脐疼——手三里。(《杂病穴法歌》)

肩上连脐痛——足三里。(《席弘赋》)

肩背诸疾——中渚。(《肘后歌》)

伤寒肩背痛——中渚。(《席弘赋》)

肩背风气连背疼——背缝。(《玉龙歌》)

肩背风劳——肾俞、三间。(《席弘赋》)

肩脊疼——五枢、背缝。(《玉龙赋》)

肩端红肿——肩髃。(《玉龙歌》)

两肩风湿——肩髃。(《玉龙赋》)

简析：歌诀中肩背痛取穴以手三里或中渚穴最常使用，均在肘以下，取用极为方便。

5. 手部其他病症

筋急手难伸——尺泽。(《玉龙歌》)

挽弓开不得，筋缓莫梳头——曲池。(《马丹阳天星十二穴治杂病歌》)

手臂拘挛——尺泽。(《肘后歌》)

偏风手不收——曲池。(《马丹阳天星十二穴治杂病歌》)

简析：筋急难伸，不论手或肘均以尺泽为主，其次为曲池穴。歌诀取穴一般平均一二穴。

6. 腿股髀髋痛

股腿转酸——环跳、风市、阴市。(《胜玉歌》)

腿风湿痛——环跳、居髎、委中。(《玉龙赋》)

腿脚重痛——髋骨、膝关、膝眼。(《玉龙赋》)

腿痛——环跳。(《通玄指要赋》)

腿痛——后溪、环跳。(《百症赋》)

腿股风——环跳、居髎、委中。(《玉龙歌》)

腿胯连腨痛（腨即腓肠肌部）——环跳。(《马丹阳天星十二穴治杂病歌》)

两腿疼——髋骨。(《玉龙歌》)

腿疼驱残——髋骨、膝关。(《卧岩》)

髀痛——肩井（髀即大腿之上段）。(《胜玉歌》)

髋痛腿痛——足三里。(《席弘赋》)

简析：古歌诀中治腿股痛似以环跳最为常用，其次为髋骨穴。肩井治腿股痛有对应之意。远处取足三里、肩井、后溪，此三个远处穴位恰好位于阳明、少阳、太阳经上，可视为治腿痛之优选。

7. 膝股痛、膝脚痛

股膝痛——阴市。(《通玄指要赋》)

股膝痛——阴市、风市。(《卧岩》)

股膝肿——太冲。(《肘后歌》)

脚膝经年痛不休——昆仑、太溪。(《肘后歌》)

脚膝肿——至阴。(《席弘赋》)

脚痛膝肿——足三里、绝骨、阴陵泉、三阴交。(《席弘赋》)

脚膝诸痛——行间、三里、申脉、金门。(《杂病穴法歌》)

腿软膝胻酸——足三里（胻音恒即胫骨）。(《马丹阳天星十二穴治杂病歌》)

简析：膝股痛以阴市为主穴，远针取太冲。也可取风市，膝脚痛以足三里较常用，其他可针之穴甚多。

8.膝痛

膝痛——阳陵泉（灸）。（《席弘赋》）

膝肿痛——阳陵泉、阴陵泉。（《玉龙赋》）

膝肿——行间。（《通玄指要赋》）

两膝肿——膝眼、足三里。（《胜玉歌》）

膝头红肿——膝眼、膝关。（《玉龙歌》）

膝肿——行间。（《胜玉歌》）

膝肿、目疾——行间、睛明。（《卧岩》）

鹤膝肿劳——尺泽、曲池、风府。（《肘后歌》）

鹤膝风——阳陵泉、阴陵泉。（《玉龙歌》）

膝痛并麻木——阳陵泉。（《马丹阳天星十二穴治杂病歌》）

膝头难伸屈——委中。（《马丹阳天星十二穴治杂病歌》）

简析： 膝痛多取膝部之阳陵泉，可配阴陵泉或膝眼。远取以行间为佳，也可针尺泽、曲池，有对应针法之意。

9.脚痛

脚痛——商丘、解溪、丘墟。（《玉龙赋》）

脚腕痛——昆仑。（《通玄指要赋》）

脚腕痛——昆仑、丘墟。（《卧岩》）

脚背疼——丘墟、解溪、商丘。（《玉龙歌》）

脚跟痛——仆参。（《杂病穴法歌》）

后跟痛——仆参。（《灵光赋》）

脚盘痛——内庭。（《杂病穴法歌》）

踝跟骨痛——昆仑、绝骨、丘墟。（《胜玉歌》）

髀枢脚痛——丘墟。（《灵光赋》）

脚连胁腋痛——环跳、阳陵泉。（《杂病穴法歌》）

肿红腿足草鞋风——昆仑、申脉、太溪。（《玉龙歌》）

简析： 脚腕痛以昆仑穴为主，可配丘墟；脚背痛以商丘穴配丘墟及解溪；脚腕痛以昆仑为主。踝跟痛针昆仑、丘墟、解溪。从上述可知，丘墟及解溪为脚痛（脚腕、脚背、脚踝痛）常用之配穴，但丘墟单独亦可治髀枢痛。脚跟痛则取仆参为主穴。

10.行步困难

行步难移——太冲。（《通玄指要赋》）

行步难移——太冲、丘墟。（《卧岩》）

两足难移——悬钟、条口。(《杂病穴法歌》)

行步艰难——太冲、三里、中封。(《玉龙歌》)

行步艰楚——足三里、中封、太冲。(《玉龙赋》)

行步艰难——中封、太冲。(《胜玉歌》)

两足不能行——太冲。(《马丹阳天星十二穴治杂病歌》)

足肿难行——太溪、昆仑、申脉。(《玉龙赋》)

简析： 行步艰难大多医家皆以太冲穴治疗为主，其他配穴可选中封或足三里、丘墟。太冲为肝经之输穴，亦是原穴，肝主筋，太冲穴五行属土，可肝脾并治。针刺太冲时贴骨进针，穴下有太冲脉，针刺太冲筋肉骨脉皆治，疗效自是非同小可。

11. 腿部其他病症

腿脚乏力——风市、阴市。(《玉龙赋》)

膝腿无力——风市、阴市。(《玉龙歌》)

两足酸麻——太溪、仆参、内庭。(《杂病穴法歌》)

两足难伸——支沟。(《肘后歌》)

两足拘挛——阴市。(《灵光赋》)

足缓不能收——绝骨、条口、冲阳。(《长桑君天星秘诀歌》)

举足不能起——阳陵泉。(《马丹阳天星十二穴治杂病歌》)

躄足（躄足指足不能行）——悬钟、环跳。(《标幽赋》)

足趾麻木——太冲。(《席弘赋》)

简析： 阴市为治腿脚膝之要穴，常用治膝膑痛、两足拘挛、股膝疼痛（配风市）、腿足无力（配风市）。腿脚无力针风市、阴市。总结前述几个歌诀，两足难伸远取支沟，以上治下，较为特殊。

12. 脚气

脚气——复溜。(《胜玉歌》)

脚气——绝骨、三阴交、足三里。(《玉龙赋》)

脚气——阴跷、阳跷、阴陵泉、阳陵泉。(《灵光赋》)

寒湿脚气——三里、三阴交。(《玉龙歌》)

脚气酸痛——肩井、足三里、阳陵泉。(《长桑君天星秘诀歌》)

脚气并膝肿——承山。(《马丹阳天星十二穴治杂病歌》)

简析： 脚气之取穴局部取复溜，其次以三阴交、足三里、阴陵泉等脾胃经穴为主，可以说是健脾胃、补土祛湿之法。其他如阴陵泉、承山亦可作配穴。

13. 转筋及筋挛、筋痛

转筋——金门、丘墟。（《百症赋》）

转筋——承山。（《灵光赋》）

转筋——承山、昆仑。（《卧岩》）

转筋——然谷、承山。（《杂病穴法歌》）

转筋——承山。（《通玄指要赋》）

转筋——昆仑。（《马丹阳天星十二穴治杂病歌》）

腿转筋——承山、昆仑。（《席弘赋》）

小腿转筋——承山、内踝尖。（《长桑君天星秘诀歌》）

两股转筋——承山。（《胜玉歌》）

霍乱转筋——承山。（《马丹阳天星十二穴治杂病歌》）

筋拘挛——尺泽。（《胜玉歌》）

筋挛骨痛——魂门。（《标幽赋》）

筋骨痛——尺泽。（《肘后歌》）

酸痛筋莫展——委中。（《马丹阳天星十二穴治杂病歌》）

简析： 转筋一般指小腿肚转筋而言，各家几乎一致以取承山穴为主，其次则取昆仑穴，再其次可取金门、丘墟、然谷等穴作为配穴。筋拘挛取尺泽穴，尺泽为肺（金）之水穴，泻之能使金不克木，筋即松弛，且尺泽旁有一大筋，针尺泽贴筋，善治筋病。筋挛痛取魂门，盖魂门穴在肝俞旁，肝藏魂，亦主筋，针之有效。

14. 冷风湿痹

冷风湿痹——环跳、阳陵泉、三里。（《杂病穴法歌》）

冷风湿痹——环跳。（《马丹阳天星十二穴治杂病歌》）

冷风冷痹——环跳、脊中。（《席弘赋》）

风冷湿痹——环跳、阳陵泉。（《长桑君天星秘诀歌》）

冷痹肾败（指肾气不足又感受风湿之骨痛）——足三里。（《通玄指要赋》）

冷痹肾败——足三里、小海。（《卧岩》）

风痹复无常——委中。（《马丹阳天星十二穴治杂病歌》）

风痹痿厥——大杼、曲泉。（《肘后歌》）

遍身风痹麻——阳陵泉。（《马丹阳天星十二穴治杂病歌》）

15. 四肢其他病症

湿寒湿热（湿寒指素有湿邪，复感寒邪之证；湿热指内热郁遏，兼水湿停滞之证）——下髎。（《百症赋》）

风邪痛——犊鼻。(《灵光赋》)

打扑伤损破伤风——承山。(《肘后歌》)

瘛病——颅息。(《百症赋》)

四肢冷厥——内庭。(《马丹阳天星十二穴治杂病歌》)

四肢重——通里。(《马丹阳天星十二穴治杂病歌》)

简析： 冷风湿痹最常用环跳、足三里、阳陵泉三穴之一，此三穴可单独应用，两穴或三穴合用效更佳。

第五章　针方相对取效穴

针方相对就是针穴可以与方剂相对，师法方药的机制，用针穴代替方剂；将方剂的运用以针穴代替，在无药可用之际，可以救急。此外，通过针方相对的应用，寻取配穴组成对穴，在面对疑难杂症时，可以用方剂的原理配合针刺治疗，发挥特殊作用，加速痊愈。

一、为何要学习针方相对

这些年余在美国、加拿大及欧洲、澳洲讲授针灸及中医，许多当地医师对于《伤寒论》等经典表达了浓厚的兴趣，但他们同时也提出了难题，即不少国家或禁用麻黄，或禁用附子，或禁用细辛，甚至三者皆禁，缺药就不成方，以致许多效验方竟致无法应用。如此，《伤寒论》等书几乎无方可用，因而说《伤寒论》无用，殊为可惜。

其实，也不单只是禁药缺药而已，其他诸如炮制不全、农药及重金属的问题也影响中药的使用。

那么，要怎样解决这个问题呢？须知针灸与中药方剂都是中医之一环，针药同理，在师中医之法基础上，别开蹊径，以针代方。经余多年研究及临床验证，在无药的情况下以针代方，有药的同时，既可以用经方治病，也可以用针治病，或两者结合，可以缩短治疗时间，加速痊愈。

400年多前的针灸大师杨继洲在《标幽赋》及《通玄指要赋》中就首先揭示了针灸治病的重要性，他说："大治病之法，有针灸，有药饵，然药饵或出于幽远之方，有时缺少，而又有新陈之不等，真伪之不同，其何以奏肤功，起沉疴也？惟精于针，可以随身带用，以备缓急。"以药物和针灸比较，指出药物有时缺少，而又有新陈之不等、真伪之不同，甚至缓不济急，说明了针灸的方便及实用性。这段话置于今日，也能够表达当今中医界的现状，即国外甚或国内中医药的窘境。现今中药材需求量大，催生快收，以致质量下降，加上重金属问题日益严重，这种趋势与状况，必须提早加以注意。从针方相对下手，的确是个很好的解决方法。

学习针方相对可以灵活变通互用，可代彼此之不足，针方合用之，治疗效果更佳，疗效更快。因此，了解针方相对甚为紧要。

针方相对是以针灸与方剂互应，针方同理，互融互补，互促进步，必要时针穴可以取代缺药及伪药劣药，平日亦能辅助既有方药，促进疗效，甚至先建疗效于方剂之前。

二、如何进行针方相对

要怎样进行针方相对呢？也就是如何使用针灸以对应方证，这里就来给大家简单介绍一下方法。

（一）熟悉五输穴之基本应用

要把握及熟用针方相对必须精通五输穴，通过该穴所属之五行与五脏相连属，从而治疗相关脏腑疾病；通过该穴所属之五行也可治疗相关的外在五行藏象疾病，既简单，又实用。活用五输穴如同活用经方，用针少且疗效好，而且五输穴的位置所在是"手不过肘，足不过膝"，方便且安全。

1. 首先必须对五输穴的基本应用有所了解

《难经》及《内经》的一些基本运用原则必须背熟或熟读，即《灵枢·顺气一日分为四时》篇所说："病在脏者取之井，病变于色者取之荥，病时间时甚者取之输，病变于音者取之经，经满而血者病在胃，及饮食不节得病者，取之于合。"《灵枢·邪气脏腑病形》篇所说："荥输治外经，合治内腑。"及《难经·六十八难》说："井主心下满，荥主身热，输主体重节痛，经主喘咳寒热，合主逆气而泄，此五脏六腑井荥输经合所主病也。"能掌握这三条内容，基本上算是掌握了五输穴的应用要领，若能灵活应用于临床，就能治好诸多病证。（详细分析介绍可参看余之著作《杨维杰针灸五输穴应用发挥》）。

例如芍药甘草汤为止痛最常用之基本方，与输穴"主体重节痛"治痛有异曲同工之妙，盖芍药酸入肝属木，甘草甘入脾属土，能调和肝脾治痛；输穴五行亦属木及土，因此以各相关之输穴治疗疼痛颇为有效。余临床常用各经输穴治疗本经之疼痛及沉重强硬之证，极为有效。

多梦及梦游，经方用半夏泻心汤治疗，盖因"胃不和则卧不安"。神志病及心下满之病，根据"井主心下满"，"病在脏者取之井"，古人多用隐白、厉兑，乃脾经、胃经井穴治疗，与半夏泻心汤有异曲同工之妙。

2. 其次是活用五输穴的时间观及空间观

五输穴的应用与"开合枢"有关，"开合枢"决定了经络的内外观，也决定了五输穴的时间观及空间观。

例如井穴在手指、足趾尖端，为身体之最外，主"开"，通闭开窍，善治外来之病，包括中风及感冒、急性感染性疾病。中风及外感皆属急症，亦属"开"之类。

荥穴亦善治外经外感证，但所治疾病比急性之中风稍慢，如肺经荥穴鱼际及三焦经荥穴液门皆治感冒，类似麻黄汤、桂枝汤之作用。

输穴为"转输"之处，主时间时甚之病，又界于井荥与经合之间，所主之病为半表半里，与少阳主半表半里相同，少阳为输，且输穴与枢同音，有类似柴胡汤之作用。

经穴接近合穴，经穴主治之病以慢性病居多；络穴或紧邻经穴之前，或紧邻经穴之后，因此也善治久而入络之病。

合穴在最上面、最里面，合主脏腑之病，亦主闭藏之病，且合与"阖"同音，最善治脏腑病，如阳陵泉穴（少阳经土穴，善治少阳阳明合病）功效类似大柴胡汤，其他特定腧穴能够记熟更好，偶尔配用也有辅助效果。

3. 再次是把穴位的五行与方药的五行对应起来

穴位五行与方药五行对应需要对五输穴的五行属性有所了解，这个不难。五输穴的五行属性，阴经与阳经的配合次序是不同的，其与临床应用的关系很大，必须熟记。《难经·六十四难》说："阴井木，阳井金，阴荥火，阳荥水，阴输土，阳输木，阴经金，阳经火，阴合水，阳合土。"就是说，阴经井木，依次为荥火、输土、经金、合水；阳经井金，依次为荥水、输木、经火、合土。

认识了五输穴的五行属性，进一步就是把五输穴的五行与方药五行对应起来（穴性对应与四气五味），这是应用针方相对最简单、最核心的方法。

例如，清心火药用"苦寒"，对应穴位就是火之荥穴（荥主身热），或火之水穴；清肺火药用"辛寒"，对应穴位就是金之荥穴，或金之水穴。一般清肺火当用辛寒，肺之荥穴等同于石膏；清心火当用黄连，心包（火）经荥火穴等同于黄连，黄连善治烦躁之证，亦善治心火之证。

劳宫穴善于除烦，盖劳宫为心包（火）经荥火穴，系火中之火穴，泻火之效极佳，能清心火、除湿热，尤擅清胸膈及胃之热，导火下行，也有温阳作用，治口疮、胸闷、结胸、痞闷、疮疾，颇有佳效。治心悸失眠、心烦，皆可用劳宫穴，心包络为心之外围，代心受邪，故心包络受邪出现的症状基本上和心经受邪所表现的症状是一致的。劳宫穴也可治疗心经疾病，取刺本穴具有清心火、泻烦热、安神定志的作用，能治疗心火亢盛所引起的疾病，如热伤神明的心悸、失眠、心烦等。

此外，少府穴为心经荥火穴，亦为火经火穴，也善治心火亢盛之证。虽然劳宫、少府同为清火，劳宫穴以偏清胃火居多，盖包络与胃脏腑别通，诸泻心汤证可用之；少府则以偏清心神之火为多，黄连阿胶鸡子黄汤证可用之。

鱼际为肺经之火穴，与心相应，又心主汗，本穴属火应心，可发汗，亦可止汗，鱼际便可作为治疗感冒通治麻黄体质（如外劳等餐风饮露者）的首选穴、特效穴。

又，鱼际穴在董氏奇穴中据卦象而名之为土水穴，土水者，胃中（心下）有水气也，因此亦是治疗小青龙汤证（心下有水气）之咳喘特效穴。

（二）认识主证与病机以求对应

认识主证与病机以求对应是针方对应较深层次的用法。国外不少医师对针方对应充满了兴趣，但由于在经方的学习中，对于原文意义及主证、病机、组方、方义、基本应用缺乏全面认识，而不能做到更进一步的应用（这是方的层次）。学习经典方药条文不求了解相关证候条文之间的联系及鉴别比较，未能整体认识六经，即在临床时看到某一病证，不能整体考虑有哪些方可用，症状与病机有什么联系？缺乏这种整体认识，就不可能有深入的对应（这是证的层次）。

如果要进行经方的针方对应，就要熟悉经方主证、病机及病位，以求对应。余个人经验认为不论用方用针，前提都是要先了解《伤寒论》的条文意义，清楚每个方子的主证与病机及病位，还要熟悉组方方义及基本应用。

如果已经对原方有深入理解，以针代方或以针辅方，用起来就比较简单快速。"方针相对"也同"方证相对"一样，主证与病机、病位都要兼顾，治疗才能较全面，效果也较好。有这样的经方基础，配合针灸才能进行针方相对，用针代方，应用灵活有效。

例如麻杏石甘汤之主症为汗出而喘，病机为热遏闭肺之肺热，里热壅肺则熏蒸作汗，肺气闭塞则气逆咳喘。抓病机就可以从清肺热着手，选鱼际穴及尺泽穴，盖鱼际为肺经荥穴，《难经·六十八难》说："荥主身热"，荥穴皆有清热之效，清肺热可用肺经荥穴鱼际；又每一经之水穴皆能治疗该经之火热病，尺泽为肺经水穴，善治肺经火病及感染性疾病，治疗扁桃体炎、肺炎、咽喉炎皆有卓效。且尺泽为合穴，"合主逆气而泄"，善治气逆之病，治疗咳喘效果极佳。又鱼际为肺之火穴，与心相应，心主汗，肺主皮肤（主表），本穴素为调理汗液要穴，亦善于退热敛汗，单用鱼际一穴治自汗每见奇效，鱼际穴与尺泽穴合用，还能抓住麻杏石甘汤之主症"汗出而喘"，此二穴合称"肺炎二针"。若病情严重，也可加用少商穴点刺，少商穴为井穴，在经络之末端，其性属"开"，善治急症及外感证。肺炎为小儿最多见的肺部疾患，少商点刺尤善于治疗小儿重症肺炎及小儿高烧。重症肺炎一般起病急，少商穴为肺经之井穴，具有疏风解表、泄血清热、宣肺化痰之功，退热效果显著，治成人感冒发热亦能较快退热。少商亦善治气逆，常以此穴点刺治疗憋气，患者多立觉轻松。

又如小青龙汤病机为"心下有水气"，主症为"而咳"（《伤寒论》40条）"而微喘"（《伤寒论》41条）。心下有水气，为胃内有寒水，外感引动水气冲肺故咳喘。病机为土内有寒水射金，可首选含土金水之穴位，如水通、土水穴，治之甚效。其次可选含金水之穴，如尺泽、鱼际或复溜等治之，是以尺泽常配鱼际治疗咳喘。

遇到一些需用麻黄汤发汗的病例，可以选合谷、复溜相配，合谷为金经（大肠经）原穴，与肺经相表里，为降大肠经热及表热之代表穴。原穴本即有理气温阳作用，又合谷穴肌肉丰厚，理气温阳，治阳分、气分、卫分病之作用尤强，在此穴捻针，很快即能起到发汗作用。配复溜，汗多可止，无汗可发。泻合谷补复溜止自汗及药汗不止心慌，效果甚好。

复溜穴善治无汗、自汗及盗汗。复溜为肾经经（金）穴，经主喘咳寒热，金与肺及皮毛相应。又本穴有调整水液之功能，治身热无汗或汗出不止、自汗盗汗疗效颇佳。又复溜为少阴经母穴，具有回阳救逆作用，还能治疗四肢逆冷，也有四逆汤之意。不过针对四逆汤证，还要加用其他穴，或者加用温灸则疗效更好。

每个方子都能找到与之相对应的穴位，前提是对穴位穴性有所了解，然后再与方子的上证及病机契合。例如真武汤的病机是脾肾阳虚，水气犯逆，可以首选阴陵泉穴治疗。阴陵泉穴为脾（土）经合（水）穴，能脾肾双补，余常以此穴治疗脾肾两虚之病，包括脾肾阳虚及气阴两虚之证，所治范围极大，病种极多，如肾炎水肿、蛋白尿、肾功能衰竭等，疗效极好。阴陵泉穴为治水要穴，调整水液功能甚强，善治小便癃闭不通（见《杂病穴法歌》，配足三里甚效），治水肿盈脐、腹水、遗尿不禁及脚气等亦有极佳疗效。以上都是基于脾肾两虚、水气犯逆的病机，与真武汤证病机相同，如再配伍水土两性之穴，疗效更佳，如配太溪（水经土穴），即是余之"脾肾二针"。

又如吴茱萸汤证，《伤寒论》243 条曰："食谷欲呕，属阳明也，吴茱萸汤主之。"《伤寒论》309 条曰："少阴病，吐利，手足逆冷，烦躁欲死者，吴茱萸汤主之。"《伤寒论》378 条曰："干呕，吐涎沫，头痛者，吴茱萸汤主之。"此三证涉及阳明、少阴、厥阴，皆可用内关穴治疗，内关穴与吴茱萸汤即属于针方相对。

三、以方转针，从方找穴

不只经方可以找到对应穴位，时方的运用同理，例如行间穴为肝经荥穴，善于清肝经火病，又为肝经子穴，善于泻肝经实证，等同于龙胆泻肝汤，龙胆泻肝汤能治青光眼、膀胱炎、带状疱疹等病，行间穴亦能治青光眼、膀胱炎、带状疱疹等病。

又如《金匮要略》之续命汤（中风历节病篇）"治中风痱，身体不能自收持，口不能言，冒昧不知痛处，或拘急不得转侧"，用于治疗多发性硬化症甚为有效。此方组成为麻黄、桂枝、杏仁、甘草、石膏、人参、干姜、川芎、当归，内含麻黄汤、麻杏石甘汤之组成，再加人参、干姜、川芎、当归等药，那么就前述而言，可以把鱼际穴作为首选，再加上其他健脾理气、益肾理血之穴位治疗此症，这就是转方为针的妙用，参考方剂之理而应用针方相对法可治疗许多疑难杂症。

学习针方相对有启发意义，纵然在缺方缺药的状况下，亦能使用其理论，以针灸穴位代替方药治疗，这是在海外医师学习中医经典的变通，或许也是国内未来（如果中药缺乏或伪药充斥）治病的趋势，这是学习针方相对最大的意义。深入研究针方相对，不仅能延续一些濒危方药的"使用生命"，也能扩张针灸的作用范围，对于针灸穴位组方也是另一形式的创新。此外，针穴的应用也能反向扩展方药的应用范围，针刺治疗可以辅助方药，针药并用缩短疗程，有助于治疗更多疑难杂症。

临床篇

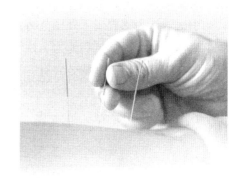

第六章 内科病症

第一节 感冒

　　感冒是由多种病毒引起的常见呼吸道传染病。流行性感冒，简称"流感"，俗称"伤风"，是由流感病毒引起的有强烈传染性和流行性的急性呼吸道传染病，临床特点为发病急，患者畏寒，高热（有时体温迅速达到39℃以上），头痛，全身肌肉酸楚重痛，乏力，食欲减退，并伴有鼻塞、流涕、咳嗽、咽痛等症状。本病多发于冬春季节，常可在短时间内造成流行。

　　中医学认为感冒属于外感范畴，通过对体表治疗反应点进行针灸刺激，达到调整机体气血、提高抗病能力、祛邪外达目的，从而起到治疗作用。

　　治疗感冒常用一针特效穴有三叉三穴、液门、鱼际、木穴、大椎、肺俞、合谷、陶道等。

　　预防感冒可针风池、足三里。

三叉三穴（董氏奇穴）

　　【位置】握拳，在手背4、5指缝接合处偏于第4指骨下筋旁。（附图59）

　　【针法】握拳取穴，避开可见浅静脉，用毫针沿掌骨间隙贴于皮下刺入1寸左右，捻转数次，局部可有酸、胀、麻电感。一般取单侧即可，如10分钟后效果不佳，可加刺对侧，留针30分钟，每5~10分钟捻针1次。

　　【解析与经验】三叉三穴位于三焦经上，为余治疗感冒之特效针，效果极好。本穴紧邻液门穴，有液门之作用，液门者，津液出入之门，刺之能促使液出（发汗），调整汗液而善治外感病。本穴位于荥穴位置，荥穴非属水即属火，善治寒热之病，感冒即寒热之病。荥穴之位置在井穴之后，主治次急之症，感冒者即属之。本穴为三焦经之穴位，能增强免疫功能。三叉三穴在第4、5指间，但尤贴近第4指，从骨下筋旁进针，即贴筋贴骨进针，进针透过输穴中渚，荥输主外经，包括外感病。又透达下白（董氏奇穴），还能健脾益气。通过肾与三焦之脏腑别通，也能补肾。本穴脾、肝、肾皆治，又能增强免疫功能，治疗感冒发烧诸症确实有效。本穴贴皮进针，以皮应肺疗效更速，为余最常用之感冒特效针。

液　门

【位置】握拳，在手背 4、5 指缝接合处凹陷中。（附图 25）

【针法】握拳取穴，避开可见浅静脉，用毫针沿掌骨间隙贴于皮下刺入 1 寸左右，捻转数次。留针 30 分钟，每 5~10 分钟捻针 1 次。

【解析与经验】液门穴为津液出入之门，刺之能调整津液，促使液出（发汗），清热泻火，疏风解表。《针灸甲乙经》载治"热病汗不出""风寒热"。《外台秘要》亦说："液门主热病汗不出，风寒热。"又荥输主外经，包括外感病，荥穴非属水即属火，善治寒热之病，感冒即属寒热之病。荥穴之位置在井穴之后，主治次急之症，感冒者即属之。本穴为三焦经穴位，能增强免疫功能。

本穴在太极对应中善治五官病，感冒多有五官病变，故能治之。若不知三叉三穴之位置，可以液门穴代之，疗效亦佳。

鱼　际

【位置】在手掌拇指本节（第 1 掌指关节）后凹陷处，约当第 1 掌骨中点桡侧，赤白肉际处。（附图 1）

【针法】每次只针一侧，每日 1 次，或每发作时针 1 次，左右交替使用，单侧配合另一侧液门穴疗效尤佳。针刺时针尖向掌心斜刺，深 5 分~1 寸，得气（出现针感）后留针 20~30 分钟，每隔 5 分钟捻转行针 1 次。

【解析与经验】鱼际穴乃肺经之荥穴，"经脉所过，主治所及"，本穴有调理肺经之气的作用。"荥主身热""荥输治外经"，荥穴善治外感病及外感引发之本经病。又本穴属火，有双向调节作用，可清火热治肺炎，亦可温阳祛寒治肺寒。

木　穴

【位置】在掌面食指之内侧。本穴位于阴掌食指第一节 D 线，计有二穴，取穴采三分点法。（附图 42）

【针法】据余之经验，临床多半只取下穴一穴，与食指成 90° 直刺，刺入 2~3 分即可。

【解析与经验】感冒流涕针此穴可止于顷刻。患者来看病时，先让其把鼻涕擤干净，一针扎下去可再也不流鼻涕了。本穴为掌面常用穴位之一，可治之病甚多，且颇有效。第一个原因是本穴具有清利头目、开窍疏肝的作用。木穴位于食指上，通过"大肠与肝通"的关系治疗多种疾病。其治鼻病，一系大肠经络作用，二则与疏肝有关。通过大肠与肺相表里治手部皮肤病及皮肤瘙痒有效。木穴疗效显著还有一个重要的原因，即《灵枢》上讲"手阳明大肠经主津"，对于往外流的"汗、眼泪、鼻涕"都能治。综上，用位于食指手阳明经范围的木穴来治感冒流涕，可止于顷刻，感冒鼻塞一扎即通，因"木"主风之故。本穴属大肠经范围，亦有经络通于鼻，故治鼻病甚效。

此外，从太极对应来发挥，本穴还可以治五官病、阴部病。从同名经来讲，亦可以通鼻子，治大肠经病；从脏腑别通看，与肝经相通，可以治疗与肝有关的眼睛、鼻腔疾病，对于眼睛发干、眼易流泪、手汗、感冒、手部皮肤发硬等都有疗效。

此穴属大肠经，大肠与肺相表里，故能治肺经病。又本穴基本上属荥穴位置，治疗感冒的机制与液门及鱼际有类似之处。

大　椎

【位置】背上部，后正中线，在第7颈椎棘突与第1胸椎棘突之间，俯伏取之，约与肩平。正坐俯首，当项后隆起最高处且能左右转动者为大椎，于其骨下凹陷取穴。（附图 36）

【针法】

①毫针针刺法：患者俯卧或端坐低头取穴。医者用毫针斜刺，从背侧面略向上刺入，针深 3~5 分，用平补平泻手法，留针 15~20 分钟。一般针 1~2 次即可痊愈。针刺大椎出针后，在穴位处加拔火罐效果更佳。

②三棱针点刺拔罐法：本法适用于流感而全身症状较重者，用三棱针点刺大椎穴以出血少许，然后立即在针刺部位加拔火罐，每次 5 分钟左右，起罐，再拔1~2 次，仍留 5 分钟左右，起罐。

③灸法：患者俯卧或端坐低头，医师在大椎穴用艾条温和灸，每次 5~15 分钟，或用隔姜灸，每次灸 3~10 壮。一般每日施灸法 2~3 次。

【解析与经验】大椎穴为手足三阳经与督脉之会穴，有疏风散寒、解表通阳、理气降逆、镇静安神与健脑作用，对于外感诸症皆有疗效，对于感冒及肺炎之发烧，退烧作用极强，治疗感冒效果甚好，为治疗风寒感冒流传已久之经验方。《伤寒论》说："太阳与少阳并病，头项强痛，或眩冒，时如结胸，心下痞硬者，当刺大椎第一间。"《类经图翼》也说大椎治"身痛寒热"。

以三棱针点刺配合拔罐，治疗风寒感冒，一般治疗 1 次即愈，少数患者 2 次痊愈，可谓效如桴鼓。此外，以大椎穴灸治风寒感冒，疗效亦佳，每日灸 2~3次。初起者灸 1~2 天便可控制症状，一般灸 2~3 日可治愈。灸大椎穴能提高机体免疫力，解表扶正，并能预防流感。但应注意，本法常用于风寒感冒，对于风热感冒患者（舌尖赤、咽痛者）则不适用。

肺　俞

【位置】第3胸椎棘突下，旁开1.5寸处。（附图17）

【针法】

①毫针针刺法：患者正坐或俯卧，从第3胸椎下身柱穴（见督脉）旁开1.5寸取之。斜刺，从背侧向前下方刺入，针5分（向脊柱斜刺可针5分~1寸）。用平补平泻手法，留针15~20分钟。

②三棱针点刺拔罐法：用三棱针或采血片于肺俞穴点刺稍微出血，然后在肺俞穴上拔罐更佳，留罐10分钟。

③灸法：患者俯卧或端坐低头，医师在肺俞穴用艾条温和灸，每次5~15分钟，或用隔姜灸，每次3~5壮。一般每日施灸法2~3次。

【解析与经验】肺俞为肺脏背俞穴，有宣热疏风、调理肺气的作用，是主治一切肺脏疾病的要穴。本穴属足太阳膀胱经腧穴，太阳主表，故能解表宣肺，疏风散寒，调理肺气。临床上常用于治疗西医学中的一些呼吸系统疾病，如感冒、咳嗽、哮喘、咳血、肺结核及过敏性鼻炎等病症，古人即常用于治疗感冒。

《伤寒论》云："太阳与少阳并病，头项强痛，或眩冒，时如结胸，心下痞硬者，当刺大椎第一间、肺俞、肝俞。"《玉龙歌》说："伤风不解嗽频频，久不医时痨便成，咳嗽须针肺俞穴，痰多宜向丰隆寻。"但前胸后背部位均不宜深刺，以免伤及肺脏，造成窒息或气胸，可于肺俞穴轻微点刺出血少许，也可用火罐拔寒，疗效亦极好。灸肺俞后应再灸足三里以调气。

合　谷

【位置】手大指、次指歧骨间陷中。拇、食两指伸张时，当第1、2掌骨之中点，并合时，当最高点。（附图2）

【针法】立拳取穴，用毫针刺入1寸左右，捻转数次，局部可有酸、胀、麻电感向手指或臂肘放射。留针30分钟，每5~10分钟捻针1次。

【解析与经验】合谷为手阳明经之原穴，阳明经多气多血，合谷调气功能甚强，具有发汗解表、通经活络、清泄肺气、通降肠胃之功，加之大肠与肺相表里，因此，本穴治疗感冒亦有特效。因其反应强大，古人将其列为回阳九针之一，对于全身功能之调整，尤具卓效。《玉龙歌》曰："头面纵有诸般症，一针合谷效通神。"针刺合谷对于感冒引发之五官证甚效。《玉龙歌》亦说："无汗伤寒泻复溜，汗多宜将合谷收。"《兰江赋》也说："伤寒无汗泻合谷，补复溜，若汗多不止，补合谷，泻复溜。"基于上述诸原理，本穴治疗外感发热效果极佳。

合谷为手阳明经之原穴，能调卫气，又为三部九候脉的中部之人位，能调营分。汗的出止与营卫有关，合谷能调营卫，治疗感冒等同桂枝汤。

陶　道

【位置】第1胸椎下，即第1、2胸椎棘突间。（附图36）

【针法】俯卧，或坐位低头取穴。于第1胸椎下取之，即当第1、2胸椎棘突间凹陷处取穴。斜刺，从背部略向上刺入，针5分深，施强刺激捻转手法，留针30分钟。出针后如再用三棱针点刺陶道穴使稍微出血，并立即在刺血部位加拔火罐效果更佳。

【解析与经验】本穴为督脉与足太阳膀胱经之会，督脉统诸阳，足太阳经主表，有疏表邪、清肺热、补虚损、安神的功效，善治骨蒸（肺结核），配肺俞可治发热。董师之安全穴治感冒即系指督脉之陶道而言，陶道连同两侧之魄户，计3穴，治感冒甚效，称之为"感冒三穴"。本穴用三棱针点刺效更佳。

附　预防流行性感冒

风　池

【位置】在后头风府两旁，耳后乳突后方，项肌隆起外侧缘，与耳垂相平处。（附图28）

【针法】正坐，以手指按取脑空直下，到达后头骨下之陷凹处，是穴。在督脉风府穴外侧，当胸锁乳突肌和斜方肌之间的凹陷中取之。斜刺，针尖向对侧眼窝方向刺入，针5~7分。平补平泻，留针30分钟，每隔10分钟行针1次。

【解析与经验】风池穴，顾名思义，为治风之要穴，即常用于治疗外感之证。《伤寒论》说："太阳病，初服桂枝汤，反烦不解者，先刺风池、风府，却与桂枝汤则愈。"李东垣说："风寒伤上，邪从外入，客于经络，令人振寒，头痛身重恶寒，治在风池、风府。"《医宗金鉴》说："风池主治肺中寒。"《席弘赋》："风府风池寻得到，伤寒百病一时消。"风池属足少阳胆经，为手足少阳、阳维之会，有祛风解表、疏邪清热、清头开窍、明目益聪、通经活络、调和气血的作用，能增强卫气，可用于预防流行性感冒。

足三里

【位置】犊鼻穴下 3 寸，胫骨旁开 1 横指处。(附图 10)

【针法】屈膝或平卧取穴。取双侧足三里，用毫针直刺，从前向后刺入，针深 1~2 寸，施提插手法，得气后留针 30 分钟，每 10 分钟运针 1 次。每日 1 次。

【解析与经验】足三里是临床常用有效的强壮穴，为足阳明胃经之合穴，胃经为多气多血之经，胃气旺盛则气血得生，足三里可以调理脾胃，补益气血，有扶正培元、祛邪防病作用，增强机体免疫力，故可有预防感冒的作用。

▌本节小结

三叉三穴为余治疗感冒之特效针，若不知三叉三穴之位置，可以液门穴代之，疗效亦佳。鱼际穴为肺经荥穴，荥穴善治感冒，感冒与肺关系最密。大椎穴有振奋阳气、疏风散寒、解表退热的作用；以三棱针点刺配合拔罐治疗重症感冒，为常用之效捷方法，还可预防流感。合谷能调营卫，治疗感冒等同桂枝汤。木穴治感冒流涕可止于顷刻，感冒鼻塞者一经针刺即可缓解症状。三叉三穴配鱼际穴为余治疗感冒最常用之对穴，简称"感冒二针"，有立竿见影之效。

第二节　高热

高热指体温升高达 39℃ 以上，是临床上常见的急症之一，多由感染、过敏反应等引起，中医称之为"壮热""实热""大热"。常伴有肌肤灼热、出汗、口渴、喜饮、呼吸及心率加快、烦躁不安等全身症状，严重者可出现意识障碍。

治疗高热常用一针特效穴有大椎、陶道、三叉三穴、液门、少商、曲池、鱼际、二间等。

大　椎

【位置】背上部，后正中在线。在第 7 颈椎棘突与第 1 胸椎棘突之间，正坐俯首，当项后隆起最高处下缘凹陷中取穴。(附图 36)

【针法】

①毫针针刺法：患者坐位低头取穴，或俯卧取穴。用毫针微向上斜刺，刺 3~5 分深。得气后施以平补平泻手法，留针 20~30 分钟，每 5 分钟捻针 1 次。一

般针 1~2 次即可痊愈（针刺时不宜过深，以免伤及脊髓）。针刺大椎出针后，加拔火罐更佳。

②三棱针点刺拔罐法：本法对流感而全身症状较重者尤佳，先在大椎穴用三棱针点刺，出血量为 3~5ml，并立即在针刺部位加拔火罐，留罐 5~10 分钟，起罐。

③灸法：患者俯卧或端坐低头，医师在大椎穴用艾条温和灸，每次 5 分钟，或用隔姜灸，每次 3~5 壮。一般每日施灸法 2~3 次。

【解析与经验】大椎穴为手足三阳经与督脉之会穴，即诸阳之会，能调整全身功能，临床治疗范围颇为广泛，有疏风散寒、解表通阳退热的作用，对于外感诸症皆有疗效；对于感冒及肺炎之发烧，退烧作用极强，治扁桃体炎效果亦佳。

大椎穴治疗风寒感冒为流传已久之经验，《伤寒论》说："太阳与少阳并病，头项强痛，或眩冒，时如结胸，心下痞硬者，当刺大椎第一间。"《针灸甲乙经》云："伤寒热盛，烦呕，大椎主之。"

大椎穴长于退热，以三棱针点刺配合拔罐治疗高热，为常用之效捷方法，临床治疗感冒高热患者，可有迅速退热效果。

陶 道

【位置】第 1 胸椎下，即当第 1、2 胸椎棘突间凹陷处。（附图 36）

【针法】

①毫针针刺法：俯卧或坐位低头取穴。用毫针斜刺，从背部略向上刺入，针深 5 分。得气后施以提插捻转手法，强刺激。留针 20~30 分钟，每 5 分钟强刺激捻针 1 次。出针后再用三棱针轻浅散刺陶道穴周围，加拔火罐，出血量为 3~5ml。

②三棱针点刺拔罐法：用三棱针点刺陶道穴以出血为度，并立即在针刺部位加拔火罐，留罐 5~10 分钟，起罐。可连续拔罐 1~2 次。

【解析与经验】陶道穴治疗高热效果甚好，详见本章第一节感冒"陶道"穴之【解析与经验】。

三叉三穴（董氏奇穴）

【位置】在手背 4、5 指缝接合处陷中，偏于第 4 指骨下筋旁。（附图 59）

【针法】握拳取穴，避开可见浅静脉，用毫针沿掌骨间隙贴于皮下刺入 1 寸左右，得气后（本穴一般很容易得气，且针感很强）捻转加重针感，留针 30 分钟，每 5 分钟捻针 1 分钟。一般取单侧即可，如 10 分钟后效果不佳，可加刺对侧。

【解析与经验】液门穴退烧效果甚好，穴在手少阳三焦经循行部位，三焦经有增强免疫之作用。液门穴为荥水穴，《难经·六十八难》说："荥主身热"，有解热作用，能疏通经气，清热解表。《针灸甲乙经》载治"热病汗不出""风寒热"，《备急千金方》提出治"热病先不乐，头痛面热无汗"等，说明液门穴具有发汗解表、散风清热的作用。

三叉三穴在液门穴旁，第4、5指间，但尤贴近第4指，从骨下筋旁进针，即贴筋贴骨进针，还能肝肾并治。由于贴筋贴骨，深针能透达心经荥穴少府穴，可谓有双荥穴（液门加少府）之作用，除治疗感冒特效外，治疗发热退烧疗效亦好。本穴贴皮进针，以皮应肺，疗效更速。

液　门

【位置】握拳，在手背4、5指缝接合处陷中。（附图25）

【针法】握拳取穴，避开可见浅静脉，用毫针沿掌骨间隙贴于皮下刺入1寸左右，捻转数次。留针30分钟，每5~10分钟捻针1次。

【解析与经验】液门穴退烧效果亦好，穴在手少阳三焦经循行部位，三焦经有增强免疫之作用。液门穴为荥穴，荥主身热，且属水，有解热作用，能疏通经气，清热解表。《针灸甲乙经》载治"热病汗不出""风寒热"，《外台秘要》亦说："液门主热病汗不出，风寒热。"说明本穴具有发汗解表、散风清热的作用。

液门穴通过肾与三焦之脏腑别通，也能补肾。本穴脾、肝、肾皆治，又能增加免疫功能，治疗感冒发烧诸症确实有效，不会取三叉三穴者，可取液门穴。

少　商

【位置】从鱼际穴循行手大指内侧之端，去爪甲如韭叶许白肉际处。（附图1）

【针法】夹紧大拇指，使其充血，然后以三棱针或采血片速刺出血。

【解析与经验】本穴为肺经之井穴，能疏风解表清肺，退热效果很好，是治疗小儿急性病要穴。《针灸甲乙经》说："热病象疟……少商主之。"少商点刺出血能清肺火，通经气，苏厥逆，降肺逆，利咽喉。井主开窍，本穴能开毛窍，出汗退热，退热效果甚好。可配三商点刺，退热更快。针刺亦有退热效果，但须留针至少20分钟，甚或留针45分钟，体温显著下降。

曲　池

【位置】在肘外侧，屈肘时，当横纹头陷中。（附图4）

【针法】屈肘拱胸，当肘横纹外端凹陷处，即在肘窝横纹端近肘关节部取穴。

毫针直刺，从上向下针 1 寸。

【解析与经验】大肠经多气多血，曲池为大肠经合穴，通过肺与大肠表里及"合治内腑"的原则，加之本穴具有疏风解表及调和气血的作用，本穴退热早已用之，《针灸甲乙经》说："伤寒余热不尽……曲池主之。"《百症赋》说："发热仗少冲、曲池之津。"临床配大椎治外感风寒，症见头痛发烧，退热效果极佳，如再配合三商点刺，效果更速。

鱼　际

【位置】在手掌拇指本节（第 1 掌指关节）后凹陷处，约当第 1 掌骨中点桡侧，赤白肉际处。（附图 1）

【针法】每次只针一侧，每日 1 次，左右交替使用，单侧配合另一侧液门穴疗效尤佳。针刺时针尖向掌心斜刺，深 5 分~1 寸，得气（出现针感）后留针 20~30 分钟，每隔 5 分钟捻转行针 1 次。

【解析与经验】鱼际穴治疗高热效果甚好，详见本章第一节感冒"鱼际"穴之【解析与经验】。

三　间

【位置】从二间穴循食指本节后内侧陷中。（附图 2）

【针法】食指本节后，握拳取穴。直刺，从桡侧向尺侧刺入 5 分~1 寸。如对准穴位周围之青筋（血管）刺血，疗效更佳，退热迅速。

【解析与经验】三间为手阳明大肠经所注，为输木穴。董师景昌之奇穴大白即为此穴，董师常用此穴以三棱针刺血治疗小儿气喘、高热及急性肺炎（特效）。日本名医本间详白也用此穴刺血治疗小儿高热，甚效。穴在手阳明大肠经上，与肺相表里，能治肺经之感冒，刺血泻热疗效显著。

▌**本节小结**

　　大椎、陶道与督脉、足太阳经有关，督脉统诸阳，足太阳经主表，且位置较高，阳气较盛，三棱针点刺而能解表退热。从上述诸穴来看，取穴主要在肺、大肠经（少商、曲池、鱼际、三间），系因感冒与肺最相关，大肠经则与肺相表里。液门、三叉三穴在手少阳三焦经循行部位，三焦经有增强免疫之作用，又当荥穴位置，荥主身热，且属水，有解热作用。三叉三穴深针能透达心经荥穴少府穴，可谓有双荥穴（液门加少府）之作用，除治疗感冒特效外，治疗发烧疗效亦好。

第三节　咳嗽

咳嗽是肺部疾患的常见症状，是一种将呼吸道的内泌物或异物排出体外的保护性反射动作，引起咳嗽的原因很多，其发病有外感和内伤两种原因。外感风寒之邪，从口鼻皮毛而入，肺失肃降，脾虚生湿，湿聚成痰，痰湿阻滞，肺气不降，肝郁化火，火盛烁肺，肺失肃降，肾气亏虚，肾不纳气等等，均可导致咳嗽。临床上多见于西医学中之急慢性支气管炎、肺炎、支气管扩张、上呼吸道感染等疾病。

治疗咳嗽常用一针特效穴有水通穴、水金穴、鱼际、肺俞、尺泽、膻中、天突等。

水通穴、水金穴

【位置】水通穴位于嘴角下 5 分，水金穴位置则以水通为准，与嘴唇平行，内开 5 分。（附图 57）

【针法】水通穴针刺时向颧骨方向皮下进针，可针至 1.5 寸。一般而言，出现该穴主治病症之际，此二穴附近经常出现乌青，若就发青处针之，效果尤佳。

【解析与经验】水通，即通于水（肾）之义，本穴针刺时向颧骨方向皮下进针，可针至 1.5 寸，所谓"刺皮以应肺治肺"。本穴组所在及所刺入之处，正当太极全息倒象之气管及肺所在之处，治咳嗽、气喘立见大效，其效果决非十四经穴可及。对应全息顺象则为下焦肾气所在，故本穴组补气益肾作用极强，名为水金、水通，名副其实。水金穴，顾名思义，有金水相通之意，补肺补肾，肺降肾纳，共同完成呼吸功能。本穴理气、调节呼吸效果甚好。本穴又当手足阳明经所过，阳明经多气多血，调理气血之作用亦甚好。手阳明大肠经与肺经相表里，足阳明经能补土生金，均为此穴治肺之咳喘有效之原理。本穴组为余治疗咳嗽之起手针。

鱼　际

【位置】在手掌拇指本节（第 1 掌指关节）后凹陷处，约当第 1 掌骨中点桡侧，赤白肉际处。（附图 1）

【针法】仰掌，在第 1 掌骨掌侧中部，赤白肉际取穴。双侧取穴，斜刺，针尖微斜，向掌内刺入 0.5~1 寸，局部酸胀后施以提插捻转手法，稍强刺激。留针

30 分钟，每隔 5 分钟捻转行针 1 次。每日针刺 1 次。

【解析与经验】鱼际穴乃肺经之荥穴，能宣肺解表，利咽清肺，有肃降宣散、止咳平喘之功，善治肺经外感证，常用治咽喉、胸肺部病症，故取鱼际穴治疗咳嗽有突出疗效。荥穴善治外感病。本穴董师称之为土水穴，在肺经上，肺经属金，如此则土、金、水三性俱有，肺、脾、肾皆治，最善理气，治疗咳喘有大效。

肺　俞

【位置】在背上部，当身柱穴（第 3、4 胸椎棘突之间凹陷）外侧 1.5 寸处。（附图 17）

【针法】患者正坐或俯卧，取双侧穴位，斜刺，从背侧向前下方刺入，针 5 分（向脊柱斜刺可针 5 分~1 寸）。得气后施以捻转手法，中刺激，留针 20~30 分钟。针后若用三棱针或采血片于肺俞穴点刺使稍微出血，然后在肺俞穴上拔罐，效果更佳，留罐 10 分钟。据临床观察，不论虚证、实证，用之均有较好疗效。

【解析与经验】肺俞为肺脏在膀胱经之背俞穴，有宣热疏风、调理肺气的作用，是主治一切肺脏疾病的要穴。本穴位于足太阳膀胱经，太阳主表，故能解表宣肺，疏风散寒，调理肺气，临床上常用于治疗一些呼吸系统疾病，如感冒、咳嗽、哮喘等。

古人常用本穴治咳嗽，《针灸甲乙经》说："肺气热，呼吸不得卧，上气呕沫，喘气相追逐，胸满胁膺急，息难……肺俞主之。"《百症赋》说："咳嗽连声，肺俞须迎天突穴。"《胜玉歌》说："若是痰涎并咳嗽，治却须当灸肺俞。"《玉龙歌》说："伤风不解嗽频频，久不医时劳便瘵，咳嗽须针肺俞穴，痰多宜向丰隆寻。"《行针指要歌》说："或针嗽，肺俞、风门兼用灸。"《医宗金鉴》也说肺俞可治咳嗽。

尺　泽

【位置】肘中横纹上，屈肘横纹筋骨罅中，动脉应手。（附图 1）

【针法】屈肘，取双侧穴位，直刺 0.5~1 寸，得气后施以提插捻转手法，强刺激。留针 30 分钟，每隔 5 分钟捻转行针 1 次。每日针刺 1 次。

【解析与经验】本穴为肺经合穴，《难经》言："合主逆气而泄。"因此本穴对于气逆所成诸证皆有疗效。余在临床方面，就咳嗽及气喘等症，即常用本穴达成治疗目的。本穴为金之水穴，金（肺）主肃降，水（肾）主受纳，金水相通，呼吸功能始能顺畅。针刺尺泽可金水并治，咳嗽及气喘皆能治之，若能灵活配伍，效果尤其显著。不论新起或久病，均可先针水金或水通穴（董氏奇穴），然后针尺泽。

膻 中

【位置】在胸部前正中线，平第4肋间，两乳头连线的中点。（附图40）

【针法】仰卧取穴，用30号毫针，斜刺，针尖向下沿皮刺入5分，并提插捻转。留针10分钟。

【解析与经验】膻中穴系足太阴脾经、足少阴肾经、手太阳小肠经、手少阳三焦经及任脉之会穴，也是八会穴中之气会，能调气降逆，清肺化痰，宽胸利膈，治各种气病，包括气逆之喘嗽、呃逆，为气病要穴。本穴自古即为治喘嗽之特效要穴（《玉龙歌》《玉龙赋》《医宗金鉴》）。

天 突

【位置】颈结喉下1寸宛宛中，胸骨切迹上缘凹陷处。（附图41）

【针法】在胸骨端半月状截痕上缘约3分陷凹中，令患者微仰头靠稳取穴（仰卧位或坐位）。斜刺，针尖向后下方刺入，针深5~8分。不可直刺，以免伤及气管。得气后施捻转手法，轻刺激。

【解析与经验】天突穴为阴维脉及任脉之会。本穴有顺气降逆功能，自古即为治疗咳喘之要穴。《灵光赋》说："天突宛中治喘痰。"《百症赋》云："咳嗽连声，肺俞须迎天突穴。"《玉龙赋》云："天突膻中医喘嗽。"可见应用天突治咳嗽及气喘是行之已久之持效要穴。

▎本节小结

治疗咳嗽首先考虑与肺有关穴位，鱼际穴、尺泽穴、肺俞穴即是。尺泽穴具有金水两性，疗效甚佳。若土、金、水三性具备，治疗咳嗽尤为特效，鱼际穴及水通或水金穴，即具有土、金、水三性，皆系治疗咳嗽之特效穴。水通或水金又正当全息倒象之气管及肺所在之处，尤具特效。余常以水通穴配尺泽穴，或水通穴配鱼际穴治疗咳嗽，简便有效，定为"咳二针"。

第四节　支气管哮喘

支气管哮喘（简称哮喘）是一种常见的支气管变态反应性疾病，常由各种不同过敏源（如花粉、灰尘、兽毛、细菌、霉菌等）所引起，以支气管痉挛、黏膜水肿、分泌物增多而使支气管阻塞为病理特征。患者有胸闷、气急、咳嗽、喘憋、哮鸣、张口抬肩、多汗、呼吸困难、咳出黏液样痰等症状，往往反复急性发作，多被迫采取坐位或跪位。一般每次发作几十分钟内可缓解，缓解期症状和体征可完全消失，也有数日不缓解者。本病属于中医的"哮证""喘证"等范畴。

治疗哮喘常用一针特效穴有鱼际、水通穴、水金穴、孔最、尺泽、内关、肺俞、丰隆、天突、膻中等。

鱼　际

【位置】在手掌拇指本节（第1掌指关节）后凹陷处，约当第1掌骨中点桡侧，赤白肉际处。（附图1）

【针法】针尖向掌心斜刺，深5分~1寸。得气（出现针感）后留针30分钟，每隔5分钟捻转行针1次。

【解析与经验】鱼际穴乃肺经之荥穴，"经脉所过，主治所及"，有调理肺经之气的作用。"荥输治外经"，荥穴善治外感病及外感引发之本经病，又本穴属火，双向调节，可清火热治肺炎，亦可温阳祛寒治肺寒，故取鱼际穴治疗哮喘有突出疗效。本穴董师称之为土水穴［此穴位于手掌大鱼际之"艮"（土）卦与"坎"（水）卦之间，故名土水］，位于肺经上，肺经属金，如此则土、金、水三性俱有，肺、脾、肾皆治，最善理气，治疗咳、喘皆有大效。

鱼际穴止喘效果快，对急性期缩短发作时间，缓解哮喘，是一理想简便的针治手段。绝大多数患者（九成以上）反映针后即感胸部紧憋感减轻，通气逐渐畅快，于5分钟内哮喘明显缓解。曾治一考生于大专联考前夜发作哮喘，针刺鱼际后5分钟哮喘即缓解，第2天参考顺利，多年未犯。另在越洋飞机上治一气喘急性发作者，针刺不到10分钟即告缓解，而不必迫降。

水通穴、水金穴

【位置】水通穴位于嘴角下5分，水金穴位置则以水通为准，与嘴唇平行，内开5分。（附图57）

【针法】水通穴针刺时向颧骨方向皮下进针，可针至 1.5 寸。一般而言，出现该穴主治病症之际，此二穴附近经常出现乌青，若就发青处针之，效果尤佳。

【解析与经验】水通，即通于水（肾）之义，本穴针刺时向颧骨方向皮下进针，可针至 1.5 寸，所谓"刺皮以应肺治肺"。本穴组所在及所刺入之处，正当太极全息倒象之气管及肺所在之处，治咳嗽、气喘立见大效，其效果决非十四经穴可及。对应全息顺象则为下焦肾气所在，故本穴组补气益肾作用极强，名为水金、水通，名副其实。水金穴，顾名思义，有金水相通之意，补肺补肾，肺降肾纳，共同完成正常呼吸功能。本穴理气、调节呼吸效果甚好。本穴又当手足阳明经所过，阳明经多气多血，调理气血之作用甚好。手阳明大肠经与肺经相表里，足阳明经能补土生金，均为治肺之咳喘有效之原理。

孔　最

【位置】在前臂掌面桡侧，当尺泽与太渊连线上，腕横纹上 7 寸。（附图 1）

【针法】手臂前伸，手掌向上，直刺，从掌侧面向背侧刺入，进针 5 分左右，得气后施泻法，患者即可出现针感，局部酸胀有时向前臂扩散。留针 30 分钟，每隔 10 分钟行针 1 次。

【解析与经验】根据"经脉所过，主治所及"的原则，孔最为肺经穴位，故能主治肺脏及呼吸系统病症。又为肺经郄穴，而为治疗哮喘的重要腧穴。郄穴是体内脏腑经脉气血深聚之处，能调理气血，止血止痛之作用甚强，一般多用于治疗脏腑急性病症。孔最穴为手太阴肺经之郄穴，具有清热解表、肃降肺气、润肺止血等功效，最能治疗本经循行部位及所属脏腑急性病症（如咯血等）。哮喘责之于肺失肃降，其气上逆，系肺经之急症，故针刺肺经郄穴孔最能宣肺降逆，达到止咳平喘的目的。治疗后多数即刻平喘，症状消失。

尺　泽

【位置】肘中横纹上，屈肘横纹筋骨罅陷中，动脉应手。（附图 1）

【针法】屈肘，取双侧穴位，直刺 0.5~1 寸，得气后施以提插捻转手法，强刺激。留针 30 分钟，每隔 5 分钟捻转行针 1 次。

【解析与经验】本穴为肺经合穴，《难经》言："合主逆气而泄。"因此本穴对于气逆所成诸证皆有疗效。余在临床方面，就咳嗽及气喘等症，即常用本穴来治疗。本穴为金之水穴，金（肺）主肃降，水（肾）主受纳，金水相通则呼吸功能始能顺畅。针刺尺泽可金水并治，咳嗽及气喘皆能治之，若能灵活配伍，效果尤其显著。不论新起或久病，均可先针水金或水通穴（董氏奇穴），然后针尺泽穴，可见大效。

内 关

【位置】在前臂掌侧，当曲泽与大陵连线上，掌后去腕2寸两筋间，与外关相对。（附图24）

【针法】仰掌握拳，从横纹上2寸两筋间取之。直刺，从掌侧面向背侧面刺入5~8分。进针得气后，施泻法（捻转补泻），针感可向上、下放射至手指或肘腋等部位。针刺5分钟左右，哮喘可基本缓解，留针30分钟，每5分钟或10分钟行针1次。

【解析与经验】内关穴为八脉交会之一，通于阴维脉，配合公孙与冲脉交会于心胸胃部，因此可治疗胸腹诸症，又是手厥阴心包经之络穴，别走三焦经。杨继洲云："三焦乃阳气之父，包络乃阴血之母。"所以此二经有疏调全身气血作用。内关穴介于大陵穴（属土）及间使穴（属金）之间，有土金两性，理气调气作用甚好，又能强心，故为治喘要穴。

肺 俞

【位置】第3胸椎棘突下，身柱穴旁开1.5寸处。（附图17）

【针法】刺血疗法：患者取坐位或俯卧位，严格消毒两侧肺俞穴后，用三棱针点刺出血。每周点刺1次。

【解析与经验】肺俞穴为位于足太阳经背部肺脏后面的俞穴，与肺脏相应，有宣热疏风、调理肺气的作用，为主治肺脏及呼吸系统疾病的重要俞穴，对于咳嗽、气喘皆有特效，自古即为治喘要穴。《针灸甲乙经》说："肺气热，呼吸不得卧，上气呕沫，喘气相追逐，胸满胁膺急，息难……肺俞主之。"《针灸资生经》云："凡有喘与哮者，为按肺俞穴，无不酸疼，皆为缪刺肺俞，令灸而愈。"临床上除哮喘外，肺俞穴也常用于治疗咳嗽、咳血及过敏性鼻炎等呼吸系统疾病。在肺俞穴针刺、点刺或温灸，皆能治疗哮喘。无论外感实喘，或肺脾肾虚的虚喘，皆有效。但前胸后背部位均不宜深刺，以免伤及肺脏，造成窒息或气胸，点刺最为安全；灸肺俞后，应再灸足三里，以调气。

丰 隆

【位置】在外踝上8寸，小腿前外侧，距胫骨前缘2横指。髌骨下缘至踝关节横纹之中点平行，即胫骨缘外侧1.5寸，胫骨、腓骨之间。（附图10）

【针法】仰卧或正坐垂足，在外膝眼（犊鼻穴）下 8 寸，即外踝最高处与外膝眼连线之中点，距胫骨前缘 2 横指处取穴。直刺，从外向内刺入。进针 1~1.5 寸深，待针下得气，有沉、涩、紧等针感后，再施以徐而重之手法，使针感下传更好。留针 30 分钟，每隔 5 分钟捻转行针 1 次。

【解析与经验】"痰会丰隆"，古今医学家公认丰隆为治痰之要穴。丰隆有和胃气、化痰湿、降逆的作用。《肘后歌》云："哮喘发来寝不得，丰隆刺入三分深。"哮喘发作多夹痰，脾胃为生痰之源，本穴善于调理脾胃。本穴又为胃经之络穴，病久则有瘀血，丰隆穴周边最适于刺血。本穴周边刺血，董师名之为四花外穴，刺血能痰瘀并治，治疗疑难杂症，允为第一要穴，刺血治疗气喘甚效。

天 突

【位置】颈结喉下 1 寸宛宛中，胸骨端半月状截痕上缘约 3 分陷凹中。（附图 41）

【针法】令患者微仰头靠稳（仰卧位或坐位），斜刺，针尖向后下方刺入，不可直刺，以免伤及气管，深度为 5~8 分。得气后施行捻转手法，轻刺激，留针 30 分钟。注意不可直刺过深，以免伤及气管；亦不可向左右斜刺，以防刺伤肺尖。

【解析与经验】本穴系阴维脉、任脉之会穴，有顺气降逆功能，自古即为治咳嗽及气喘之特效要穴。《灵光赋》："天突宛中治喘痰"。《玉龙歌》："哮喘之症最难当，夜间不睡气遑遑，天突妙穴宜寻得，膻中着艾便安康。"《玉龙赋》："天突膻中医喘嗽。"《百症赋》云："咳嗽连声，肺俞须迎天突穴。"针刺天突主要用于哮喘发作期，可即刻缓解症状。一般针刺 1~3 次可取得满意疗效，有治疗 1 次后哮喘即愈者。但宜注意，手法不熟者，勿轻易针刺此穴。

膻 中

【位置】在胸骨前正中线，平第 4 肋骨间隙，正当两乳头之间。（附图 40）

【针法】仰卧取穴。斜刺，针尖向下沿皮刺入，针深 5 分。得气后施行捻转手法，中刺激。留针 30 分钟，每隔 5 分钟捻转行针 1 次。

【解析与经验】本穴系足太阴脾经、足少阴肾经、手太阳小肠经、手少阳三焦经及任脉之会穴，也是八会穴中之气会，能调气降逆，宽胸利膈，治各种气病，为气病要穴，喘嗽之特效要穴。《玉龙赋》："天突膻中医喘嗽。"《玉龙歌》："哮喘之症最难当，夜间不睡气遑遑，天突妙穴宜寻得，膻中着艾便安康。"《医宗金鉴》："膻中穴主灸肺痈，咳嗽哮喘及气瘿。"

▌本节小结

　　治疗气喘首先考虑与肺有关穴位，鱼际穴、孔最穴、尺泽穴、肺俞穴皆与肺或肺经有关。水通穴、水金穴所在及所刺入之处，正当太极全息倒象之气管及肺所在之处，治气喘立见大效。内关穴理气调气作用甚好，又能强心；丰隆善治痰喘；膻中穴及天突穴治喘亦效，然皆在胸部，余目前少用。余最常用鱼际穴配水通穴，或尺泽穴配水通穴治疗哮喘，极为有效。

第五节　咯血

　　咯血是指喉部以下的呼吸道出血，经喉部、口腔而咯出。其病因可分4类：支气管疾病、肺部疾病、心血管疾病及其他疾病（如血液病、急性传染病、结缔组织病、肺出血、肾炎综合征及代偿性月经等）。

　　中医认为咯血多因肺阴素虚，阴虚火旺，气不摄血或复感风、热、燥邪，或情志郁结，郁久化热，肝火上扰，灼伤肺络，血溢脉外所致。临床上分外感和内伤两类。

　　支气管扩张是一种慢性支气管疾病，由支气管管壁损伤和管腔扩张而引起。此病多继发于麻疹、百日咳、肺结核、肺脓肿和硅肺等。在临床中，支气管扩张可按中医学的"咳嗽""咯血"进行辨证论治。本节主要介绍由支气管扩张引起咯血的针刺治疗。

　　治疗咯血常用一针特效穴有孔最、鱼际、涌泉、六完穴、尺泽、印堂等。

孔　最

　　【位置】前臂掌面桡侧，尺泽与太渊连线上，腕横纹上7寸。（附图1）

　　【针法】双侧取穴，直刺，从掌侧面向背侧刺入8分，采用强捻针泻法，局部酸胀感有时向前臂扩散。留针30分钟，每10分钟运针1次。

　　【解析与经验】孔最为手太阴肺经郄穴，郄穴善于治急症、新病及血证，咯血病位在肺，故针刺肺经郄穴孔最可取得满意效果。孔最还有润肺止血、清热解表作用。《针灸资生经》说："孔最疗唾血。"针刺孔最能治支气管扩张咯血，也能治疗肺结核之咯血。

鱼 际

【位置】手拇指本节（第1掌指关节）后凹陷处，约当第1掌骨中点桡侧，赤白肉际处。（附图1）

【针法】取双侧穴，斜刺，针尖微斜向掌内刺入。针深8分~1寸，得气后留针30分钟，每10分钟运针1次。

【解析与经验】鱼际为肺经荥穴，能和胃利咽，宣肺清热。咯血多因肺热，鱼际能清热止咯血。《针灸甲乙经》说："唾血，时寒时热，泻鱼际，补尺泽。"

涌 泉

【位置】足底部，蹠足时足前部凹陷处，足底2、3趾缝纹头端与足跟连线的前1/3处。（附图20）

【针法】用毫针直刺，从足心刺向足背，针5分左右。得气后留针30分钟，每5~10分钟运针1次。

【解析与经验】《灵枢·经脉》篇说："是动则病……咳唾则有血，喝喝而喘。"肾经从肾上贯肝、膈，入肺中，涌泉为足少阴肾经井穴，具有清肾热、苏厥逆、滋阴降火、息风潜阳的功效，能使上逆之气血导而下行，恢复正常。《类经图翼》说涌泉："主治尸厥，面黑，喘咳有血。"即古医籍很早就记载涌泉用治喘咳有血。

六完穴（董氏奇穴）

【位置】在第4跖骨与第5跖骨之间，距跖骨与趾骨关节5分。（附图50）

【针法】针深3~5分，得气后留针30分钟，每5~10分钟运针1次。

【解析与经验】本穴相当于（胆）经荥穴侠溪穴，为木（胆）经水穴，有补水润木、补肝肾之功。且荥主身热，同气相求，引导气火下行，上病下治，内病外治，故收效显著。本穴对出血迁延不止有止血之效，因肝胆相表里，肝主藏血，本穴属水，水能灭火（止血药亦多为黑色），故止血甚效。

尺 泽

【位置】肘中横纹上，动脉中，屈肘横纹筋骨罅陷中。前臂稍屈，正当肘横纹，靠肱二头肌肌腱之外侧凹陷处。（附图1）

【针法】直刺，从掌侧面向背侧面刺入。针5~8分，得气后留针30分钟，每5~10分钟运针1次。

【解析与经验】本穴为肺经合穴，据《难经》记载："合治逆气而泄。"本穴有调理肺气、清热和中之作用。咯血为肺经逆气之病，尺泽穴主治咯血。又本穴为金之水穴，能泻肺热，在尺泽针刺，疏导上焦血郁及清热，确有疗效，点刺出血疗效尤佳。

印　堂

【位置】前额部，当两眉头间连线与正中线之交点处，正对鼻尖。（附图62）

【针法】患者取坐位或仰卧位，医者以一手之食指、拇指捏住印堂周边之肌肉，另一手持针沿皮从上向下，针尖向素髎方向横针刺入3~5分。得气后留针30分钟，每5~10分钟运针1次。

【解析与经验】印堂在面部，正当面部正象小太极心肺部位，与心肺有关，此处色红常反映心肺有热。又面部三焦分布，此处正当上、中焦交会处，相当于膈部。针刺印堂穴有通经络、调气血之作用，治疗肺部有热之疾患有效。

▌本节小结

孔最为手太阴肺经郄穴，郄穴善于治急症、新病及血证。鱼际为肺经荥穴，能宣肺清热，止咯血。六完穴为董氏奇穴，本穴属水，水能灭火，止血甚效。尺泽穴能治肺经逆气之病，故治咯血。印堂正当面部正象小太极心肺部位，与心肺有关，且为上、中焦交会处，治疗肺部有热之疾患有效。临床一穴治疗咯血，以选肺经孔最、鱼际为多，两穴常一起配伍应用，疗效甚好。

第六节　高血压

高血压是以动脉血管内压力升高为主的一种疾病，症见血压长期超过140/90mmHg。本病为常见慢性病，多伴有头痛、头胀、眩晕、耳鸣、胸闷、心烦、心悸、失眠、记忆力减退、颜面潮红或肢体麻木等症状。

高血压属于中医学"头痛""眩晕""肝阳"等范畴，多为肝阳上亢，风热上扰，气血逆乱，气血上冲脑部所致。

如血压骤然升高，出现剧烈头痛，恶心呕吐，心动过速，视力模糊，气喘气急，甚至昏迷、抽搐症状，称为高血压危象，为危重之症。

治疗高血压常用一针特效穴有曲池、行间、百会、头维、耳尖、膈俞、大椎等。

曲 池

【位置】在肘外侧，屈肘时，当肘横纹外侧尽端。（附图4）

【针法】毫针直刺，从上向下。紧靠肘关节骨边缘取穴尤佳。针1~2寸深，得气后施以捻转提插手法，中刺激或强刺激，留针45分钟，每15分钟行手法1分钟。

【解析与经验】曲池穴为手阳明大肠经合穴，在临床中治疗范围较为广泛。高血压多为肝阳上亢、气血逆乱所致，通过肝与大肠通，曲池能祛风平肝潜阳。又阳明经多气多血，曲池调理气血作用甚佳，有疏通经络、宣通气血、平气血之冲逆的作用，而致降压。

《素问·刺法论篇》说："木欲降……当刺手太阴之所出，刺手阳明之所入。"可知木欲降可针阴金之井（少商穴）、阳金之合（曲池穴），临床平降肝阳肝火之病即可针少商、曲池，可见早在《内经》时代即已用曲池治疗肝阳上亢之病，即今日之高血压。

据临床观察，针刺曲池穴有即刻降压效果，是针刺治疗高血压的首选穴，可作为治标急用（但多不能持久，须针他穴巩固疗效）。

行 间

【位置】在第1跖骨与第2跖骨之间，趾蹼缘后方黑白肉际处。（附图33）

【针法】正坐垂足，从大趾、次趾骨缝中稍偏大趾，离趾蹼缘之后约5分之处，前后有小骨尖处取穴（此处有足背动脉应手）。用毫针直刺，从前微向后下方刺入5分左右，一般用泻法，以出现酸、麻、胀感为度，留针45分钟，每15分钟行手法1次，每日或隔日1次。

【解析与经验】本穴下由于有太冲脉循行经过，针之有"以脉治脉"之作用，故能调整血脉血压。本穴为足厥阴肝经荥火穴，能清泻肝火；肝主风，故本穴治肝阳上亢型高血压有釜底抽薪之效。行间穴系肝木之子穴，能泻肝火，效如龙胆泻肝汤，降压作用甚好。行间穴后之太冲穴为足厥阴肝经输穴、原穴，治疗高血压效果亦好。

百 会

【位置】在头顶正中线上，从前发际至后发际分12寸，距前发际正中直上5寸，后发际中点上7寸，即当两耳尖连线与矢状线交叉点凹陷中。取穴应以头顶的正中线与两耳尖连线的交点处为准。（附图28）

【针法】

①毫针针刺法：患者正坐，横刺，从前向后沿皮刺入 3~5 分。在百会穴行毫针泻法可治疗肝阳上亢、肝风上扰清空等所致的实证高血压。

② 灸法：用艾条雀啄灸法，即将点燃的艾条从百会穴之上向下接近，当患者感觉热烫时，将艾条提起，如此重复操作 5 次为 1 回。可日灸 1 回，灸法可治疗清阳不升、脑失所养所致虚证高血压。

【解析与经验】百会穴为督脉腧穴，为足太阳、手足少阳和足厥阴、督脉之会，因有三条阳经和肝经、督脉共五条经脉会于此穴，因此又名三阳五会。古有"脑为元神之府"之说，督脉并脊里，上行入脑，又由于厥阴肝经与督脉会于颠顶，交会于百会，故百会穴具有清热开窍、健脑宁神、固阳固脱、平肝息风之作用，为治疗神经衰弱、头痛、头重、眩晕、精神病等脑神经疾病及高血压的有效穴。《胜玉歌》说："头痛眩晕百会好。"其他如《针灸甲乙经》《丹溪心法》《针灸大成》等书中亦皆有此等记载。对于血压亢进症，可以使血压显著下降。

此外，百会穴还能益气升提，也常用于清阳不升、头失所养所致之虚证，可以说百会在临床上对于各种证型的高血压皆有疗效。

头 维

【位置】在头侧部额角发际，头正中线旁开 4.5 寸（神庭旁 4.5 寸）。当额角发际上 0.5 寸（即自耳前之发鬓尖直上，与发际上 5 分横开并行线之接合点）即是穴位。（附图 6）

【针法】

①毫针针刺法：毫针横刺，从前向后沿皮刺入 1 寸，持续中强刺激，捻针 3 分钟左右，留针 45 分，每 10~15 分钟捻针 1 次。

②刺血疗法：三棱针点刺出血效果更好，刺法同太阳穴刺法。

【解析与经验】头维系足阳明胃经、足少阳胆经和阳维脉之会穴，是阳明经位置最高的穴位。本穴能祛风泻火止痛，有清头明目之作用，为治疗目痛及头痛要穴。又阳明经多气多血，主血所生病，血压高系肝阳上亢，血热上冲，在此穴强刺激或刺血则调血，泻血热而降压。

耳 尖

【位置】耳廓上方耳轮的顶端，将耳廓向前折叠，在耳轮之最高处取穴。（附图 56）

【针法】刺血疗法：患者取坐位，双侧耳尖穴常规消毒后，用采血片快速刺入 1 分，出针后挤出血液数滴，用干棉球按压针孔，隔日 1 次。

【解析与经验】耳朵与经络及脏腑关系极为密切。在经络方面，手足三阳经均分布到耳，据《灵枢·经脉》篇记载，手太阳小肠经脉"入耳中"，手阳明络脉"入耳中，合于宗脉"，手足少阳之脉皆"从耳后入耳中，出走耳前，过客主人前"，足阳明之脉"循颊车，上行耳前"，足太阳经"从颠顶至耳上角"。则耳尖实有调诸阳之作用。在脏腑方面，《素问·金匮真言论篇》言肾开窍于耳，心亦开窍于耳。《素问·五脏生成篇》云："目冥耳聋，下实上虚，过在足少阳、厥阴，甚则入肝。"说明耳与心、肝、肾三脏关系甚为密切。

三棱针或采血片点刺耳尖穴治疗高血压，可调和脏腑阴阳，调济水火，平肝息风，并能"宛陈则除之"，通经活络，活血化瘀，引血下行，起到平肝潜阳的作用，从而达到降血压目的。

膈　俞

【位置】在背部，当第7胸椎棘突下两旁相去脊各1.5寸。（附图17）

【针法】正坐或俯卧，三棱针刺血。

【解析与经验】膈俞为八会穴之血会，对于一切血病皆有疗效，为膀胱经之背部俞穴。膀胱经上颠顶，入络脑，故膈俞亦能疏通头部经气，平肝降逆，导血下行，在此穴刺血能使血压下降，疗效颇好。

大　椎

【位置】在后正中线上，在第7颈椎与第1胸椎棘突之间，俯首时，项后隆起最高且能左右转动者为大椎，于其骨下定穴。（附图36）

【针法】三棱针点刺拔罐法：以三棱针点刺出血，刺后拔火罐5~10分钟，每隔5天1次，5次为1个疗程。

【解析与经验】大椎位于督脉，又为手足三阳经与督脉交会穴，故有大椎为"诸阳之会"之说，有疏风散寒、解表通阳、理气降逆、镇静安神与健脑作用，为调整全身功能之要穴。大椎三棱针点刺拔罐是一种常用的降压方法。《革新中医》杂志杨华亭撰验案三法：充血为有余之证，以锋针放血5~10滴，神效。

▮本节小结

　　治疗高血压，多从降肝阳着手，曲池穴通过大肠与肝通，治疗肝阳上亢之病，包括头晕。行间穴为肝经火穴，系肝木之子穴，能泻肝火降压。百会降血压亦与平肝有关。头维、耳尖、大椎降血压皆以刺血为主。余常用头维或耳尖刺血最速效；针刺则以曲池配行间最为常用。

第七节　高脂血症

高脂血症是指人体血浆中脂质（包括总胆固醇、甘油三酯等）含量高于正常的病症，是导致动脉硬化性心脑血管疾病的危险因素之一，与高血压、冠心病、糖尿病和脑血管疾病关系密切，常在体检和其他疾病的纠治过程中发现。

高脂血症多为过食高胆固醇、高糖食物或机体本身内在脂肪代谢失调所致。中医学认为本病属于"湿痰""肥胖"等范畴。痰是水液代谢障碍所产生的病理产物，又是致病因素之一。"百病皆由痰作祟"，痰的产生主要与肺、脾、肾三脏关系密切，而首先责之于脾，故有"脾为生痰之源"之说。由于脾气虚弱或湿邪困脾，脾失健运，聚湿生痰，痰浊瘀滞脉络，故高脂血症与痰浊关系密切。过量的血脂，可以视为痰浊，或称之为脂混血中，所以一般以痰为主治疗。

治疗高脂血症常用一针特效穴有丰隆、内关、足三里等。

丰　隆

【位置】在外踝上 8 寸，量取犊鼻与解溪之间的中点，在条口后方约 1 横指取之。在外膝眼（犊鼻穴）下 8 寸，小腿前外侧。胫骨前缘外侧 1.5 寸。（附图 10）

【针法】

①毫针针刺法：仰卧或正坐垂足，在外膝眼（犊鼻穴）下 8 寸，即外踝最高处与外膝眼连线之中点，距胫骨前缘 2 横指处取穴。用毫针垂直进针，从外向内刺，进针 1~1.5 寸深。待针刺得气，有针感后，可略施提插手法。每次留针 45 分钟，隔日针刺 1 次，10 天为 1 个疗程，每疗程间休息 3 天，直至检查正常或控制为止。

②刺血疗法：以三棱针对准丰隆穴附近突出的血管，以点刺法轻轻刺入 1~2 分，见血即止，每周 1 次。

【解析与经验】中医认为脾胃聚湿，为生痰之源，丰隆为"痰会"要穴，因此有清降痰浊之功，历代医家公认本穴为治痰要穴，许多歌诀及文献也都指出本穴为治痰之要穴。

元代王国瑞《玉龙歌》说："痰多宜向丰隆寻。"本穴因有清降痰浊之功，因此对于哮喘（尤其是痰喘）、痰嗽均有卓效（《肘后歌》）。

由于"脾为生痰之源"，而丰隆穴是足阳明胃经络穴，别走于足太阴脾经，能通经活络，沟通脾胃表里，通调脾胃气机，降浊化痰，则湿痰自化。因此，临床上与痰湿有关的病症，取丰隆穴治疗皆有效，故能治疗痰浊瘀阻之高脂血症。

内 关

【位置】在前臂阴面下段,当曲泽与大陵连线上,在大陵(腕横纹)正中直上2寸,两筋(掌长肌肌腱与桡侧腕屈肌肌腱)之间。(附图24)

【针法】舒腕仰掌取穴,针刺双侧内关穴,隔日1次。用毫针直刺1寸,得气后施以捻转提插、平补平泻(中刺激)法,一般针感放射到手指或肩、胸部。留针30分钟,每5~10分钟行针1次。

【解析与经验】内关穴为手厥阴心包经络穴,自古为治疗心、胸、胃疾患之要穴。本穴能行气散滞,通畅上中焦气机,则痰浊不生。据经验,内关穴之所以为降痰浊要穴,一方面因心包主痰,另一方面通过心包与胃通,和胃降逆,则血脂自降。高脂血症与痰浊凝聚留滞血液中有关,亦多有心血管系统疾患或症状,故本穴尚能治心血管疾病。

足三里

【位置】在小腿前外侧,当犊鼻下3寸,距胫骨前缘1横指。(附图10)

【针法】取双侧穴位,用毫针直刺1.5~2寸,得气后施以提插捻转手法,使之出现酸、麻、重、胀之感,留针30分钟,每日或隔日1次。

【解析与经验】痰湿之产生主要责之于脾失健运,湿聚成痰。足三里是足阳明胃经合穴,合治腑病,刺足三里穴可疏通足阳明胃经经气,健脾和胃,除湿消滞,对脂代谢有很好的调节作用。

又足阳明经为多气多血之经,取刺本穴可疏通本经气血之阻滞,能治一切消化系统疾病,善于控制湿和痰的产生。《行针指要歌》云:"或针痰,先针中脘、三里间。"说明足三里也是治痰之要穴。

▍本节小结

丰隆为"痰会",为治痰要穴,故可治疗由于痰浊瘀阻而致的高脂血症。内关穴能宽胸利气,行气散滞,使气机通畅,则痰浊不生。足三里穴有健脾和胃、除湿消滞的功效。

高血脂的形成原因很多,一些人与遗传有关,一些人则继发于某些已知的疾病,如动脉粥样硬化、糖尿病、酒精中毒、肾病、肝胆疾病、甲状腺功能低下、胰腺炎、痛风等。绝大多数高脂血症与上述疾病有关,与饮食亦有密切关系,因此,从饮食控制着手,是预防及治疗高脂血症的关键。提倡杂食,少吃甜食及高脂肪、高胆固醇食物,多吃果蔬、植物蛋白,并忌烟酒,常喝绿茶,可预防高脂血症。

第八节 心律失常

心律失常是指心脏活动的起源或其传导发生异常，或顺序发生改变，引起心率过速、过缓或心律不规则。临床常见的心律失常有冲动起源失常的窦性心律不齐和异位性心律，以及激动传导异常的心脏传导阻滞和预激症候群。患者的主要症状为心悸、胸闷、气急、头晕、乏力，偶有恶心、呕吐、心前区疼痛或晕厥。心律失常可见于心脏的多种器质性病变，属于中医"惊悸""怔忡"范畴。认为主要由于心血不足，或心阳不振，或瘀血阻络所致。

治疗心律失常常用一针特效穴有心常穴、内关、三叉三穴、心门、间使、少海、通里、攒竹。

心常穴（董氏奇穴）

【位置】在中指掌面第 1 节之中线外开 2 分处。（附图 42）

【针法】直刺，针深 1~2 分。

【解析与经验】本穴顾名思义有治疗心律不齐之功，治心率过速、心脏扩大、心率过缓有疗效。本穴在心包经上，位置近心包经之荥穴，为火中火，治心脏病有效。曾于上课时治一学员，每日中午至下午心率过速，必须午睡，至 4 点方能来上课，至 6 点，经针其心常穴后，即能无须午休而能上课至 6 点课程结束。

内 关

【位置】前臂掌侧，在腕横纹正中直上 2 寸，两筋之间，约与外关相对。（附图 24）

【针法】仰掌，大陵（腕横纹）上 2 寸两筋间取穴。用毫针直刺 1 寸，得气后施以提插捻转，平补平泻，中刺激，在心律失常发作期针刺可采用较强刺激。留针 30 分钟，每 5~10 分钟行针 1 次。

【解析与经验】内关穴为手厥阴心包脉络穴，八脉交会穴之一，通丁阴维脉，有宁心、安神、镇痛作用，能宽胸理气，疏通经络，治疗胸闷、心胸痛（《标幽赋》《医宗金鉴》）效果卓著。针刺该穴对改善心脏功能有一定效果，调节心律失常有显效；针刺内关穴既对心动过速有减慢心跳作用，又对心动过缓有加速心跳作用。

三叉三穴（董氏奇穴）

【位置】在手背第 4、5 指指缝纹尖上方 5 分处。（附图 59）

【针法】握拳取穴，避开可见浅静脉，用毫针沿掌间隙贴于皮下刺入 1 寸左右，如能深针 1.5 寸则可透达心经少府穴。一般先刺左侧即效，双侧皆针疗效更好。留针 30 分钟，每 10 分钟运针 1 次，局部可有酸、胀、麻电感，向指和臂肘放射。

【解析与经验】三叉三穴属经验取穴。本穴在第 4、5 指间，但尤贴近第 4 指，从骨下筋旁避开可见浅静脉进针，即贴筋贴骨贴脉进针，因此能肝、肾、心并治。又透达中白（中渚）、下白等俞原穴之位置，健脾益气。本穴在三焦经上，通过肾与三焦通，也能补肾。其心、脾、肝、肾皆治，又能增加免疫功能，治疗心动过速疗效甚佳。如能深针透达心经少府穴，疗效更佳。

心　门

【位置】在尺骨鹰嘴突起之上端，去肘 1 寸 5 分陷中。（附图 47）

【针法】贴骨直刺进针 1 寸左右，留针 45 分钟，每 15 分钟行针 1 次。

【解析与经验】心门穴约在小肠经上，邻近小肠合穴小海；心与小肠相表里，治心脏病甚效。本穴从全息而论，全息对应倒象则与心之位置对应。邻近小肠合穴小海，小海为火经水穴，调济水火作用甚好，治疗心悸及心律不齐有效。

间　使

【位置】掌后 3 寸，当两筋（掌长肌肌腱与桡侧腕屈肌肌腱）间陷中。（附图 24）

【针法】用毫针直刺，平补平泻，留针 30 分钟。

【解析与经验】间使穴为心包经经金穴，理气作用甚强，能够宁心安神，通经活络，祛胸膈痰瘀，疏解厥阴与少阳邪气，治疗心律不齐，作用基本与内关相同。间使与内关两穴可交替使用。

少　海

【位置】肘内廉节后，大骨外，去肘端 5 分，屈肘得之。屈肘成直角，在肘关节内侧横纹头与肱骨内上髁之间凹陷中，按之甚酸是穴。（附图 24）

【针法】用毫针直刺 5 分 ~1 寸，捻转快慢均匀，留针 30 分钟。每日针 1 次。

【解析与经验】少海穴属于少阴心经之合穴，合穴主逆气，为火经水穴，能补水济火，有调脏腑、益经气的作用，化痰涩，疏心气，对心动过速有缓和之效。

通 里

【位置】靠尺侧屈腕肌桡侧缘，距腕横纹上 1 寸，即神门穴上 1 寸处。（附图 24）

【针法】用毫针直刺近 5 分，小幅度提插捻转，使局部有酸胀感，可沿经脉向上、下放射。留针 30 分钟，隔日针 1 次。

【解析与经验】通里穴属于少阴心经络穴。本穴为治暴喑之要穴，亦为治心惊悸之要穴（《玉龙歌》《玉龙赋》《医宗金鉴》），马丹阳将本穴列为天星十二穴之一，足见其地位极为重要。

攒 竹

【位置】两眉头陷中。在眉毛内端有陷凹处，即睛明穴直上，眉头之下端骨边小凹处，轻按即痛酸是穴。（附图 16）

【针法】患者正坐或仰卧取穴。医者挤起眉端肌皮，从眉端沿皮向内侧之镇静穴（董氏奇穴，位于印堂上 2 分）方向横刺，刺 3~5 分深，得气后采用中等强度刺激，留针 15 分钟，每隔 5 分钟捻转行针 1 次。

【解析与经验】针刺攒竹穴终止室上性心动过速，简便而有效。本穴有宣泄太阳热气、活络明目作用，亦为治一切目疾之要穴。《素问·五脏生成篇》说："诸脉者，皆属于目。"《灵枢·大惑论》也说："五脏六腑之精气，皆上注于目而为之精。"说明了眼与经络的密切关系和重要性。攒竹穴旁边为印堂穴（董氏奇穴镇静穴仅挨其上），从太极全息对应来看，印堂穴约当肺心之对应区，能镇定，心主神，故能治震颤失眠、胸满烦惊、睡卧不安。两个攒竹穴同刺包围印堂穴，即取刺眼区的攒竹穴，向印堂穴横刺，可调理血脉，活络疏风，镇定安神，能治疗心悸、怔忡，对心动过速甚效。

▍本节小结

　　心常、内关、间使、少海皆位于心经或心包经，三叉三穴位于三焦经上，与心包经相表里，深针则透达心经少府穴，疗效更佳。心门穴邻近小肠合穴小海，小肠与心相表里，全息对应倒象则与心之位置对应。攒竹穴旁边为奇穴印堂穴，两个攒竹穴同刺包围印堂穴，治疗心动过速甚效。

第九节 冠心病、心肌梗死

冠心病为冠状动脉粥样硬化性心脏病的简称，是因冠状动脉粥样硬化导致的心肌缺血性疾病，表现为突然发生的左胸前疼痛，偶向左肩、后背及左上肢放射，并感呼吸困难，胸部有压榨感，又称"心绞痛"。治疗不及时或严重者，可致心肌梗死。中医称为"真心痛""厥心痛""胸痹"等。

心绞痛为冠状动脉粥样硬化性心脏病的一个主要临床症状，是由于急剧的暂时性心肌缺血、缺氧所致，多因体力活动、情绪激动、饱餐等诱发，表现为在胸骨后或左前胸有压榨性疼痛或烧灼感，疼痛部位比较固定，并向左肩及左臂放射，大多持续3~5分钟，一般不超过半小时，休息或服用硝酸甘油可缓解。

急性心肌梗死是心脏冠状动脉或其分支梗死后，心肌急性缺血、坏死的一种病症，发病急，病情重，以突发剧烈胸痛如刀绞，大汗淋漓，手足、口唇发绀，呼吸困难，甚则休克为主要表现。《针灸甲乙经》说："真心痛，手足青至节，心痛甚，旦发夕死，夕发旦死。"本病属于中医学"厥心痛"范畴。

治疗冠心病、心肌梗死常用一针特效穴及部位有内关、火包穴、火硬穴、火主穴、膻中、足三里、至阳、地宗、肘弯等。

内 关

【位置】前臂掌侧，腕横纹正中直上2寸，两筋（掌长肌肌腱与桡侧腕屈肌肌腱）之间。在前臂掌面下段，当曲泽与大陵连线上，大陵（腕横纹）上2寸，约与外关相对。（附图24）

【针法】舒腕仰掌，双侧取穴。用毫针直刺或向上方斜刺1寸，快速捻转1~2分钟，使之出现酸、胀之感，并嘱患者深呼吸，一般即觉胸闷、心悸等症状有所减轻。留针30分钟，每10分钟行针1次。

【解析与经验】内关穴为手厥阴心包经络穴，是临床常用的要穴之一。手厥阴络脉从内关穴上行，"系于心包，络心系"，可知内关穴与心有密切联系。《灵枢·经脉》说其病："实则心痛，虚则烦心。"内关穴又属八脉交会穴之一，通于阴维脉，而"阴维有病，苦心痛"，自古即是治疗心病的要穴。近人《四总穴歌》中也有"胸膺内关谋"之句。内关具有宁心安神、宽胸理气解郁等作用，针刺内关除了可以缓解心绞痛外，还能加强心功能的代偿能力，使胸闷、胸痛等症状消失。内关穴亦常用于治疗心动过速、心动过缓、风湿性心脏病以及心脏神经官能症等，有显著疗效。

火包穴（董氏奇穴）

【位置】在足第2趾底第2道横纹正中央。（附图49）

【针法】平卧，当足次趾底第2道横纹正中央是穴。用三棱针针刺出黑血立即见效，用毫针针刺3~5分。

【解析与经验】火包者，心包也，本穴能治心绞痛，故名火包。本穴治真心痛，痛如绞，甚效，点刺出血更效。火包穴的位置在第2足趾下，位于胃经上，通过脏腑别通，治心绞痛甚效。穴名火包，治厥阴心包之病，又靠近井穴，因此有急救的作用，在此刺血，效果甚好。

火硬穴（董氏奇穴）

【位置】当第1跖骨与第2跖骨之间，距跖骨与趾骨关节5分处是穴。火硬穴位置在肝经之行间穴后5分。（附图50）

【针法】用毫针直刺1寸，快速捻转1~2分钟，使之出现酸、麻、重、胀之感，并嘱患者深呼吸，一般即觉胸闷、心悸等症状有所减轻。留针20~30分钟，每5分钟行针1次。

【解析与经验】本穴取名火硬，即指对心脏病变有很强的治疗作用，董师说："强心昏迷状态时使用。"临床应用确有特效，效果较人中尤佳；昏迷在针刺人中无效时可针此穴。由于穴下有太冲脉循行，针此有"以脉治脉"及"以脉治心"的作用，故能强心急救，其功能与地宗穴有异曲同工之妙。

火主穴（董氏奇穴）

【位置】在火硬穴上1寸，即距火硬穴后1寸处取之。在太冲穴后5分贴骨。（附图50）

【针法】用毫针直刺1~1.5寸，快速捻转1~2分钟，使之出现酸、麻、重、胀感，并嘱患者深呼吸，一般即觉胸闷、心悸等症状有所减轻。留针20~30分钟，每5分钟行针1次。

【解析与经验】火主穴位置在肝经太冲穴后之骨陷中（有些经穴学将太冲定在紧贴骨陷前，则本穴与太冲相符，参见余之著作《针灸经穴学》之取穴）。本穴取名火主，即心主，盖足厥阴通手厥阴，同名经相通。本穴穴下有太冲脉，针此有"以脉治脉"及"以脉治心"的作用，治心血管疾病之作用甚强，故能治心脏停搏，有强心复苏之效。而且火主穴与古书之太冲穴相符，是足厥阴经输穴兼原穴，足厥阴经与手厥阴经同名经相通，这都是它能强心的原因。研究证明，冠状动脉痉挛不但可引起心绞痛发作，也是造成急性心肌梗死、猝死的原因之一。中医把血管统称筋膜，《素问·痿论篇》说："肝主身之筋膜。"其他如《阴阳应象大论篇》《玉机真脏论篇》《生气通天论篇》都有关于筋膜的记载与论述。由于肝主筋膜，筋膜构成筋脉，因此中医有肝主筋脉的观念。肝与心关系密切，肝阳升发不足，肝气郁滞，或情志伤肝，皆会造成筋急，即筋膜挛急，心脉挛急亦由此而起，因此针肝经之火主穴、火硬穴，可达到急救的效果。

膻　中

【位置】在胸骨中央，平第4肋骨间隙，两乳头连线中点。（附图40）

【针法】仰卧取穴。斜刺，针尖向下沿皮刺入5分，用中强刺激手法。留针20~30分钟，每5分钟行针1次。

【解析与经验】膻中穴为任脉的胸部腧穴，为脾、肾、小肠、三焦、任脉之会穴，又为气会，理气作用甚强，也能活血。膻中穴乃心包络之募穴，穴下内部是心包和心，为心包经之经气聚集之处，有宽胸利膈、调气降逆、宁心化痰之功能。心包经与心脏关系密切，尤其与冠状动脉有关；心包主痰，与血脂有关，而冠心病多因血脂过高或血管瘀阻所致，针刺膻中穴可改善冠状动脉循环和心脏功能，从而使心绞痛得以缓解。

足三里

【位置】在犊鼻（膝眼）下3寸，胫骨旁开1横指处。（附图10）

【针法】屈膝或平卧取穴，用毫针直刺，从前向后刺入，提插使出现酸、麻、重、胀之感。留针20~30分钟，每5分钟行针1次。

【解析与经验】足三里穴有通调经络、扶正培元、健脾养胃、补益气血的功效，还可健脾化痰，所以能治疗脾虚痰盛而致的病症，而冠心病与痰阻有密切关系，故治冠心病有效。十四经穴中治心脏病使用最多的是足三里，针足三里则"子能令母实"，健胃强心。再者，通过五脏别通的"胃与包络通"，及"合治内腑"，针刺足三里能治心脏病。内关与足三里一起应用，治疗心脏病效果更佳。

足三里穴是胃经合穴，又为回阳九针之一，故针刺足三里穴可振奋阳气，复苏急救，对冠心病及心肌梗死皆有很好的治疗作用。

至 阳

【位置】在背后正中线第7、8胸椎棘突间。于第7胸椎下凹陷中取之。（附图17）

【针法】患者俯伏或俯卧，斜刺，从背侧面略向上刺入5~6分。采用小幅度、轻快速度捻转1分钟，针感以酸胀者居多，向下或向下外方、胸前放射。留针20~30分钟，每5分钟行针1次。

【解析与经验】至阳穴位于背部第7胸椎下，为阴阳交关之处，内平于胸膈，能调节内脏阴阳气血，具有理气宽胸、调理气机、振奋心阳的功效。至阳穴本为治疗黄疸要穴（《玉龙歌》《胜玉歌》《医宗金鉴》）。《医宗金鉴》说："至阳专灸黄疸病，兼灸痞满喘促声。"认为本穴亦能治"痞满喘促"，由于督脉穴能温阳，因此对于寒凝脉络所致之冠心病、心绞痛颇效。

地宗穴（董氏奇穴）

【位置】距肘窝横纹6寸。屈肘测量，以手拱胸，当后臂肱骨之中部内缘与肱二头肌间之陷处，亦即人宗穴上3寸是穴。（附图48）

【针法】针深1寸治轻病，针深2寸治重病，两臂之穴同时下针。下针时，偏外伤肱骨，偏里伤肱二头肌，针刺部位应特别准确。地宗穴以肘窝上行，从肺经定位，取穴时从阳明经拨开肌肉贴骨进针，既易取，又安全。这个部位的肌肉结实、紧硬，如果手臂向前转，肌肉松软，取穴定在肺经上，进针时手臂向前转动，转动手臂后再贴着血管旁边进针，并不困难，如果不这样进针，一般进针就比较困难。古书所谓此处禁针，余个人认为可能是使用的针较粗的缘故，所以较容易伤到血管和神经。留针20~30分钟，每5分钟行针1次。

【解析与经验】董师认为地宗穴："能使阳证起死回生，治心脏病及血管硬化。"这个穴位非常接近动脉，贴近血管进针，能调整血液循环，强心复苏效同火硬穴，道理亦相同。起效与"以脉治脉""以脉治心"的原理有关，之所以能够调整血液循环，是因为心脏与血管密切相关，所以此穴能够治心脏病，甚而能起死回生。

肘 弯

【位置】手臂平伸，手掌向上，前臂略向上使肘稍屈，从肘窝横纹之外侧，试以大指按穴处，前臂稍屈时即有大筋凸起，筋外侧有大静脉一条，在静脉外侧凹陷处是穴。（附图24）

【针法】刺血疗法：以三棱针对准肘弯（曲泽、尺泽一带，主要偏于曲泽）

青筋（静脉）点刺出血。

【解析与经验】古人遇到急性心绞痛，常在肘横纹泻血来急救，曲泽穴为心包合穴，有疏通心络之功，在本穴点刺出血，对于暴绝厥逆，亦有回阳救逆之效。《医宗金鉴》及《铜人腧穴针灸图经》均认为本穴能治心痛善惊。急性心绞痛在此刺血可出较多血，也有"以脉治心"的作用，从而缓解心绞痛，疏通心血管，对于冠状动脉粥样硬化或心肌梗死患者，针刺或刺血都是很好的方法。

本节小结

治疗冠心病之穴位，首选手厥阴心包经之内关穴，其次通过手足厥阴经相通，可选肝经上之火硬穴、火主穴（太冲）。由于胃与心包通，也可选胃经之足三里、火包穴。此外，背部之至阳穴，为阴阳交关之处，内平于胸膈；胸部之膻中穴，穴下内部是心包和心，为心包经之经气聚集之处，皆可取用。至于"以脉治心"，则可针刺地宗穴，及在肘弯处刺血。

第十节　昏厥

昏厥是以突然昏倒、不省人事、四肢厥冷为主要表现的一种病症，是一种突发性、短暂性、一时性的意识丧失和昏倒，常因情绪激动、惊恐或体弱疲劳、突然立起而诱发。患者始觉疲乏无力，眼前昏黑，泛泛欲呕，继而突然昏倒，不省人事，面色苍白，汗出肢冷，脉搏细弱。西医学认为，昏厥系由于大脑一时性、广泛性供血不足（脑缺血）所造成的短暂意识丧失，昏厥一般时间较短，在短时间内自然恢复，醒后无后遗症。中医学认为，晕厥是由于经气一时紊乱，致经脉气血不能上达于脑，清窍不荣，络脉失养所致。本病属于中医"郁冒""昏仆""薄厥""尸厥""厥逆"范畴。

治疗昏厥常用一针特效穴有人中、涌泉、内关、太冲、昆仑、中冲、百会，有效非一针穴有十二井、十宣。

人　中

【位置】在人中沟上 1/3 与下 2/3 交点处。（附图 5）

【针法】正坐，于鼻中隔直下，唇沟（俗名"人中"）之中上 1/3 交点处，接近鼻柱根是穴。用毫针斜刺，从下向上刺入 3 分。开始可强刺激，然后中刺激，症状缓解后可出针。

【解析与经验】人中之位置在鼻口之间，天（阳）气通于鼻，地（阴）气通于口，故曰人中。此穴在督脉，又当手足阳明多气多血之经交会处。督脉总督周身阳气，手足阳明多气多血，又为十三鬼穴之一，本穴具有清热开窍、镇痛宁神、回阳救逆之作用，为急救要穴，人事不省之际，急针刺人中，有起死回生之功，用大拇指用力切掐亦有效果。对昏迷者有殊效。本穴自古即是急救常用要穴，针刺人中对低血压者有升高血压的作用。

涌　泉

【位置】在足心陷中，伸腿屈足，踡趾宛宛中。足掌心中央，约在足底（去趾）前1/3处。（附图20）

【针法】用毫针直刺，从足心刺向足背，针深3~5分，待局部胀痛感加重，即可出针。

【解析与经验】本穴为足少阴肾经（水经）井（木）穴，与肝木有同气相求之功，木穴应风，能治疗抽搐。本穴也是回阳九针之一，急救及镇静作用极强，常用治各种厥逆，《百症赋》曰："厥寒厥热涌泉清。"温通少阴之阳以涌泉为主。本穴既能定神志，苏厥逆，有通关、开窍、安神、镇静作用，又因为水经木穴，可补水滋木，兼祛肝风。滋阴适用于阴脱之证，温阳亦适用于亡阳之证。

内　关

【位置】在前臂掌侧，当曲泽与大陵连线上，腕横纹上2寸，掌长肌肌腱与桡侧腕屈肌肌腱之间。（附图24）

【针法】仰掌握拳，从横纹上2寸两筋间取之。取双侧内关穴，用1寸长毫针直刺8分左右。左右交替捻针，强刺激，持续行针至苏醒为度，然后出针。出针后嘱患者仍平卧休息片刻。

【解析与经验】心、肝两经上达于脑，昏迷多因痰迷心包或肝气厥逆，气血逆乱，不能上达于脑所致。内关穴为手厥阴心包经之络穴，又为八脉交会穴之一，通于阴维，又手足厥阴同名经与肝相通，能宽胸理气，宁心安神，化痰降逆，强心及调整脑血流循环作用亦强，为常用的急救要穴。针内关有快速苏醒的作用。

太　冲

【位置】当第1跖骨与第2跖骨连接部之直前陷中。（附图33）

【针法】正坐垂足，按取第1、2跖骨连接部之前凹陷中，直刺，从足背向下进针 1 寸，快速捻转，持续行针至苏醒为度。

【解析与经验】太冲穴为足厥阴肝经输穴及原穴，能疏肝理气，通络活血，平降厥逆。穴下有太冲脉，能调血，且肝经入脑，故针太冲治昏厥甚效。

昆 仑

【位置】在足外踝之后侧陷凹中，当外踝与跟腱之中。（附图 19）

【针法】针尖对向内踝前缘而入，透刺太溪穴，以强捻针手法，或用力掐昆仑及太溪所夹之大筋（即阿基利斯腱），待苏醒后留针 3~5 分钟。

【解析与经验】昆仑为足太阳经经穴，足太阳经入脑，太溪为肾经原穴，肾主脑。足太阳膀胱经与足少阴肾经相表里，昆仑透太溪能疏通经络，醒神通脑，昆仑及太溪所夹之大筋（即阿基里斯腱）为董氏奇穴正筋穴之所在，原即治疗脑病，因此昆仑透太溪治昏厥可愈，常用于高热及不明原因所致一时性昏厥，亦可用于癔症性昏厥。

中 冲

【位置】在手中指尖端之中央，去爪甲如韭叶许取穴。（附图 1）

【针法】用毫针，针尖略向上方斜刺。针深 1 分，强刺激，待苏醒后起针，或刺出血。

【解析与经验】中冲穴为手厥阴心包经井穴，能开窍苏厥，通心络，开神窍，回阳救逆。又心包主痰，肝主风，昏迷多为风痰作祟，尤其是中风昏迷，《玉龙歌》云："中风之症症非轻，中冲二穴可安宁。"手厥阴心包经与足厥阴肝经同名经相通，中冲穴因而能治之。"病在脏者取之井"，井穴治疗突发之神志疾病甚效，急救时刺十二井穴，本穴为首选之穴。

百 会

【位置】在头部，当前发际正中直上 5 寸，后发际中点上 7 寸，取穴应以头顶的正中线与两耳尖连线的交点处为准。（附图 28）

【针法】正坐，横刺，从前向后沿皮刺入。针深 3 分，强刺激，待苏醒后留针 3~5 分钟。

【解析与经验】督脉正值头顶正中线上，百会穴为督脉之腧穴，为足太阳、手足少阳和足厥阴、督脉之会（因有三条阳经和肝经、督脉共五条经脉会于此穴）的缘故，所以又名三阳五会。百会穴治疗广泛，是总体治疗的要穴之一。

督脉上行而入脑中。足太阳和足厥阴贯入脑，故百会穴有健脑宁神、固阳固脱、平肝息风、苏厥开窍的功效，是抢救许多危急病症和某些脑部顽固性疾患的重要腧穴，治疗许多急重病，如中风、昏厥、惊风、休克等，及某些脑部顽固性病症，具有显著效果。

古代针灸医家早就善用百会穴抢救和治疗各种危急病症，屡见奇效，如《史记》记载虢太子尸厥，扁鹊乃使其弟子子阳厉针砭石，以取外三阳五会，有间，太子苏。《医说》记述唐代秦鸣鹤治高宗风眩等。

附 有效非一针

十二井

【位置】十指及十趾之井穴。

【针法】用三棱针或毫针点刺。用小号三棱针（在紧急情况下，一时无三棱针，用1号缝衣针亦可），经常规消毒后，施术者左手固定患者手指，右手持三棱针迅速点刺穴位，立即出针。然后轻轻挤压局部，使之流出少许血液。

【解析与经验】昏厥首先要调气血，顺经脉。《伤寒论》说："凡厥者，阴阳气不相顺接，便为厥。"昏厥多因经气出现一时性紊乱，致十二经脉气血逆乱，不能上达于脑所致，昏厥又能加重十二经不顺接。井穴为十二经之起点，十二经皆在井穴处相接，欲使经脉阴阳相接，气血顺调，必须在十二井穴点刺出血。又《内经》说："病在脏者取之井。"中风昏迷不识人即是"中脏"，取井穴有开窍醒脑作用；又太极全息对应头，能治神志之病。急救治疗突发之神志疾病时，在十二井穴刺血，以中冲穴为先。

十 宣

【位置】两手十指尖端，距指甲约1分许。（附图39）

【针法】用三棱针或采血片点刺。用小号三棱针（在紧急情况下，一时无三棱针，用1号缝衣针亦可），经常规消毒后，施术者左手固定患者手指，右手持二棱针迅速点刺穴位，立即出针。然后轻轻挤压局部，使之流出少许血液。

【解析与经验】十宣穴为急救穴之一，太极全息对应头，点刺具有助气补虚、行血开结之功，可急救虚证昏迷，也有泻实祛滞、开窍清热的作用，可治邪实之证。

十宣放血疗法，临床常用于某些急症的急救治疗，如高烧、昏迷、休克、中暑等。本法作为对一般惊厥急性发作的治疗，疗效较好。至于由各种疾病引起的惊厥，还需明确诊断，针对其原因予以治疗。

本节小结

人中交通鼻之天（阳）气、口之地（阴）气，沟通阴阳，又当手足阳明多气多血之经交会处，调理气血，通脑醒神，故对昏迷者有殊效，最为常用、首用。内关穴为手厥阴心包经之络穴，又手足厥阴同名经相通，能理气宁心，化痰降逆，平降厥逆，亦为常用。太冲穴为足厥阴经输穴及原穴，能疏肝理气，通络活血，平降厥逆，且肝经入脑。中冲穴为手厥阴心包经井穴，手厥阴心包经与足厥阴肝经同名经相通，理同内关，刺血治之，疗效甚速。涌泉穴开窍醒脑，也可补水滋木，兼祛肝风。昆仑透太溪系通过足太阳经入脑，肾主脑而治，奇穴正筋穴当昆仑、太溪之间，其效亦同。百会穴由于督脉上行而入脑中。足太阳贯入脑，故有醒脑开窍、平肝息风的功效。

第十一节 中风后遗症

中风是以猝然昏仆、不省人事，伴有口眼歪斜、语言不顺、半身不遂等为主症的一种疾病。因其发病急骤，病情凶险，变化迅速，与自然界中之风性善行数变的特征相似，所以古代医家以取象比类的方法，称其为中风。西医学之脑出血、脑血栓形成、脑栓死、蛛网膜下腔出血等多种脑血管疾患，均属中风范畴。中风严重者可造成突然死亡，若能恢复意识，往往留有手足麻痹、语言障碍或半身不遂等，故称为中风后遗症。

治疗中风后遗症常用一针特效穴有灵骨穴、风市、木火穴、百会、尺泽。

灵骨穴（董氏奇穴）

【位置】在手背拇指与食指叉骨间，第1掌骨与第2掌骨接合处，与重仙穴相通。（附图45）

【针法】拳手取穴，在拇指、食指叉骨间，第1、2掌骨接合处，距大白穴1寸2分，与重仙穴相通。用1寸5分~2寸针，针深可透过重仙穴。

【解析与经验】灵骨穴为一整体治疗要穴，调气补气、温阳作用极强。灵骨在大肠经上，阳明经多气多血，此穴调理气血作用甚强。灵骨在合谷（属木）、阳溪（属火）之间，有木火之性，温阳作用极强，治半身不遂功同补阳还五汤、真武汤。十四经之阴经唯木火两经上通于头，本穴有木火之性，功同木火穴，有疏通脑部气血之功。灵骨在大肠经属"金"，灵"骨"应肾应"水"，两穴又有金水相通之意，亦能理气顺气，肺肾双调。本穴贴骨进针亦通肾，通过大肠与肝通，又能治肝筋之病，可谓筋骨皆治，因此治疗半身不遂允为要穴、效穴。

以灵骨为主、大白为辅的倒马针为治疗高棉共和国前总统朗诺半身不遂之主穴。余临床治疗数十例半身不遂，皆以灵骨、大白为主（针健侧），或配风市，或配肾关，间以背部五岭穴点刺，效果非十四经正穴所能比拟。

风　市

【位置】在大腿外侧中央线，当腘横纹上 7 寸。（附图 30）

【针法】针深 1~2 寸。

【解析与经验】"风市"之所以称为风市，是治疗风病的要穴。根据"以肉治肉治脾"的原理，风市的位置是肌肉丰厚的地方，也善于健脾；另外，风市位于胆经上，肝与胆相表里，肝胆皆主风主筋。针刺风市时针抵骨头，能相应到肾脏，又可以治疗肾脏疾病，如此一来，对于筋、骨、肉疾病都可以达到治疗目的。对于中风后遗症之半身不遂，当然效果甚好，为董师治愈前高棉共和国前总统朗诺半身不遂之主穴。

木火穴（董氏奇穴）

【位置】在中指背第 3 节横纹中央。（附图 43）

【针法】皮下针向外（小指方向）横刺。第一次限用 5 分钟，5 日后限用 3 分钟，又 5 日后限用 1 分钟。时间不可过久，次数不可过多。

【解析与经验】本穴在火经（心包经）上，接近井木穴，为其取名木火之理。或说本穴介于本经之井（属木穴）与荥（属火）穴之间，故属木火，而名之木火穴。或说其作用于木火，故取名木火。从经络来看，阳经都循行至头，阴经只有心包经（火）和肝经（木）上行至头，肝风与痰火为引起中风主因（有些状况是心脏血栓脱落，也是造成中风的原因）。

针刺木火穴可以对应肝（木）与心包（火），又木火接近心包经井穴中冲穴，有强心活血作用，补木火即温阳，治半身不遂甚效，治四肢寒亦甚效。治疗中风后遗症对其他各针有加强作用。又井穴可以治神志病，用此穴来治疗中风甚有效。根据董师的经验，木火穴用的次数不宜过多，时间不宜过久。

百 会

【位置】正坐，在头部，当前发际正中直上5寸，后发际中点上7寸。取穴以头顶的正中线与两耳尖连线的交点处为准。（附图28）

【针法】正坐，横刺，从前向后沿皮刺入，针深3分。

【解析与经验】百会穴位居颠顶，经属督脉，具有清热开窍、健脑宁神、升举清阳、益气固脱、平肝息风之作用。百会穴为督脉之腧穴，位于颠顶中央，为足太阳、手足少阳和足厥阴、督脉之会（因有三条阳经和肝经、督脉共五条经脉会于此穴）的缘故，所以又名三阳五会，治疗病症广泛。

督脉入脑通阳，治脑病，肝主风，太阳主筋，董师常用治半身不遂，配灵骨、大白疗效更佳。

尺 泽

【位置】仰掌微屈肘，在肘横纹上，肱二头肌肌腱桡侧缘。（附图1）

【针法】常规消毒后，用毫针进针法，刺1~1.5寸深，行强刺激手法，留针30分钟，留针期间行针2~3次。

【解析与经验】尺泽穴为治疗筋脉拘挛的常用有效穴，历代文献多有记载。手三阴经之经筋都结于肘窝部，尺泽穴有舒筋活络、疏风散邪之功效，因而可治中风后出现的肢体屈伸不利、筋脉拘急。再则，"肝之合，筋也，其荣爪也，其主肺也"（见《素问·五脏生成篇》），肺（金）为肝（木）之主，若木被金克，肝为肺伤，则筋急爪枯。尺泽穴为金之水穴，为肺经子穴，针泻之能使金不克木，则筋挛可松而筋脉有力。本穴紧贴筋旁进针，则又合乎以筋治筋，故治中风后遗症之半身不遂甚效。

▌本节小结

中风与肝风（木）和痰（火）的关系最为密切，针刺木火穴可以对应肝（木）跟心包（火）。灵骨有木火之性，温阳作用极强，功同木火穴，有疏通脑部气血之功。风市为治疗风病的要穴，肌肉丰厚，少阳主骨，与肝表里，亦治肝筋之病，对于中风后遗症之半身不遂效果甚好。百会穴为督脉、肝经、太阳经之交会点，督脉入脑通阳治脑病，肝主风，太阳主筋，董师常用百会穴治半身不遂。尺泽穴泻之能使金不克木，则筋挛可松而筋脉有力。余临床治疗数十例半身不遂，皆以灵骨、大白为主（针健侧），配风市，间以背部五岭穴点刺，效果非十四经正穴所能比拟。

第十二节　眩晕

眩，是指眼花；晕，是指头晕。眩晕就是眼目昏花、头晕旋转的一种常见病症。轻者发作短暂，闭目即止；重者如乘舟车，自觉旋转不定，站立不稳，常伴有恶心、呕吐、出汗等症状。眩晕一症，中医学多认为与脾、肝、肾三脏有关，脾胃虚弱，气血生化不足，不能上达于头目，肾水不足，水不涵木，肝阳上扰清窍或痰湿上蒙清窍均可致眩晕。历代医家论述颇多，《内经》云："上虚则眩"，"髓海不足，则脑转耳鸣"。朱丹溪指出："此证属痰者多，盖无痰不作眩也。"而张景岳则强调："无虚不作眩。"总而言之，风、火、虚、痰皆能致眩。

西医学中高血压、脑动脉硬化、贫血、颈椎病、神经衰弱、内耳性眩晕、晕动症等病症引起的眩晕均属本病范畴。目前以内耳性眩晕，即耳源性眩晕，又称梅尼埃病最为多见。本病以急骤眩晕、耳鸣、呕吐为主症，其病理变化为内耳迷路水肿、积水，与素体虚弱，病后体虚，忧思郁怒及饮食厚味有关，因气血虚弱，清阳不升，痰湿内阻，浊气上逆，蒙蔽清窍所致。

晕动症则是在乘坐汽车、火车、轮船、飞机或其他交通工具旅行时，因视觉所见到的运动与前庭感受器相冲突而引起的症候群。主要表现为恶心，呕吐，脸色苍白，出冷汗虚汗及一些精神症状，如抑郁、神情淡漠、困倦、嗜睡等。其症状一般在休息和睡眠后减轻或消失。

针灸治疗各种眩晕，疗效既快又好，又方便，值得推广运用。常用一针特效穴有曲池、内关、太冲、侠溪、灵骨穴、风池、总枢穴、申脉等。

曲　池

【位置】屈肘拱胸，当肘横纹外端凹陷处（屈肘横纹头陷中）。（附图4）

【针法】直刺1.5寸。针入后令患者轻微活动头部，几分钟内可止晕，留针30分钟，每隔10分钟捻针1次，捻针时仍然嘱患者轻轻活动头部。

【解析与经验】头晕，在中医辄以"风"论。《内经》曰："诸风掉眩，皆属于肝。"通过"大肠与肝通"（脏腑别通），取大肠经之曲池穴或三间、灵骨等穴，治疗头晕皆甚有效。曲池为合穴，"合主逆气而泄"。又《素问·刺法论篇》所说"木欲降……刺手阳明之所入"就是指的曲池穴。曲池穴位于阳明经上，阳明经多气多血，调理气血作用极强，因此不论肝阳上亢、肝血不足之头晕，或梅尼埃病之头晕，皆极有效。若以全息论而言，曲池恰位于上臂三才之起点，即头点，亦主治头病。

此外，本穴为十三鬼穴之一，有镇定作用，能治百邪癫狂，降血压，安眠。

内 关

【位置】在前臂掌侧，当曲泽与大陵连线上，腕横纹上2寸，掌长肌肌腱与桡侧腕屈肌肌腱之间，与外关相对。（附图24）

【针法】仰掌，双侧取穴，毫针直刺1寸左右。得气后施以捻转提插手法，中等刺激，捻针时轻轻活动头部。留针30分钟，每隔10分钟捻针1次。

【解析与经验】手厥阴经与足厥阴经同名经相通，以手厥阴心包经穴位治疗足厥阴肝风之病，一般皆有效。又手厥阴心包经与足阳明胃经脏腑别通，用手厥阴心包经腧穴治疗胃经病变疗效甚佳。综合上述理由，采取能益气化痰的心包经之络穴内关，治疗伴呕吐之眩晕甚效，故作为梅尼埃病（症见头晕、呕吐）之常用特效针，配合曲池穴疗效尤佳。数十年来，余以内关配曲池治愈数十例梅尼埃病，均能立刻见效。患者眩晕呕吐或欲呕，旁人扶持而来，针后立刻轻松，自行快乐回家。

太 冲

【位置】在足大趾本节后2寸，第1、2跖骨骨间腔中。（附图33）

【针法】直刺，从足背向下进针，针入1.5寸，嘱患者每隔数分钟活动头部半分钟，以引针气，针下后可立止头晕。留针30分钟，每间隔10分钟捻针1次，捻针时轻轻活动头部。

【解析与经验】《内经》云："诸风掉眩，皆属于肝。"眩晕除痰气上逆者外，多为肝肾亏虚所致；肝主藏血，太冲穴为肝经原穴，疏肝理气作用甚强，亦能通络活血息风，不论是肝阳上亢之头晕，或肝血亏虚之头晕，皆有疗效。因本穴五行属土，为木经土穴，对于痰气上逆之头晕亦有效，即头晕头痛有呕吐者（与胃气有关），本穴皆能治之。又如从太冲透涌泉，则又有补水润木之功，疗效更佳，若穴位再向后贴近骨缘，即系火主穴，效果更佳，能加速痊愈，由于贴骨治骨，能与肾相应，更能加强补水润木止晕之功。

侠 溪

【位置】在足背部第4、5趾间之前陷中，距趾缝5分取之。（附图32）

【针法】毫针刺入8分~1寸，针入后每隔数分钟活动头部，留针30分钟，每隔10分钟捻针1次，捻针时轻轻活动头部。

【解析与经验】本穴为少阳胆（木）经荥（水）穴，针本穴能补水润木，滋肾平肝，对于肝阳上亢之头晕或肝肾阴虚之头晕皆有疗效，一般之头晕也有效。

灵骨穴（董氏奇穴）

【位置】在手背拇指与食指叉骨间，第1掌骨与第2掌骨接合处，与重仙穴相通。（附图45）

【针法】拳手立拳取穴，在拇指、食指叉骨间，第1、2掌骨接合处，与重仙穴相通。针入后捻针时轻轻活动头部。留针30分钟，每隔10分钟捻针1次，捻针时轻轻活动头部。

【解析与经验】灵骨在大肠经上，阳明经多气多血，此穴调理气血作用甚强。灵骨穴贴骨进针则通肾。从第2掌骨小太极来看，全息倒象对应于头，有疏通脑部气血之功。通过"大肠与肝通"，又能治"肝风掉眩"之病，可谓筋骨、肝肾皆治，治各类头晕皆效，对肝肾阴虚之头晕尤为特效。

风 池

【位置】耳后乳突后方，项肌隆起外侧缘，风府穴外侧，与耳垂相平之陷凹处。（附图28）

【针法】患者俯卧或俯趴于椅背上，斜刺，针尖向对侧眼窝方向刺入，刺5~7分。注意针刺时针尖不可偏向内侧，以免损伤延髓。得气后施以捻转手法，中等刺激，捻针时停顿一下，轻轻活动头部。留针20~30分钟，每隔10分钟捻针1次，捻针时停顿一下再轻轻活动头部。

【解析与经验】风池穴为三焦经、胆经及阳维脉、阳跷脉之会穴，本穴名为风池，顾名思义，为治风之镇定要穴，内风、外风皆能治疗，举凡"诸风掉眩"，即肢体动摇、头目眩晕之症皆有疗效，素为治疗偏正头风（《胜玉歌》《玉龙歌》《通玄指要赋》《卧岩凌先生得效应穴针法赋》《医宗金鉴》）之要穴，对于各种头痛头晕，针刺均能取得实时效果。

总枢穴（董氏奇穴）

【位置】在头部入发际8分，介于风府与哑门两穴之间。（附图58）

【针法】刺血疗法：患者俯卧或俯趴于椅背上，以采血片轻轻点刺出血少许，因采血片针头极浅，针刺可控制在一定深度，出血极易且安全，不虞损伤延髓。

【解析与经验】总枢穴位于督脉风府及哑门之间。督脉腧穴治疗脑部病变有效，而哑门为回阳九针之一，对于中风昏厥、不省人事有效，本就有治疗脑神经之作用。风府，顾名思义，是风气聚藏之府，风指风邪感冒或中风等而言，有舒散脑府风邪作用，自古即为治疗头面和五官科病症常用穴之一。总枢穴在两穴之间，当然也是治风要穴，董师用其治疗六腑不安及呕吐。头晕为风证，又本穴能治呕吐，故梅尼埃病呕吐时用之甚效，之所以能治呕吐，亦有前后对应平衡之理也。

申　脉

【位置】在外踝下缘下 5 分凹陷处。（附图 19）

【针法】用毫针直刺 5 分，进针得气后，行中幅度捻转。捻针时轻轻活动头部。留针 30 分钟，每隔 10 分钟行中幅度捻针 1 次，捻针时轻轻活动头部。

【解析与经验】本穴系阳跷脉所生之处，为八脉交会穴之一，通于督脉。本穴素为治痫证要穴（《医宗金鉴》）。一名阳跷、鬼路，十三鬼穴之五，为膀胱郄穴，素为治疗头风头痛要穴（《标幽赋》《兰江赋》《杂病穴法歌》），对目眩头晕亦有疗效（《杂病穴法歌》），与金门穴配用效果更佳。

▌本节小结

肝主风，头晕首选与肝有关穴位。曲池穴、灵骨穴通过"大肠与肝通"；内关穴通过手足厥阴经同名经相通而至肝；侠溪穴为少阳胆（木）经之荥（水）穴，肝胆相表里；督脉对脑部病变有效，总枢穴在督脉，申脉穴通于督脉。风池穴为三焦胆经及阳维脉、阳跷脉之会穴，肝胆相表里，素为治风要穴。

内关配合曲池穴共针治疗头晕，疗效尤佳，数十年来，余以内关配曲池治疗数十例梅尼埃病，均能立刻见效。

第十三节　失眠

失眠，又名"不寐"，是指不易入睡或寐后易醒，甚则终夜不眠而言，多伴有头晕、头痛、头胀、神倦、乏力、心烦、焦虑、心悸、多汗、食欲不振、记忆力减退等全身症状。一般可分为入睡困难、醒而不能再入睡、睡眠不实。常见于神经衰弱、神经官能症、更年期综合征、贫血、高血压等病症。中医学认为，主要有思虑过度，劳伤心脾，肝肾阴虚，肝阳偏亢而上扰君火，肾阴亏虚，心肾不交，心胆虚怯及脾胃不和等病因。

治疗失眠常用一针特效穴有耳尖、风市、间谷、大陵、神门、风池、百会等。

耳　尖

【位置】在耳轮之外缘最高点。（附图 56）

【针法】刺血疗法：用三棱针或采血片，在耳轮之外缘最高点轻轻点刺即能出血。

【解析与经验】在耳尖点刺泻血治疗失眠甚效，甚至不用再针刺当晚就可睡眠很好。失眠多有心肾不交、水火不济的因素存在，由于肾开窍于耳，心亦开窍于耳（《素问·金匮真言论篇》），如此心、肾皆开窍于耳，因此本穴刺之能交通水火。而久年失眠用血府逐瘀汤很有效，血府逐瘀汤有活血化瘀作用，耳尖刺血也有活血化瘀作用；又少阳经绕耳入耳，有类似柴胡疏肝的作用，因此在耳尖刺血，除了活血化瘀以外，还可以镇定祛风，交通心肾，并且心、肾、胆皆治，还有温胆汤的意味，所以是治疗失眠特效的穴位。

风　市

【位置】在大腿外侧中央线，当腘横纹上 7 寸，外侧两筋间。人身直立，双手自然下垂，中指尖所到处是穴。（附图 30）

【针法】针深 1.5~2 寸，抵骨尤佳。得气后留针 30 分钟，每间隔 10 分钟捻针 1 次。

【解析与经验】风市，顾名思义，为镇定治风要穴，是一个镇静止痛作用很强的穴位，对神经系统疾病都有治疗效果，治疗失眠效果甚佳。风市位于胆经，通过胆与心通，能治心火旺及痰热扰心，还可以通过肝胆相表里来治疗肝火旺，因此是治疗失眠效果甚好的穴位。

间　谷

【位置】三间穴与合谷穴中间。（附图 2）

【针法】针深 1~1.5 寸，得气后留针 30 分钟，每间隔 10 分钟捻针 1 次。

【解析与经验】间谷穴位于三间穴与合谷穴中间，治疗失眠甚为有效。我们知道三间穴可以治疗上焦病症，合谷穴治疗中焦病症，灵骨穴治疗下焦病症（例如坐骨神经痛）。失眠的时候常常会有心烦、胸闷，心胸之间很烦躁，取用三间与合谷中间的间谷穴治疗甚为有效；根据全息对应法，间谷穴和心胸一带对应，所以治疗失眠非常有效。

大　陵

【位置】正当腕掌横纹中央，两筋间陷中。（附图 24）

【针法】仰掌舒腕取穴，直刺，从掌侧面向背侧面刺入。得气后留针 30 分钟，每 10 分钟捻转或提插 1 次，以加强针感。

【解析与经验】大陵穴是手厥阴心包经之输（土）穴，心包经属于相火，大陵穴属土，因而是本经的子穴。取刺大陵，"实则泻其子"，能宁心安神，和胃宽胸。本穴又为回阳九针之一、十三鬼穴之四，镇定性极强，对于失眠确有疗效。又大陵属于心包络（火）之土穴，故能火土两治，即心脾两治，亦含有归脾汤心脾两治之意。本方尤其适用于失眠多梦、胆怯心悸、睡易惊醒者。

神　门

【位置】掌面腕横纹尺侧端稍上方凹陷处，掌后锐骨端陷中。（附图 24）

【针法】仰掌舒腕，掐取腕横纹豆骨下尺骨端之陷中，直刺，从掌侧面刺向背侧面，进针 3~5 分，采用平补平泻法，行针 1 分钟，留针 30 分钟，每隔 10 分钟行针 1 分钟。

【解析与经验】神门穴是手少阴心经（属火）原穴（属土），为本经子穴。针刺本穴有"实则泻其子"之意，可镇静安神，宁心通络，又为火经之土穴，能火土两治，也可补心安神，对于心脾两虚或痰热内扰而致的失眠均有显著效果。

风　池

【位置】耳后乳突后方，项肌隆起外侧缘，风府穴外侧，与耳垂相平之陷凹处。（附图 28）

【针法】患者俯卧或俯趴于椅背上，斜刺，针尖向对侧眼窝方向刺入，刺 5~7 分。注意针刺时针尖不可偏向内侧，以免损伤延髓。采用平补平泻法，待产生酸胀针感后，即可停止捻针。留针 30 分钟，每隔 10 分钟行针 1 分钟。

【解析与经验】风池穴，顾名思义，是风邪易侵袭之处，也是治风要穴，治疗范围非常广泛。风池穴能改善脑部血液循环，安神定志。

风池穴是足少阳胆经在头部的重要穴位，是手足少阳经、阳维、阳跷之会。足少阳胆经经别贯心及"心与胆通"，因而能治神，胆气失调则心胆气虚，亦致心悸、失眠。阳维脉维系诸阳经，阳跷司眼睑之开合，合而能宁心安神，所以治失眠症。

百 会

【位置】在头顶正中线上，从前发际至后发际分 12 寸，距前发际正中直上 5 寸，后发际中点上 7 寸，即当两耳尖连线与矢状线交叉点凹陷中。取穴应以头顶的正中线与两耳尖连线的交点处为准。（附图 28）

【针法】灸法：每晚睡前，由施灸者点燃艾条，对准百会穴施行温和悬灸，距离以使患者感觉温热舒适不烫为度。每次悬灸 5~10 分钟。

【解析与经验】百会穴位于头顶，为督脉与三阳经之交会，督脉并于脊里，入于脑，具有清热开窍、健脑宁心、镇定安神、固阳固脱、平肝息风之作用，能升清降浊，息风潜阳，而使之安然欲睡。对于身体虚弱或神经衰弱的患者尤为适宜。

▌本节小结

> 耳尖点刺泻血治疗失眠甚效，由于肾开窍于耳，心亦开窍于耳，因此本穴刺之能交通水火。久年失眠用血府逐瘀汤很有效，血府逐瘀汤有活血化瘀作用，耳尖刺血也有活血化瘀作用。风市镇静止痛作用很强，位于胆经，通过胆与心通，能治心火旺及痰热扰心，治疗失眠效佳。间谷穴和心胸一带对应，失眠的时候常常会出现心胸之间烦躁，根据全息对应，治疗失眠效佳。大陵穴是心包经子穴，神门穴是心经子穴，二者皆为火经之土穴，都有清热宁心、安心神的作用，能火土两治，亦含有归脾汤心脾两治之意。风池穴是足少阳胆经在头部的重要穴位，因足少阳胆经经别贯心及"心与胆通"而能治神。百会穴能调节大脑的功能活动，而有健脑宁心、镇定安神作用；肝经上通于百会，因此亦有平肝祛风之作用。

第十四节 发作性睡病

发作性睡病是一种阵发性、难以自我控制的睡病，即嗜眠，目前对其发病原因尚未十分了解。中医学早就有"多寐，心脾病"的论述，说明本病之发生主要与心、脾两脏有密切关系。

治疗发作性睡病常用一针特效穴有鼻翼、三叉三穴、神门、申脉、照海等。

鼻　翼

【位置】在鼻翼上端之沟陷中。（附图58）

【针法】当鼻翼中央上端之沟陷尾端取之。向鼻尖方向刺入2~3分深，小幅度左右捻转，出现针感后留针。留针30分钟，每隔10分钟小幅度左右捻转行针1次。

【解析与经验】本穴在督脉与手足阳明经之间，鼻主肺脾，与督脉及阳明大肠经、胃经有关；督脉温阳，阳明多气多血，本穴温阳及调理气血之作用均甚佳。鼻翼作用于肺脾，能治气虚气滞之病，亦能补肾，提振精神，消除疲劳，盖脾主四肢，肾为作强之官也。又鼻子在面部最高点，为阳中之阳，温阳最速，作用甚高，疲劳嗜睡者多为阳虚之病，故本穴治之甚效。

三叉三穴（董氏奇穴）

【位置】在手背第4与第5指缝接合处。（附图59）

【针法】握拳取穴，避开可见浅静脉，用毫针沿掌骨间隙贴于皮下刺入1寸左右，捻转数次，局部可有酸、胀、麻电感向指和臂肘放射。留针30分钟，每5~10分钟捻针1次。

【解析与经验】本穴在第4、5指间，但尤贴近第4指，从骨下筋旁进针，即贴筋贴骨进针，因此能肝肾并治。又透达中白（中渚）、下白等输原穴之位置，健脾益气。三叉三穴位于三焦经上，通过肾与三焦通，能补肾。综上，本穴脾、肝、肾皆治，又能增加免疫功能，治疗眼睑下垂、眼睑沉重、疲劳、重症肌无力甚效，治疗嗜睡亦颇有效。

神　门

【位置】在掌面腕横纹尺侧端稍上方凹陷处，掌后锐骨端陷中。（附图24）

【针法】仰掌舒腕，掐取腕横纹豆骨下尺骨端之陷中，取神门穴，直刺，从掌侧面刺向背侧面，进针3~5分，采用较强手法，行针1分钟，留针30分钟，每隔10分钟行针1分钟。

【解析与经验】神门穴能治失眠症，亦能治发作性睡病，即嗜眠，这就是神门穴的双向性。中医学早就有"多寐，心脾病"的论述，说明嗜眠之发生主要与心、脾两脏有密切关系。神门穴为心（火）经原穴及输穴（属土），能火土两治，即心脾两治，故能治疗发作性睡病。

申 脉

【位置】在足外踝下缘凹陷处。（附图 19）

【针法】用毫针直刺 5 分深，进针得气后行中幅度捻转。留针 30 分钟，每隔 10 分钟行中幅度捻针 1 次。

【解析与经验】申脉为足太阳膀胱经腧穴，系阳跷脉所生之处，八脉交会穴之一，通于督脉，能调节气血，补益阳气。失眠为阳气有余，阴气不足，嗜眠则为阳气不足，阴气有余，针申脉可补阳气之不足，使机体阴阳平衡，从而治疗嗜睡。

照 海

【位置】在足内侧面，当内踝尖直下骨尽处凹陷部。距骨结节与内踝骨之间陷中取穴。（附图 21）

【针法】用毫针直刺，从内侧刺向外侧，针深 3~4 分。进针得气后，运用泻法 1 分钟，留针 30 分钟，每隔 10 分钟行泻法捻针 1 次。

【解析与经验】照海穴为足少阴肾经腧穴，又为八脉交会穴之一，通于阴跷脉，能调节十二正经气血，补益阴气。失眠为阳气有余，阴气不足，嗜眠则为阳气不足，阴气有余，泻照海可泻阴气之有余，使机体阴阳平衡，从而治疗嗜睡。

▌本节小结

　　嗜眠者多为阳虚或湿重之病。鼻翼穴位于鼻子，鼻子在面部最高点，为阳中之阳，温阳作用甚高，本穴治之甚效。三叉三穴贴筋贴骨进针，肝肾并治，又透达中白（中渚）输穴之位置，能健脾益气祛湿，脾、肝、肾皆治，治疗嗜眠颇有效。神门穴能心脾两治，故能治疗发作性睡病。申脉穴可补阳气之不足，使机体阴阳平衡，而治疗嗜眠。照海穴运用泻法可泻阴气之有余，使机体阴阳平衡，从而治疗嗜眠。

第十五节 癔症

　　癔症，又名歇斯底里，是一种较常见的神经官能症，临床表现可分为精神障碍和躯体功能障碍两大类。精神障碍可表现为情感暴发、精神错乱、哭笑无常、手舞足蹈、乱唱乱骂、捶胸顿足等，或出现昏厥、木僵、痴呆、朦胧和精神病状态等症状。躯体功能障碍可表现为瘫痪、失语、失音、失明、耳聋、痉挛等。

癔症患者以女性多见，常在精神受刺激后突然发病，呈阵发性发作，历时数分钟至数天（偶达数周）而逐渐恢复。

其精神症状发作相当于中医学的"脏躁"，主要是因情志所伤，引起七情变动，造成脏腑阴阳气机逆乱。西医学认为是由于大脑皮层功能与皮层下相应关系失调而产生，表现为精神、感觉、运动及自主神经功能紊乱等，经检查未能发现器质性病变。

治疗癔症常用一针特效穴有涌泉、后溪、间使、百会、其黄穴等。

涌　泉

【位置】在足掌心中，约当足底 2、3 趾缝纹头端与足跟连线的前 1/3 与后 2/3 交点上。取穴时以趾跖屈，在足掌之中心发现凹陷处是穴。（附图 20）

【针法】直刺，从足心刺向足背，针深 3~5 分，得气后施以强刺激提插捻转，留针 30 分钟，每 10 分钟提插捻转 1 次。

【解析与经验】本穴为肾经井穴，井穴是经脉气血流注的终点和起点，是阴阳脉气交通之处，尤善调节阴阳。肾主脑，肾与脑关系密切，本穴亦善于开窍醒脑。涌泉也是回阳九针之一，急救及镇静作用极强，"病在脏者取之井"，常用治各种厥逆（《百症赋》——厥寒厥热）及痫证（《席弘赋》——五般痫）、小儿惊风（《杂病穴法歌》）等，善于治疗神志病。又"井主心下满"，能开畅胸中之气，本穴配以语言诱导，则癔症自除。

后　溪

【位置】在手掌尺侧，微握拳，当小指本节后远侧掌横纹头赤白肉际处。（附图 14）

【针法】发病时用毫针刺入，直刺，握拳，从外侧向内进针，针深 3~5 分，针尖向掌心。得气后施以大幅度提插捻转，强刺激，留针 20~30 分钟，每 10 分钟提插捻转 1 次。

【解析与经验】后溪穴属于手太阳小肠经之腧穴，为八脉交会穴之一，通于督脉，督脉并于脊里，入于脑，所以有醒脑清神之功。又督脉与肝经会于颠，本穴为输木穴，亦能疏肝气，故临床常用于治疗癔症、癫痫类精神病及中风不语等疾患，《兰江赋》说："后溪专治督脉病，癫狂此穴治还轻。"针刺后溪治疗精神疾病如癔症、癫狂有效。

间　使

【位置】在内关穴上 1 寸，两筋之间。（附图 24）

【针法】用毫针直刺 1 寸深，强刺激行针 30 秒。留针 30 分钟，每 10 分钟提插捻转 1 次。

【解析与经验】间使为手厥阴心包经之经穴，为十三鬼穴之一，素为镇定神志要穴。《肘后歌》说："狂言盗汗如见鬼，惺惺间始便下针。"《灵光赋》说："水沟间使治邪癫。"《长桑君天星秘诀歌》说："如中鬼邪先间使。"癔症，又名歇斯底里，是一种常见的神经官能症，其症状如同中鬼邪。间使为心包经之经穴，属金，理气化痰作用甚好，刺间使有理气化痰、宁心安神之功，亦治痰迷心窍之神志病变，故治疗癔症甚效。

百　会

【位置】在头顶正中线上，从前发际至后发际分 12 寸，距前发际正中直上 5 寸，后发际中点上 7 寸，即当两耳尖连线与矢状线交叉点凹陷中。取穴应以头顶的正中线与两耳尖连线的交点处为准。（附图 28）

【针法】患者端坐，横刺，从前向后沿皮刺入 5 分，中等刺激，留针 30 分钟，每 10 分钟提插捻转 1 次。

【解析与经验】百会为督脉与手足三阳经之会，督脉"并于脊里……入脑"，脑为元神之府，百会穴具有宁心安神、健脑宁神之作用。又督脉与足厥阴肝经交会于颠顶，本穴能息肝风，潜肝阳，清神志，苏厥逆，升举下陷之阳气，对于肝气上逆者刺之则平肝安神，对于气血虚弱者则能益气升阳，使其脑清神明。

百会治疗各种脑脊髓神经系统疾病均有效验，是治疗各种精神疾患不可少的代表穴。

其黄穴（董氏奇穴）

【位置】大腿内侧之正中央为明黄穴，明黄穴直下 3 寸为其黄穴。（附图 55）

【针法】患者采用坐式体位或卧位（有人在旁扶护尤佳），深刺 1.5~2 寸，提插捻转行针，中等刺激，5 分钟捻针 1 次。

【解析与经验】其黄穴位于肝经上，治肝经疾病确实有效。董师谓其黄有平肝息风镇定之作用，治疗梅尼埃病（重症头晕）、帕金森症、舞蹈病、失眠皆有一定疗效，治癔症有较好疗效。

　　心主神，肾主脑，督脉亦主脑，治疗精神、神志疾病选穴多与此三经有关。涌泉穴系肾经井穴，在全息对应与头顶对应。后溪穴是八脉交会之一，通于督脉。百会为督脉与手足三阳经之会穴，又督脉与足厥阴肝经交会于颠顶，刺之则平肝降逆安神。间使位于心包经，为十三鬼穴之一，素为镇定神志要穴。其黄穴在肝经上，董师谓其黄有平肝息风镇定之作用，治癔症有较好疗效。

第十六节　癔症性失语

　　癔症性失语症或称功能性不语症，为临床常见的一种神经官能症，往往是因受到较大惊吓，或遇到较大事故刺激所致，表现为患者突然失音，只能凭借手势或书写表达思想；较轻的患者可以发出单个发音，或说话似耳语，声音极低，难以听清楚。检查听力和声带正常，无器质性病变。

　　中医认为本病多因七情所伤，导致气机阻滞，语声窍道闭阻不通。《灵枢·忧恚无言》中说："人卒然无音者，寒气客于厌，则厌不能发，发不能下，至其开阖不致，故无音。"

　　治疗癔症性失语常用一针特效穴有通里、内关、间使、人中、涌泉、总枢穴。

通　里

　　【位置】掌后靠尺侧屈腕肌桡侧缘，距腕横纹上1寸。（附图24）

　　【针法】伸手取之，直刺，从掌侧面向背侧面刺入3~5分。予中强度刺激，留针30分钟，每10分钟行针1次。

　　【解析与经验】通里穴为手少阴心脉之络穴，《灵枢·经脉》说："虚则不能言。"因本经络脉入于心中，系舌本，络脉虚则不能言，故针刺本穴可治喑，《针灸大成》亦说其主治"暴喑不言"，本穴素为治暴喑之要穴，亦为治惊悸之要穴（《玉龙歌》《玉龙赋》《医宗金鉴》）。马丹阳将本穴列为天星十二穴之一，足见其地位极为重要。针刺通里穴有益心宁神、开窍通喑之功，治疗癔症性失语疗效极佳。

内 关

【位置】在前臂掌面下段，掌后腕横纹正中直上 2 寸两筋间，与外关相对。（附图 24）

【针法】舒腕仰掌，双侧穴位。用毫针直刺，从掌侧面向背侧面刺入 5~8 分，予中强度刺激，留针 30 分钟，每 10 分钟行针 1 次。

【解析与经验】中医认为癔症性失语多因受刺激所伤，致使气机紊乱而痰迷心窍突然发病。内关为心包经络穴，有宽胸理气、和胃化痰、宁心安神的作用，针刺内关穴治疗本病有效。据经验，有患者经针刺内关后很快即能发音，答问如常。

间 使

【位置】在前臂掌侧，当曲泽与大陵连线上，腕横纹上 3 寸，与支沟相对。（附图 24）

【针法】仰掌，双侧取穴，毫针直刺，进针 1 寸，给予中强度刺激，留针 30 分钟，每 10 分钟行针 1 次。

【解析与经验】间使为心包经经穴（属金），"病变于音者取之经"，声音改变或不能发音之病皆可取经穴治疗。《百症赋》："天鼎、间使，失音嗫嚅而休迟。"癔症性失语与心主神志及痰迷心包有关，取心包经之经穴治疗，可谓合证，当然有效，而且《灵光赋》说："水沟间使治邪癫。"古人早已用本穴治精神疾病。

人 中

【位置】鼻柱下沟中央近鼻孔陷中。在人中沟上 1/3 与下 2/3 交点处取穴。（附图 5）

【针法】正坐或仰卧，以 1 寸毫针斜刺，从下向上刺入，进针 3~5 分深。留针 20 分钟，每 5 分钟捻针 1 次。

【解析与经验】人中穴是督脉腧穴，督脉从颠入络脑，故针刺人中穴能醒脑开窍。本穴又是手足阳明经与督脉之会，阳明经多气多血，故有舒筋活络、调理气血之功，尤善醒脑开窍。人中穴为十三鬼穴之一，为治疗中风、中暑、昏迷、休克等急症的急救穴之一。《肘后方》言其能"救卒死、尸厥"，《席弘赋》称"人中治癫功最高"，都表明人中有显著的开窍、苏厥、醒神功能，为急救首选要穴，亦为治疗精神疾患的要穴，故常用于治疗癫痫、癔症等精神科疾病，治疗癔症性失语甚效。

涌 泉

【位置】在足掌心中，约当足底 2、3 趾缝纹头端与足跟连线的前 1/3 与后 2/3 交点上。取穴时以趾卷屈，在足掌之中心发现凹陷形处是穴。（附图 20）

【针法】直刺，从足心刺向足背，针深 3~5 分。得气后施以强刺激提插捻转，可边令患者张口发出"啊、啊"声音，留针 30 分钟，每 10 分钟提插捻转 1 次。

【解析与经验】涌泉穴为足少阴肾经之井穴。足少阴之脉行于咽喉，抵达舌本，"经脉所过，主治所及"，取刺涌泉穴可以清利舌咽。本穴也是回阳九针之一，急救及镇静作用极强，常用治各种厥逆（《百症赋》——厥寒厥热），以及各种痫证（《席弘赋》——五般痫）、小儿惊风（《杂病穴法歌》）等。

癔症不语之发病多有不同程度的精神刺激因素，"病在脏者取之井"，涌泉穴为肾经之井穴，善治神志病。又肾主脑，与脑关系密切，也是善治神志病原因之一。《外台秘要》载："涌泉主癫疾不能言。"强调本穴具有开窍发声之功，为治疗失语症之要穴。

总枢穴（董氏奇穴）

【位置】在头部入发际 8 分，枕骨和第 1 颈椎之间。（附图 58）

【针法】针深 3~5 分，用三棱针或采血片点刺最有效。

【解析与经验】本穴之主治有呕吐、六腑不安、项痛、心脏衰弱、霍乱、发言无声等。本穴入发际 8 分，介于督脉之风府穴与哑门穴之间，治疗上述各症以三棱针或采血片点刺确有特效；穴同"风"府穴，又系督脉穴，镇定作用甚强，亦善治脑病。基于前后对应，能治前面之口喉病，如呕吐、发言无声。

▌本节小结

癔症性失语症与神志有关，心主神志，通里、内关、间使，此三穴皆与心主神志相关。内关与间使可互为倒马，效更佳。督脉亦主神志，人中、总枢皆位于督脉，总枢治疗以三棱针点刺为主。肾主脑，涌泉穴为肾经井穴，亦为治疗失语的有效穴位。

第十七节　癫痫

癫痫是一种常见的神经症状，为发作性神志异常疾病。癫痫俗称"羊癫风"，是一种反复发作的短暂脑功能失常，以脑部兴奋性过高的神经元异常放电而引起暂时性突发性大脑功能失调为主要特征。其特点是突然仆倒，昏不知人，口吐涎沫，四肢抽搐或有鸣声，醒如常人。以发病突然，持续时间短暂，易反复发作为特征。中医学认为与肝、脾、肾有关，由风痰气逆所致。

本病常反复发作，发作间歇期无任何不适。根据发作时的表现，主要可分为大发作、小发作、局限性发作和精神运动性发作，大多具有间歇性、短时性和刻板性的特点。脑电图检查可帮助诊断。

治疗癫痫常用一针特效穴有申脉、照海、后溪、涌泉、金前下穴、间使、大椎、冲霄穴。

申　脉

【位置】在外踝下5分凹陷处。（附图19）

【针法】用毫针从外侧刺向内侧。直刺5分深，进针得气后，行中幅度捻转。留针30分钟，每隔10分钟行中幅度捻针1次。三棱针出血尤佳。

【解析与经验】申脉为足太阳膀胱经腧穴，八脉交会穴之一，通于阳跷，有调节十二正经气血和交通阴阳的作用。《难经》载述："阴跷为病，阳缓而阴急；阳跷为病，阴缓而阳急。"这个缓急现象，最多见于癫痫、痉证等，故王叔和有"癫痫病症，不知所苦，两跷之下"的论述。因癫痫、痉证的发作，都能发生手足抽搐、筋脉牵引左右缓急等现象，申脉素为治痫证要穴。张洁古则说："癫痫昼发，灸阳跷，夜发，灸阴跷。"《医宗金鉴》："昼发痫证治若何，金针申脉起沉疴。"申脉系阳跷脉所生之处，治疗痫证日发尤效。

照　海

【位置】在足内侧面，当内踝尖直下骨尽处凹陷部，即距骨结节与内踝之间陷中取穴。（附图21）

【针法】直刺，从内侧刺向外侧，针3~4分。三棱针点刺出血效果尤佳。

【解析与经验】本穴为八脉交会穴之一，通于阴跷脉，阴跷脉上行于脑，脑为元神之府，若神明无主，神失所守，则发生神志病变。古文献皆认为其能治痰，《兰江赋》说治"痰涎壅塞"，《标幽赋》说治"喉中之闭塞"。病证发作时多见痰涎壅盛，因此本穴一般癫痫及癔症皆能治之。又《难经》载述："阴跷为病，阳缓而阴急；阳跷为病，阴缓而阳急。"这个缓急现象，最多见于癫痫、痉证等，因癫痫、痉证发作都能发生手足抽搐、筋脉牵引左右缓急等现象，照海系阴跷脉所生之处，素为治痫证要穴。本穴治疗夜发痫证（《医宗金鉴》、张洁古）甚佳，因阴跷脉属阴而主之。

后 溪

【位置】在第5掌骨小头后方尺侧，掌横纹头赤白肉际处。（附图14）

【针法】患者微握拳，用毫针针尖向掌心直刺5~8分，得气后施以大幅度提插捻转，强刺激，急速出针。每日针刺1次。

【解析与经验】后溪为治痫证要穴，适用于痫证发作属实证者。从痫证临床表现看，神志失常多因邪气旺盛或人体功能过度亢盛，"邪气盛则实"。在治则上正符合《灵枢·经脉》中所说"盛则泻之"的治疗方法。

本穴为八脉交会穴之一，与阳跷脉、申脉穴交会通于督脉，后溪由于通于督脉，所以有醒脑清神之功，对于多种神志病变亦有疗效，常用于治疗癫痫。《兰江赋》说："后溪专治督脉病，癫狂此穴治还轻。"《胜玉歌》说："后溪鸠尾及神门，治疗五痫立便痊。"《通玄指要赋》说："痫发癫狂兮，凭后溪而疗理。"《医宗金鉴》说："后溪能治诸疟疾，能令癫痫渐渐轻。"可知本穴素为治癫要穴，若配合神门、间使、大椎、百会等穴，效果更佳。

涌 泉

【位置】在足掌心中，约当足底2、3趾缝纹头端与足跟连线的前1/3与后2/3交点上。取穴时以趾蹠屈，在足掌之中心发现凹陷处是穴。（附图20）

【针法】直刺，从足心刺向足背，针深3~5分，强刺激，留针待苏，中间每几分钟可捻转运针1次。

【解析与经验】涌泉穴为肾经井穴，也是回阳九针之一，能豁痰开窍醒神，急救及镇静作用极强。"病在脏者取之井"，善治神志病。本穴为肾经木穴，与肝木有同气相求之功，能补水润木，滋阴潜阳，善治肝风抽搐之病，常用治各种厥逆（《百症赋》曰治"厥寒厥热"）、小儿惊风（《杂病穴法歌》）及各种痫证（《席弘赋》说："能治五般痫"），《杂病穴法歌》亦说其："能治五般痫。"

金前下穴（董氏奇穴）

【位置】在膝盖骨外上角之直上 1 寸。（附图 54）

【针法】针深 3~5 分。

【解析与经验】本穴作用于肝肺，故治疗与肺有关及与肝风有关之病。本穴能治"羊狗疯"（即癫痫）及肝弱、肺弱。肺主气主痰，肝主血主风，故此穴亦能调气血，治风痰之病。穴在膝上 1 寸之筋旁，以筋治肝，以筋治风，亦治肝风之病，而能治癫痫。

间　使

【位置】掌后 3 寸，两筋间陷中。在大陵穴上 3 寸，当前臂掌侧面上 3/4 与下 1/4 交界处。（附图 24）

【针法】直刺，从掌侧面向背侧面刺入，针深 5~8 分。

【解析与经验】本穴为手厥阴心包经之经穴，系十三鬼穴之一，镇定作用极强，能宁心安神，通经活络，常用于治疗痰气瘀阻、心神不宁所致的病症。《灵光赋》说："水沟、间使治邪癫。"《杂病穴法歌》说："人中、间使去癫妖。"本穴常用于治疗癫痫，应用时配合人中穴针刺效果尤佳。

大　椎

【位置】在背上部，后正中线上，第 7 颈椎棘突与第 1 胸椎棘突之间，正坐俯首，当项后隆起最高处且能左右转动者为大椎，于其骨下凹陷取穴。（附图 36）

【针法】患者坐位低头取穴，或俯卧取穴。用毫针由大椎进针，微向上斜刺，针 5 分深。隔日针刺 1 次，5 次为 1 个疗程，休息 2~3 日，继续再针，一般须针 3~5 个疗程。应注意，针刺本穴不宜过深。

【解析与经验】本穴为手足三阳经与督脉之会穴，故有大椎为"诸阳之会"之说，总督一身之阳。本穴有宣通阳气、解表疏风散寒、理气降逆、安神定志与健脑作用，为调整全身功能要穴，临床治疗范围极广。

督脉布于脊部，上通于脑，脑主精神活动。癫痫的发作，系因督脉经气发生阻滞，气血逆乱，以致神明失职，而出现意识精神障碍，及肢体失控，发为癫痫，针刺本穴能调整督脉经气，气血调和而癫痫可得治愈。

冲霄穴（董氏奇穴）

【位置】在督脉正中线，骶椎棘突下方，尾骶骨直上 2~3 寸。（附图 63）

【针法】俯卧取穴，三棱针点刺出血。

【解析与经验】基于头骶对应，点刺本穴可治此处疼痛，此处亦可治后脑之病痛。用三棱针点刺出血即见效。

▍本节小结

　　癫痫选穴亦以督脉为主，大椎、冲霄穴位于督脉，后溪通于督脉，申脉通于阳跷脉，照海通于阴跷脉。《难经》说："阴跷为病，阳缓而阴急；阳跷为病，阴缓而阳急。"涌泉为回阳九针之一，善治肝风抽搐之病。间使系十三鬼穴之一，主神志，镇定作用极强。金前下穴为董氏奇穴，能调气血，治风痰之病。

　　此外，癫痫急性发作，可在十宣，即两手十指尖端，距指甲约1分许，用毫针逐个点刺放血，救急很快，有醒脑开窍的作用。一般刺1~2针患者即可苏醒，重者刺3~4针多能缓解，苏醒后再对症调理。

第十八节　膈肌痉挛

　　膈肌痉挛，一般指呃逆，是临床常见的一种症状，亦是一种不自主的由膈肌间歇性收缩而引起的疾病。本症如为偶然发作，大多病情轻微，可以不治自愈。严重者呃逆昼夜不停，间歇性发作，甚至持续数月，成为顽固性呃逆，患者非常痛苦。

　　中医呃逆俗称"打嗝"，古称"哕"，主要表现为喉间呃呃连声，声频而短，不能自制。本病多因胃失和降，气逆上冲所致。多见于胃神经官能症、膈肌痉挛、胃炎、胃扩张等疾病。

　　针刺治疗对一般疾病引起者或精神性呃逆有针到病除之效；对于顽固性呃逆或颅内病变的中枢性呃逆，疗效则差。某些危重的疾病，如胃癌、脑血管病等出现的呃逆，则是病势危重，胃气将绝的危候，调治非易。

　　健康人，偶因进食吞咽过程阻滞食管，刺激胸膈而发生呃逆，可用搐鼻法或使其精神转移，一般呃逆可停。顽固性呃逆，针刺效果较为满意。针刺治疗呃逆主要是激发经络之气，调节机体的紊乱状态，使之恢复正常，膈肌痉挛也得以缓解，呃逆可平。

　　治疗膈肌痉挛常用一针特效穴有间使、翳风、膈俞、涌泉、内关、中魁、人中、攒竹、少商、膻中等。

间　使

【位置】仰掌，于腕横纹上 3 寸，当掌长肌肌腱与桡侧腕屈肌肌腱之间取穴。（附图 24）

【针法】直刺，从掌侧面向背侧面刺入，针 5~8 分，捻转得气后留针 30 分钟，每隔 10 分钟捻针 1 次。

【解析与经验】呃逆主要是由于胃气上逆动膈所致。间使穴为手厥阴心包经腧穴，手厥阴心包经循行"下膈，历络三焦"，能疏导三焦之气，有行气散滞作用，长于宽胸利膈。心包与胃脏腑别通，心包经穴可治疗胃病，而胃属土，间使为手厥阴经之经穴，五行属金，土金主气，因此有理气作用。

呃逆为有声音之病，所谓"病变于音者取之经"，经穴属金，金与发声有密切关系，间使穴为心包经之经金穴，因此治疗属胃之有声病变——呃逆甚效。

翳　风

【位置】耳垂根后方陷中。在乳突前下方凹陷处，与耳垂平齐，张口取之。（附图 27）

【针法】重按翳风穴，以酸痛为度，按压时嘱患者先大力吸气，然后尽量憋气，每次按 1 分钟左右，1 次不效，可连续几次。

【解析与经验】临床实践体会，此穴治呃逆效果甚佳。对于初起之病效果尤佳。令患者闭气屏息，医师按压翳风穴 1~2 分钟即可见效，余 30 多年来已治愈多例。翳风穴为手足少阳之会，能疏解气机郁滞，治疗肺气上逆乘胃所致的呃逆。本法疗程短，复发率低，可重复性强，值得推广。

膈　俞

【位置】在第 7 胸椎棘突下，督脉（至阳）旁开 1.5 寸处。（附图 17）

【针法】患者取俯卧位，针双侧膈俞穴，斜刺，从背侧向前下方刺入，针 3~5 分（向脊柱方向斜刺，可针 5~8 分），勿行提插，捻转得气后留针 30 分钟，每隔 10 分钟捻针 1 次。

【解析与经验】膈俞为血会，为治疗血病要穴，有调血和血作用。由于其位置所在内应膈肌，因而能宽胸利膈，平降逆气，针刺膈俞穴能缓解膈肌痉挛，则呃逆自平。然对久病及危重病正气衰竭的虚呃则疗效较差。

注意针刺膈俞要用短针浅刺或斜刺，切记不可深刺。

涌　泉

【位置】在足底部，踡足时足前部凹陷处，约当足底趾纹头与足跟连线的前1/3与后2/3交点上，在足掌之中心发现凹陷处是穴。（附图20）

【针法】患者取仰卧位，以30号毫针直刺，从足心刺向足背，刺入5~8分，行提插捻转手法，稍强刺激。留针30分钟，每10分钟捻针1次，仍行提插捻转手法，稍强刺激。

【解析与经验】足少阴肾经上贯肝膈，入肺中，“经脉所过，主治所及”，涌泉穴因此能治疗胸膈部疾患。涌泉为肾经（属水）井（属木）穴，补水可以纳气，补木可以平肝降逆，又井主心下满，即能治胃部气逆胀满之证。针刺本穴能疏肝理气，和胃降逆，则上逆之胃气得降，呃逆自止。

内　关

【位置】腕横纹正中直上2寸，两筋之间。位于前臂内侧，腕横纹上2寸，掌长肌肌腱和桡侧腕屈肌肌腱之间，与外关相对。（附图24）

【针法】仰掌，双侧取穴，毫针直刺1寸左右，强刺激，得气后嘱患者先大力吸气，然后尽量憋气，呃逆可停止。若不效，留针30分钟，每隔10分钟捻针1次。

【解析与经验】内关属手厥阴心包经之络穴，别走手少阳三焦，有宁心、安神、镇痛之作用，并善调胸腹诸疾；与肝经手足同名经相通，有同气相求作用，亦能平肝降逆，又心包与胃“脏腑别通”，因此内关穴能和胃益中，使中焦之气机升降正常，则呃逆自止。治疗情志不舒所致呃逆更是有明显效果。

中　魁

【位置】手背上中指近端关节横纹中点，即中指中节骨尖上。（附图3）

【针法】患者平卧或取坐位，用30号细毫针，于双侧中魁穴横针沿皮进针1~2分，以强刺激手法捻转，在进针的同时，嘱患者深吸一口气，然后尽量做最大限度的憋气，医师运针，患者连续吸气憋气数次即可止呃。

【解析与经验】中魁系经外奇穴，早已用治反胃、呕吐等胃肠病。《玉龙歌》即说：“若患翻胃并吐食，中魁奇穴莫教偏。”呃逆与翻胃皆属胃气上逆范畴，临床应用确有效验。中魁位于中指心包经上，心包与胃脏腑别通，本穴具有通调气机、降逆和胃的作用，能使中焦之气机升降正常，则呃逆自止。

人 中

【位置】位于人中沟上 1/3 与下 2/3 的交点处。(附图 5)

【针法】患者取仰卧或正坐，用毫针斜刺，从下向上刺入 3 分，留针 10 分钟，每 2 分钟行针 1 次。

【解析与经验】人中穴为督脉、手阳明大肠经和足阳明胃经之会穴，善于醒神开窍降逆，为急救穴之一。由于大肠经属金，胃经属土，穴有土金之性，理气作用亦强，且善调神志。又头面部的太极，倒象则人中线为横膈线，打嗝时掐人中有效。临床验证，针刺人中穴治疗各种原因引起的呃逆疗效颇佳。

攒 竹

【位置】位于眉毛内侧端，当眉头陷中，眶上切迹处。(附图 16)

【针法】患者取坐位或仰靠位，医者两手拇指重按患者面部攒竹穴，由轻到重，持续按压 3~5 分钟。也可于按压时，嘱患者先大力吸气，然后尽量憋气 1 分钟，其呃自止。

【解析与经验】头面部之太极，正象则眉为上、中焦分界，等同于横膈，攒竹穴位于眉毛内侧端，当眉头陷中，因此攒竹穴能治打嗝。又攒竹穴为足太阳膀胱经腧穴，膀胱与肾相表里，对于肾气亏虚，失于摄纳，引动冲气上攻膈而呃逆者有效。本穴按压即效。

少 商

【位置】在拇指桡侧，距指甲角 1 分许。(附图 1)

【针法】用拇指及食指头压患者少商穴，可多次连续按压，每当按压时，嘱患者先大力吸气，然后尽量憋气 1 分钟，一般以呃止为度。

【解析与经验】呃逆由胃气上逆动膈而成，少商为手太阴肺经之腧穴，"肺经……还循胃口，上膈，属肺"，"经脉所及，主治所在"，因此按压少商穴治肺气失于宣通之实证，疗效尤为明显。本穴治疗呃逆，按压即效。

膻 中

【位置】位于胸部，两乳头连线中点。(附图 40)

【针法】患者仰卧，全身放松，医者以拇指对准膻中穴，由轻而重，按压 2~3 分钟，即可止住呃逆。如欲巩固疗效，可让患者休息 5 分钟，再按压膻中穴

2~3分钟。

【解析与经验】本穴为气病要穴，系足太阴脾经、足少阴肾经、手太阳小肠经、手少阳三焦经及任脉之会穴，也是八会穴中"气之会"，能治各种气病，为治气要穴。本穴又为心包经之募穴，胃与包络通，治疗与胃有关之呃逆，当然甚效。并有通畅气机、理气散滞作用，凡一切气机不调病变，皆可取本穴治之。本穴宽胸利膈，理气降逆，缓解痉挛，气顺则呃逆止，一般按压即效。

▎本节小结

呃逆（膈肌痉挛）与胃气相关，选穴多与胃经相关。心包经与胃别通，间使穴为心包经之经金穴，"病变于音者取之经"，故间使为首选穴。内关、中魁（经外奇穴）皆在心包经上，有降逆和胃的作用。膻中是八会穴中气之会，为治气要穴，又为心包经之募穴，胃与包络通，治疗与胃有关之呃逆甚效。

"经脉所过，主治所及"，涌泉穴位于足少阴肾经，肾经上贯肝膈，入肺中，因此涌泉穴能治疗胸膈部疾患。手太阴肺经之脉还循胃口，上膈，属肺，少商穴为肺经腧穴，主治肺气失宣的实证。膈俞位置所在内应膈肌，有宽胸利膈、平降逆气的作用，要用短针浅刺或斜刺，切记不可深刺。

人中穴、攒竹穴与太极对应有关。头面部之太极，倒象则人中线为横膈线，又有胃经交会。攒竹穴于头面部之太极，正象则眉为上、中焦分界，等同于横膈，因此攒竹穴能治打嗝。

第十九节 呕吐

呕吐是指胃内容物逆流出口腔的现象。有声无物为呕，无声有物为吐。症见食已即吐或食后移时而吐（其呕吐特点为均在饭后数分钟出现），常伴有恶心、胸闷、胃满胀、胃痛、吞酸、嗳气、腹胀、腹泻、食欲不振等症状，可见于多种疾病。一般情况下，呕吐是一种保护性反射动作，可使某些对胃有刺激性的物质经口吐出。但是严重的呕吐则可引起机体水、电解质代谢紊乱，甚至造成休克，因此除了对症处理外，还须寻找病因，及时予以诊断和治疗。中医学认为肝气犯胃为本病病机，是由胃失和降，气逆于上所引起的病症。

治疗呕吐常用一针特效穴有内关、中魁、总枢穴、中脘、大陵、劳宫、金津或玉液、印堂等。

内 关

【位置】在前臂内侧，腕横纹正中直上2寸，两筋之间。（附图24）

【针法】仰卧位，舒腕仰掌，取双侧穴位。用毫针直刺约1寸，得气后施以提插捻转手法，强刺激。在提插时，嘱患者深呼吸2~3次。留针30分钟，每5~10分钟重复上述手法1次。严重者可于每日早、晚饭后各针1次。

【解析与经验】内关属手厥阴心包经络穴，别走手少阳三焦经，有活血通络、安神镇痛、宽胸理气、和胃宁心、降逆止呕作用，善调胸腹诸疾，而通过手足同名经相通，与肝经有同气相求作用，亦能疏肝解郁，平肝降逆；又心包与胃脏腑别通，因此内关穴能和胃益中，使中焦之气机升降正常。针刺内关一般很快见效，呕吐自止。本法适用于各种原因所致的呕吐，可即刻缓解症状。

中 魁

【位置】手背中指近端关节横纹中点。（附图3）

【针法】患者正坐，伸肘伏掌，用毫针横刺，沿皮刺入1~2分即可。一般采用轻、中等刺激。留针30分钟，每10分钟捻转运针1次。

【解析与经验】可参见膈肌痉挛一节"中魁"之【解析与经验】。中魁穴属经外奇穴，治疗神经性呕吐有特殊疗效。本穴在中指，与心包经有关，心包与胃通，亦与胃有关。本穴具有通调气机、降逆和胃的作用，能使中焦之气机升降正常，则呕吐自止。

总枢穴（董氏奇穴）

【位置】在枕骨和第1颈椎之间，头部入发际8分。（附图58）

【针法】针深3~5分，用三棱针较毫针安全且有效。用三棱针点刺出血时，用手将本穴之肌肉捏起，而后刺之。余则以采血片刺血，既简单，又安全，且有效。

【解析与经验】本穴之主治有呕吐、六腑不安、项痛、心脏衰弱、霍乱、发言无声等。本穴入发际8分，介于督脉之风府穴与哑门穴之间，治疗上述各症以三棱针点刺确有特效；穴同"风"府穴，又系督脉穴，镇定作用甚强，亦善治脑病。基于前后对应，能治口喉病，如呕吐、发言无声。本穴治疗梅尼埃病之呕吐尤为有效。

中　脘

【位置】脐上 4 寸，歧骨下至脐之间 1/2 处。（附图 34）

【针法】仰卧，自脐上 4 寸，上脘下 1 寸取之，居胸骨剑突与脐之中。直刺，从腹侧面向背侧面刺入，针 8 分~1.5 寸。一般采用轻、中等刺激，留针 30 分钟，每 10 分钟捻转运针 1 次。

【解析与经验】中脘穴系手太阳小肠经、手少阳三焦经、足阳明胃经和任脉之会穴，亦为胃之募穴，八会穴之腑会，是治疗脾胃疾患最常用的穴位之一。《玉龙歌》说："致成翻胃吐食难……金针必定夺中脘。"《杂病穴法歌》曰："霍乱中脘可入深。"《医宗金鉴》说："中脘主治脾胃伤……痞满翻胃尽安康。"《行针指要歌》言："或针吐，中脘气海膻中补。"本穴自古即为治吐泻（包括急性肠胃炎）要穴，治慢性肠炎、胃炎亦有特效。中脘针后加拔火罐，治疗呕吐效果尤佳。

大　陵

【位置】腕横纹正中，当两筋间陷中。（附图 24）

【针法】仰掌舒腕取穴，用 1 寸毫针直刺，从掌侧面向背侧面刺入，针 3~5 分。中等刺激，留针 30 分钟，每 10 分钟捻转运针 1 次。

【解析与经验】大陵穴为火经土穴，取刺大陵具有宁心安神、和胃宽胸的功效，临床上用于治疗癫狂痫、癔症及心热、口臭、急性胃炎呕吐、口舌生疮、心悸失眠都很有疗效。《医宗金鉴》说："大陵一穴何专主，呕血疟疾有奇功。"本穴治疗呕血亦有效。大陵穴是火经土穴，治疗脾胃经（土经）虚热（有火）之病，颇为有效。大陵位于手厥阴心包经上，通过心包络与胃通，有和胃降逆、止吐的作用。

劳　宫

【位置】劳宫穴在掌心，用手劳动时握物之处，故名劳宫。握拳时，当中指指尖指点掌心处，即在第 2、3 掌骨间。（附图 24）

【针法】直刺，从手掌向手背刺入，针 3~5 分。中等刺激，留针 30 分钟，每 10 分钟捻转运针 1 次。

【解析与经验】本穴为火经荥穴，清热泻火作用尤佳，而本穴位置在手厥阴心包经上，通过心包络与胃通，与中焦脾胃相沟通，故善治胃痉挛，症见胃脘部突然剧烈疼痛，亦有和胃降逆、止吐作用。《卧岩凌先生得效应穴针法赋》说："劳宫退翻胃心痛亦何疑，应在章门。"《通玄指要赋》说："劳宫退胃翻心痛以何疑。"

此处之"翻胃"及"胃翻"即指呕吐。

本穴性清善降，尤擅清胸膈之热，导火下行，能泻心胃之火，抑上逆之势，对呕吐、干哕、嗳气、吞酸有特效。

金津 / 玉液

【位置】在舌下系带两侧，舌底部紫筋上，卷舌取之。左为金津，右为玉液。（附图 38）

【针法】用三棱针刺金津或玉液，使之出血即可。

【解析与经验】金津或玉液为经外奇穴，可直接刺激吞咽神经，通经活络而达止呕目的。此穴还有开窍泄热、化瘀行血之功，对于因实证和热证引起的呕吐甚效。

印　堂

【位置】在面部，当两眉之间中点处，正对鼻尖。（附图 62）

【针法】患者仰靠或卧位。皮下横刺，针刺时针尖向素髎方向刺入或向眉头方向横刺 3~5 分深。用提插捻转手法，以感鼻头酸胀沉重为度。留针 30 分钟，每 10 分钟施平补平泻捻转手法 1 次。有时还可以速刺出血。

【解析与经验】印堂穴为经外奇穴，《灵枢·五色》曰："阙中者肺也"，"阙中即印堂。"印堂内应于肺，肺经起于中焦脾胃之处，故本穴能理气调胃。又位置当太极上中焦交会之横膈处，有理脾胃、调气血等作用，针刺印堂穴可治疗胃炎、胃溃疡等胃部疾患。

▌**本节小结**

　　治疗呕吐以与胃经有关穴位最为常用，据经验常取心包经穴位，盖胃与心包络通也，如内关、大陵、劳宫、中魁等皆在心包经上。中脘穴为胃之募穴，自古即为治吐泻（包括急性肠胃炎）要穴，针后加拔火罐，治疗呕吐效果尤佳。

　　总枢、金津或玉液、印堂皆为奇穴。总枢穴基于前后对应，能治前面之口喉病，如呕吐。金津或玉液，属局部近部取穴。印堂穴位置当太极上、中焦交会之横膈处，可治疗胃炎、胃溃疡等胃部疾患。

第二十节　便秘

肠内容物在肠内运行迟缓，长期排便次数减少，粪便干燥，粪质坚硬，排便困难，排出时间间隔 48 小时以上，称为便秘。患者偶可伴有恶心、呕吐、腹胀或下腹痉挛性疼痛等症状，多见于各种急、慢性疾病中。便秘是体力活动少或长期卧床患者的常见并发症。

便秘中最常见的是习惯性便秘，症见大便困难，常 3~5 日或以上排便 1 次，是饮食习惯和生活习惯改变所引起的便秘，某些药物亦有致便秘作用。

老年习惯性便秘大多系患者老年体弱，脾胃阳虚，肠道阴寒凝结而成。西医学认为，老年人肠道平滑肌衰弱，缺乏张力，以致肠道蠕动减退，肠黏膜应激性减退，使肠反射动力不足，从而使粪便留滞过久，造成便秘。

便秘其特异病因则包括结肠或直肠病变，体内代谢功能减退和神经官能症等。

治疗便秘常用一针特效穴有支沟、承山、天枢、大肠俞、上巨虚、照海等。

支　沟

【位置】手背腕横纹上 3 寸，尺骨与桡骨之间。（附图 26）

【针法】用毫针直刺，从外向内，深度为 1 寸，运用中刺激提插捻转手法。一般留针 30 分钟，每隔 10 分钟运针 1 次。

【解析与经验】支沟属手少阳三焦经经穴，本穴属火，有除三焦之热、宣通气机、清肠通腑的作用，因而是治疗便秘的有效穴。针刺支沟穴，可使三焦气机得通，津液自下，胃气因和而肠腑自调，便秘能解（参看小柴胡汤主治）。支沟在中人极（腕踝太极）对应肛臀部，亦系治疗便秘之因。本穴素为治腹痛便秘之要穴，记载支沟穴能通大便之古代文献甚多，如《玉龙歌》云："若是胁痛并闭结，支沟奇妙效非常。"《杂病穴法歌》云："大便虚闭补支沟。"《医宗金鉴》说："支沟中恶卒心痛，大便不通胁肋疼。"支沟穴治疗急性便秘特别有效，也可用于治疗习惯性便秘，疗效显著。

1990 年余在密歇根州的底特律讲课时，有 20 位中医及西医来听，几乎都是博士，课程为期 1 周。其中有一位 60 多岁的老学生在第 4 天时满脸涨红，经询问，已有三四天未通便，余实时为其针刺支沟与照海，留针 30 分钟，20 分钟过后，这位学生即觉有便意，取针后随即去厕所，而且大便通畅。支沟与照海齐用效果更好。照海为奇经八脉要穴，因为在肾经上，有滋阴效果，为治疗慢性便秘的有效穴。慢性便秘多系阴虚或血虚造成，照海可滋阴生津，并有利气作用。

承　山

【位置】在小腿后面正中，当伸直小腿时腓肠肌肌腹下凹陷处。用力伸小腿时，呈现"∧"纹处，从其尖下取之。（附图 18）

【针法】俯卧取穴，小腿肚放松，用 2 寸毫针直刺，从后向前刺入，进针 1~1.5 寸。患者有针感后，行中等刺激，留针 30 分钟，每 10 分钟行针 1 次。

【解析与经验】承山穴为足太阳膀胱经腧穴，有舒太阳经筋，调理脾胃、肛肠、生殖系等功能，最常用治转筋（《胜玉歌》《灵光赋》《通玄指要赋》《医宗金鉴》）及痔疾（《肘后歌》《百症赋》《灵光赋》《医宗金鉴》）。

由于足太阳膀胱经之经别入肛门，因此针刺承山穴能治疗肛门疾患，如痔疾、肛裂、便血、大便秘结等。文献记载以本穴治疗痔疮为多，《玉龙歌》："九般痔漏最伤人，必刺承山效若神。"《灵光赋》："承山筋转并久痔。"《医宗金鉴》："承山主针诸痔漏。"然痔疮多因于便秘，治痔疮多能治便秘。《马丹阳天星十二穴治杂病歌》指出承山治疗"痔疾大便难"，指明承山穴能治疗痔疮及大便秘结。本穴毫针治疗有效，刺血治疗痔疮，疗效尤佳。又承山穴在中太极（腕踝太极）对应肛臀部，亦系治疗便秘及痔疮之原因。

天　枢

【位置】在中腹部，脐（神阙穴）旁开 2 寸处。（附图 34）

【针法】仰卧，取双侧天枢穴，直刺，从腹侧向背侧刺入 1~1.5 寸深。中刺激，留针 30 分钟。留针期间若加用温针灸，起针后局部加拔火罐，疗效尤佳。

【解析与经验】天枢属足阳明胃经，为大肠经之募穴，调理肠胃之作用甚强。本穴正当脐旁中下焦分界的枢要位置，能升降气机，斡旋上下，调中和胃，理气健脾，尤善治肠道疾患，既能止泻，又能通便，是治疗泄泻、便秘之要穴。温针加灸天枢穴对于老年体弱、脾胃阳虚的便秘疗效尤佳。

大肠俞

【位置】在腰部，当第 4 腰椎棘突下，旁开 1.5 寸。（附图 17）

【针法】正坐或俯卧，用毫针直刺，从背侧向前方刺入 0.5 寸，得气后捻转，中刺激，留针 30 分钟，每 5~10 分钟捻转 1 次。亦可用艾条灸，每日灸 5~10 分钟，隔日 1 次，连灸 2~3 周。

【解析与经验】本穴在膀胱经，为大肠背俞穴，有调理肠胃、理气化滞作用，主治一切大肠疾患，自古即是治疗便秘的要穴。《灵光赋》云："大小肠俞大小便。"李东垣说："中燥治在大肠俞。"《医宗金鉴》曰："大肠俞治腰脊痛，大小便难此可通。"

上巨虚

【位置】足三里穴下 3 寸，胫骨前肌上，当胫、腓两骨之间。（附图 52）

【针法】正坐屈膝垂足，从足三里直下 3 寸取之，取穴时应合足跟着地，足尖足背耸起。直刺，从外向内刺入，针深 1.5 寸。得气后捻转中刺激，留针 30 分钟，每 5~10 分钟捻转 1 次。

【解析与经验】本穴为大肠经之下合穴，对于大肠与胃相关之病变有较好疗效，能理脾和胃，通肠化滞，疏经调气，对于便秘与泄泻皆有调整之功。《针灸甲乙经》云："大肠有热，肠鸣腹满挟脐痛，食不化，喘不能久立，巨虚上廉主之。"

照 海

【位置】在足内侧面，当内踝尖直下骨尽处凹陷部。距骨结节与内踝骨之间陷中取穴。（附图 21）

【针法】毫针直刺，从内侧刺向外侧，针 3~5 分。得气后捻转中刺激，留针 30 分钟，每 5~10 分钟捻转 1 次。

【解析与经验】本穴为八脉交会穴之一，通于阴跷脉，为滋阴要穴，通大便还要考虑滋补津液，肾阴不足则肠燥难行，本穴能治便秘（《玉龙歌》《玉龙赋》），但宜配支沟应用。《玉龙歌》说："大便秘结不能通，照海分明在足中，更把支沟来泻动，方知妙穴有神功。"《玉龙赋》说："照海、支沟，通大便之秘。"

▌本节小结

　　治疗便秘以大肠经有关穴位为主，天枢为大肠经募穴，穴位内部正当横结肠屈曲回折之端，尤善治肠道疾患。上巨虚为大肠经之下合穴，肠胃并治，对于便秘与泄泻皆有调整之功。大肠俞为大肠背俞穴，主治一切大肠疾患，自古亦是治疗便秘的要穴。

　　支沟及承山穴在太极全息皆对应肛门，支沟属三焦经穴，可使三焦气机得通，津液自下，胃气因和而肠腑自调，便秘能解。承山穴为膀胱经腧穴，可使经气直抵肛门，因而能治疗肛门疾患。照海为滋阴要穴，通大便亦要考虑滋补津液。本穴能治便秘，照海、支沟为治便秘特效对针。

第二十一节　腹泻

腹泻是临床上一种常见的症状，主要指肠蠕动增快而引起排便次数增多，粪便稀薄或完谷不化，甚至泻出如水样，可伴有腹胀、腹痛、恶心、呕吐、食欲不振、发热、消瘦、乏力或恶心呕吐等症状，一般无里急后重，粪便不夹杂脓血。引起腹泻的病因很多，临床常根据其病程长短而分为急性腹泻与慢性腹泻两类。

治疗腹泻常用一针特效穴有陷谷、门金穴、曲池、天枢、肠门穴、四花里穴、足三里、神阙、申脉、水晶穴等。

陷　谷

【位置】《医宗金鉴》："以冲阳下行二寸至足大趾次趾本节后陷中。"第 2 趾外方直上，第 2、3 跖骨间凹陷中。（附图 11）

【针法】斜刺，针尖刺向足心，针深 1 寸。针入后令患者轻微按摩下腹部 1~2 分钟，留针 30 分钟，每隔 10 分钟捻针 1 次，捻针时仍嘱患者轻微按摩下腹部 1~2 分钟。

【解析与经验】陷谷穴在胃经上，为胃（土）经之输木穴，可以治疗木土不和之病，急性腹泻多有疼痛，本穴能疏肝（木），理脾胃（土），治之甚效。如因肝木克土导致腹胀、腹泻，即紧张性腹泻，治之甚效，一般腹泻也有效。本穴为治肠胃炎（与肠胃有关）之特效要穴，治疗腹胀亦有卓效。

门金穴（董氏奇穴）

【位置】在第 2、3 跖骨连接部之直前陷中。位置在陷谷穴更后之骨缘，贴骨取穴。陷谷穴在门金穴前 5 分（然据《针灸大成》指出，陷谷穴在内庭后 2 寸，并且有些书指陷谷在第 2、3 跖骨结合处，则门金穴与陷谷相符）。（附图 50）

【针法】直刺 1~1.5 寸。针入后令患者轻微按摩下腹部 1~2 分钟，留针 30 分钟，每隔 10 分钟捻针 1 次，捻针时仍嘱患者轻微按摩下腹部 1~2 分钟。

【解析与经验】本穴在胃经上，在陷谷穴后，亦有陷谷之穴性，为胃（土）之木穴。本穴为治肠胃炎（与肠胃有关）之特效要穴。董师称此穴为门金，此"金"与"肺、大肠"及"气"有关。董师之主治有肠炎、胃炎、腹部发胀及腹痛。不论何种腹泻，针之皆有特效。本穴能疏肝（木），理脾胃（土），慢性胃肠疾病者多兼肾虚，贴骨应肾，又能补金生水，治之亦甚效。门金穴有升提补气作用（能治鼻塞，极效），亦为治腹泻有效之原因。

曲　池

【位置】屈肘拱胸，当肘横纹外端凹陷处（屈肘横纹头陷中）。（附图4）

【针法】直刺1.5寸。针入后令患者轻微按摩下腹部1~2分钟，留针30分钟，每隔10分钟捻针1次，捻针时仍嘱患者轻微按摩下腹部1~2分钟。

【解析与经验】曲池为手阳明大肠经之合土穴，为强壮穴之一，是整体治疗必用之穴。《难经》曰："合主逆气而泄"，配合"合治内腑"的原则，本穴又为治大肠腑病之要穴，用治各种泄泻有卓效。慢性泄泻多与脾经有关，急性泄泻与大肠关系密切，因此针刺曲池治急性泄泻效果甚佳。

天　枢

【位置】脐窝（神阙穴）两旁各2寸陷中。（附图34）

【针法】

①毫针针刺法：仰卧，从肚脐旁开2寸取穴，直刺5分~1寸。留针30分钟，每隔5~10分钟捻针1次，捻针时按摩腹部。

②灸法：每次灸5~10壮，或温灸10~15分钟。

【解析与经验】本穴为大肠经募穴，又为足阳明胃气之所发，有调中和胃、理气健脾的作用，为治疗肠胃炎的要穴，对于各种泄泻皆有疗效。《针灸甲乙经》说："寒泄食不化，天枢主之。"《胜玉歌》说："肠鸣大便时泄泻，脐旁两寸灸天枢。"《标幽赋》说："痢疾不止连腹痛，天枢三里病即康。"又说："下痢不止求天枢，又有内关三阴愈。"《医宗金鉴》说："天枢主灸脾胃伤，脾泻痢疾甚相当，兼灸鼓胀癥瘕病，艾火多加病必康。"《玉龙歌》说："脾泄之症别无他，天枢二穴刺休差，此是五脏脾虚疾，艾火多添病不加。"依据歌诀所载及临床经验，温灸较针刺效果似乎更好。

肠门穴（董氏奇穴）

【位置】在尺骨之内侧，距腕横纹后3寸，贴骨取之。（附图47）

【针法】手抚胸取穴，在尺骨之内侧与筋腱之间，距豌豆骨3寸处是穴，贴骨取之。针深5分~1寸，留针30分钟，每隔5~10分钟捻针1次，捻针时按摩腹部。

【解析与经验】本穴在以腕部为中心之太极全息对应中，适当大肠肛门部位（支沟在相同对应位置治便秘，二白在相同对应位置治痔疮）；又本穴在小肠经上，小肠为分水之官，利湿作用甚佳，因此本穴能治腹泻，配门金穴，效果更佳。本穴治疗急性腹泻效果尤佳，在腹痛里急后重或急欲如厕腹泻之际，以手按压，即能缓和肛门及大肠之紧张状态，而及时寻找处所解决。依经验，根据阴阳原理，针刺右侧肠门较左侧为佳。

四花里穴 （董氏奇穴）

【位置】在小腿内侧，胫骨内侧髁与内踝高点之中点，紧靠胫骨后缘，上下推之有触痛感处取穴。本穴在四花中穴向里横开 2 寸，四花中穴位于胃经条口穴上 5 分。（附图 52）

【针法】患者平卧或取坐位，一般只选用单侧四花里穴即可，常规消毒后，先刺入皮内，然后针尖向下沿胫骨后缘，沿皮向下刺入 1 寸左右，轻微捻转 5 分钟，腹胀、腹痛即明显减轻。留针 30 分钟，每隔 5~10 分钟再捻针 1 分钟。

【解析与经验】泄泻之症，与肝、脾二脏有关。脾主运化水谷精微，肝主疏泄，促进消化，本穴正当脾经交出肝经之前，肝、脾二经交换出入之区域，有土木之性，亦同陷谷穴。针刺本穴能调和脾胃，疏肝理气，消积化滞，使脾胃运化功能正常，泄泻自止。本穴尤善治伤食引起的泄泻。

足三里

【位置】在小腿前外侧面上部，犊鼻穴下 3 寸，胫骨前缘外开约 1 寸处。（附图 10）

【针法】取双侧穴位。直刺，从前向后刺入 1.5~2 寸深，施以提插捻转，强刺激。留针 30 分钟，每隔 5~10 分钟再捻针 1 分钟。每日 1 次，5 次为 1 个疗程。

【解析与经验】本穴为土经土穴，主治一切胃肠消化系统疾病。为胃经合穴，"合主逆气而泄"，能调理肠胃，是调整胃肠功能和治疗有关消化系统疾病（包括慢性胃炎）的主治穴；治疗病症广泛，但以肠胃病症为主，症见胃脘胀闷，食滞不化，肠鸣泄泻，便秘，疳积。足三里为土中真土之穴，有补土生金之效，亦有升提作用，兼之"合治内腑"及手足阳明经相通，亦为治疗腹泻有效之原因。

神 阙

【位置】在腹中部，脐窝正中央。（附图 34）

【针法】本穴以灸为主。嘱患者仰卧，可先在神阙穴拔火罐 3~5 分钟，然后以艾条对准穴位，距离 1 寸左右，以有温热感为度，每穴灸 10~15 分钟。患者也可用艾条自灸，法同上。亦可用隔姜灸神阙穴治疗，将鲜生姜切成半分厚的薄片，中间以针刺数孔，置于腧穴或患部，上置艾炷灸之，感觉灼痛时则易炷再灸，以局部皮肤红润为度。

【解析与经验】神阙穴为温阳、回阳救逆之要穴，灸之有温通元阳、开窍复苏、运肠胃气机、化寒湿积滞作用，能治疗重症腹痛，且有止吐泻、通便排气、消除腹胀等疗效。但本穴只宜灸不宜针，隔姜灸神阙穴，因生姜性温，尤适用于因寒而致的呕吐、泄泻、腹痛等胃肠病及痹证等。

申　脉

【位置】足外踝尖直下，外踝下缘凹陷处。（附图 19）

【针法】患者取坐位或仰卧位，取双侧申脉穴，以艾条对准穴位，距离 1 寸左右，以有温热感而无灼痛为度。每穴灸 10 分钟，每日 1 次。

【解析与经验】申脉穴为足太阳膀胱经穴，八脉交会穴之一，通于阳跷脉，能调节气血，补益阳气。灸申脉穴可温补肾阳，通利小便，湿滞自化，而大便转实。

水晶穴（董氏奇穴）

【位置】足内踝最高点直下，赤白肉际交界处。（附图 52）

【针法】患者取坐位或仰卧位，双侧取穴，以艾条施雀啄灸，使局部有温热感而无灼痛为宜。每穴灸 10~15 分钟，每日灸 1~2 次。

【解析与经验】水晶穴为董氏奇穴，位于肾气源出之处，善治下焦小腹、肾虚之病，灸水晶穴可温补肾阳，使小便通利，湿滞自化，而大便转实。

▌本节小结

治疗腹泻以大肠经及胃经腧穴为主。曲池为大肠经合土穴，"合主逆气而泄"，配合"合治内腑"，治各种泄泻。天枢为大肠经募穴，对于各种泄泻皆有疗效。

陷谷穴为胃（土）经之输木穴，能疏肝（木），理脾胃（土），为治肠胃炎（与肠胃有关）之特效穴。门金（董氏奇穴）亦为治肠胃炎（与肠胃有关）之特效穴，有升提补气作用。四花里穴（董氏奇穴）正当肝脾二经交换出入之区域，针刺本穴能调和脾胃，疏肝理气。足三里为土经土穴，主治一切胃肠消化系统疾病，为胃经合穴，"合主逆气而泄"，而治疗腹泻。

肠门（董氏奇穴）在以腕部为中心之太极全息对应中，适当大肠肛门部位。神阙穴、申脉穴、水晶穴（董氏奇穴）则以用艾条灸为主。

肠门、门金为治疗腹泻特效对针。

第二十二节　痢疾

细菌性痢疾是由感染痢疾杆菌引起的急性肠道传染病，以夏、秋季最为多见，多有不洁饮食史或细菌性痢疾患者接触史。起病急速，主要表现为发热，腹痛，腹泻，脓血便，里急后重，大便初起为水样，后转为黏液脓血便，次数增多，每天可达数十次，伴有畏寒、发热、恶心、呕吐、食欲不振、全身不适等症状，严重者可出现高热、惊厥、昏迷、休克及呼吸衰竭。血白细胞总数和中性粒细胞计数常升高。粪便镜检可发现大量红细胞、白细胞，培养可获痢疾杆菌。本病发病率较高，有时可传播而造成流行。

本病的发生多在夏、秋两季，湿热交蒸，平素肠胃不健，抵御病邪的功能降低，湿热内侵，或贪凉饮冷，恣食瓜果，胃肠受伤，或误吃带有秽毒不洁食物，毒滞肠中，蕴结不解，使肠道气血受伤，而成本病。

中医学对本病除在症状描述及分型命名方面有较详细的记载外（肠澼、滞下、脓血痢、赤白痢、血痢、热痢、休息痢、噤口痢等），亦认识到痢疾有传染性，而称为"时疫痢"。多因饮食不洁，湿热内蕴，肠胃气血阻滞所致。

治疗痢疾常用一针特效穴有神阙、大肠俞、曲池、门金穴、阴陵泉、天枢、上巨虚等。

神　阙

【位置】在脐窝正中。（附图 34）

【针法】本穴只宜灸，不宜针。患者仰卧，用艾炷隔盐灸法，取细盐纳入脐内，使与脐平，上置艾炷，每次施灸 7~14 壮，每日施灸 1 次,3~5 次为 1 个疗程。

【解析与经验】神阙穴属任脉，任脉为阴经之海，神阙穴能温通元阳，调理冲任，运肠胃气机，化寒湿积滞，灸神阙能回阳救逆，散寒止痛，可止重症吐泻。

神阙穴只宜灸，不宜针。神阙穴位于腹部中央，穴下与大、小肠相通，灸神阙穴可直接作用于肠腑，直达病所，达到治疗痢疾之目的。

大肠俞

【位置】在腰部，当第 4 腰椎棘突下，旁开 1.5 寸。（附图 17）

【针法】俯卧，用毫针直刺，从背侧向前方刺入 0.5 寸，得气后捻转，中刺激，留针 45 分钟，每 5~10 分钟捻转 1 次。

【解析与经验】大肠俞为特定穴中对应大肠的腧穴，为大肠经气转输之处，有调理肠胃、理气化滞作用，主治一切大肠疾患，临床常用于治疗便秘、泄泻、痢疾、肠痈、痔漏及急慢性肠炎、细菌性痢疾等病症。

古代医家早已把大肠俞作为治疗肠腑病变的经验穴。主治大肠病变的古代文献记载颇多，《备急千金要方》云："大肠俞主风，腹中雷鸣，肠澼，泄利，食不消化。"《灵光赋》："大小肠俞大小便。"《医宗金鉴》："大肠俞治腰脊痛，大小便难此可通，兼治泄泻痢疾病，先补后泻要分明。"

针刺大肠俞治疗细菌性痢疾及急性肠炎皆甚效。

曲　池

【位置】屈肘时，当肘横纹外侧尽端。（附图 4）

【针法】以手拱胸取之，用毫针刺入双侧曲池穴 1.5~2 寸，得气后留针 30 分钟，每隔 10 分钟运针 1 次，每日针 1 次，一般 1~3 次获效。

【解析与经验】曲池为手阳明大肠经脉气之所入，为合土穴，有强壮作用，为整体治疗必用之穴。《难经》曰："合主逆气而泄。"配合"合治内腑"的原则，本穴又为内治大肠腑病之要穴，因此用治各种泄泻及痢疾有卓效。

门金穴（董氏奇穴）

【位置】在第 2、3 跖骨连接部之直前陷中。位置在陷谷穴更后之骨缘，贴骨取穴。陷谷穴在门金穴前 5 分。（附图 50）

【针法】直刺 1~1.5 寸。针入后令患者轻微按摩下腹部 1~2 分钟，留针 30 分钟，每隔 10 分钟捻针 1 次，捻针时仍嘱患者轻微按摩下腹部 1~2 分钟。

【解析与经验】本穴在胃经上，为胃（土）之木穴，为治肠胃炎（与肠胃有关）之特效穴，不论何种腹泻，针之皆有特效，治疗腹胀亦颇有效。本穴能疏肝（木），理脾胃，贴骨应肾，亦能治肾虚，可谓脾、肝、肾皆治。脾主消化，肝主疏泄，肾主二阴，因此本穴治疗腹泻特效，治疗痢疾亦甚效。

阴陵泉

【位置】在膝横纹头下陷中，即在胫骨内侧辅骨直下方陷窝中，平齐胫骨粗隆下缘，与阳陵泉相对，稍高 1 寸。（附图 13）

【针法】正坐伸足取之或屈膝取之，直刺，从小腿内向外刺入，针入 5 分~1寸。留针 30 分钟，每 10 分钟捻针 1 次，留针期间嘱患者每隔数分钟按摩腹部 1 次。

【解析与经验】阴陵泉系足太阴脾经之合穴，《难经》曰："合主逆气而泄"，五行属水，为土经水穴，能脾肾并治，调水功能极佳，亦为治慢性腹泻要穴。本穴能使腹痛立即减轻，大便次数减少，发热迅速退热，而治疗痢疾。急性细菌性痢疾患者大多数在阴陵泉处会出现压痛。

天 枢

【位置】当脐窝旁开 2 寸。（附图 34）

【针法】仰卧，从肚脐旁开 2 寸取穴，直刺 5 分~1 寸。留针 30 分钟，每隔 5~10 分钟捻针 1 次。也可于拔针后加灸，每次灸 5~10 壮，或温灸 10~15 分钟，灸至皮肤微红、有灼热感停灸，每日 1 次，至症状消失、大便恢复正常为止。

【解析与经验】天枢穴位于脐旁 2 寸，为大肠经募穴，位于胃经，为足阳明胃气之所发，有调中和胃、理气健脾作用，为治疗肠胃炎要穴，对于各种泄泻皆有疗效，亦可治疗痢疾。本穴自古即为治疗痢疾要穴，《备急千金要方》说："肠鸣泄痢，绕脐绞痛，灸天枢百壮。"《胜玉歌》说："肠鸣大便时泄泻，脐旁两寸灸天枢。"《标幽赋》说："痢疾不止连腹痛，天枢三里病即康。""下痢不止求天枢，又有内关三阴愈。"《医宗金鉴》说："天枢主灸脾胃伤，脾泻痢疾甚相当，兼灸鼓胀癥瘕病，艾火多加病必康。"《玉龙歌》说："脾泄之症别无他，天枢二穴刺休差，此是五脏脾虚疾，艾火多添病不加。"依据歌诀所载及临床经验，温灸较针刺效果似乎更好。

上巨虚

【位置】足三里穴下 3 寸，胫骨前肌上，当胫、腓两骨之间。（附图 52）

【针法】正坐屈膝垂足，从足三里直下 3 寸取之，取穴时应足跟着地，直刺，从外向内刺入，针深 1.5 寸。得气后捻转中刺激，留针 30 分钟，每 5~10 分钟捻转 1 次，每日 1 次，5 次为 1 个疗程。

【解析与经验】上巨虚穴为大肠经之下合穴，有利湿化滞、调理胃肠功能的作用。合治腑病，又本穴在胃经上，肠胃并调，自古即被认为是治疗肠胃疾患要穴，包括泄泻及痢疾。《针灸甲乙经》："少腹痛，飧泄出糜……巨虚上廉主之。"针刺时在上巨虚穴上下寻找压痛点，效果更佳。

治疗痢疾一般以脾、胃、大肠经腧穴为主，大肠俞（大肠背腧穴）、天枢（大肠募穴）、上巨虚（大肠下合穴）、曲池（大肠经合穴）皆与大肠相关；门金为胃（土）之木穴，能疏肝（木），理脾胃，贴骨应肾亦能治肾虚，可谓脾、肝、肾皆治，为治肠胃炎之特效穴，治疗痢疾亦甚效。阴陵泉为脾经合穴，"合主逆气而泄"，急性细菌性痢疾大多在阴陵泉穴处出现压痛。天枢穴及神阙穴属腹部局部取穴，神阙穴位于腹部中央，穴下与大、小肠相通，灸神阙穴可直接作用于肠腑，直达病所。

第二十三节　尿潴留

尿潴留是指膀胱内大量尿液不能随意排出的一种常见症状。患者少腹胀满，排尿困难，小便点滴难下，甚至小便闭塞不通。中医认为尿液的排泄有赖肺的肃降、肾的开阖及三焦和膀胱的气化共同完成，其中任何一环节病变均可导致尿液排泄障碍。

中医称为"癃闭"，认为本病多由肾气不足，膀胱气化无权，湿热下注，气机阻滞，或外伤膀胱，气化受损所致。

西医学之前列腺肥大、膀胱肿瘤或结石、大脑及脊髓受伤、产后及手术后引起的尿潴留皆属此范畴。癃闭是水液排泄障碍的危重病症。

治疗尿潴留常用一针特效穴有阴陵泉、足三里、中极、关元、人中、至阴、膀胱俞、阴谷等。

阴陵泉

【位置】在膝横纹头下陷中，即在胫骨内侧辅骨直下方陷窝中，平齐胫骨粗隆下缘，与阳陵泉相对，稍高 1 寸。（附图 13）

【针法】正坐垂足取穴或平卧取穴，直刺，从小腿内向外刺入，针入 5 分~1 寸。留针 30 分钟，每 10 分钟捻针 1 次。

【解析与经验】阴陵泉为脾（土）经合水穴，脾经本有制水之能，再加合水与肾水之同气相求（可看《针灸宝典》），因此，调整水液之功能甚强，自古即为治疗小便不畅之要穴，《通玄指要赋》："阴陵能开通于水道。"《杂病穴法歌》："小便不通阴陵泉，三里泻下溺如注。"单刺有效，配足三里治小便癃闭不通其效更速。

足三里

【位置】在小腿前外侧面上部，犊鼻穴下 3 寸，胫骨前缘外开约 1 寸。（附图 10）

【针法】取双侧穴位。用毫针直刺，从前向后刺入约 2 寸深，得气后施以提插捻转，强刺激。留针 20~30 分钟，每 5 分钟捻针 1 次。

【解析与经验】足三里为胃经合穴，有疏通经络、调和气血、理脾健胃之功，为全身强壮要穴之一，治疗范围极为广泛。足三里为胃经（土经）合穴（土穴），为土中真土，强脾健胃、理气治水功能甚强，有利水消肿之能，《席弘赋》说："膀胱气滞足三里。"即指其利尿功能。《医宗金鉴》："足三里治风湿中，诸虚耳聋上牙疼，噎膈鼓胀水肿喘，寒湿脚气及痹风。"也指其能利尿消肿。本穴配阴陵泉利尿甚效。《杂病穴法歌》："小便不通阴陵泉，三里泻下溲如注。"配阴交亦可利尿消肿。《玉龙歌》："水病之疾最难熬，腹满虚胀不肯消，先灸水分并水道，后针三里及阴交。"

中 极

【位置】在下腹部，前正中线上，脐下 4 寸。（附图 34）

【针法】治幼儿尿闭用中指（或食指）在中极穴成 60° 角向下方稍加压力，然后放开，然后再加压，再放开，持续 1 分钟左右即可排尿。治大人用毫针直刺 1.5 寸左右，使之得气，针感向阴部放射，留针 10 分钟。

【解析与经验】中极为足三阴经（脾经、肝经、肾经）与任脉之交会，又为膀胱之募穴，有调节膀胱气化功能、清利湿热作用，对于妇科病及泌尿生殖系统疾病皆有疗效，对下元虚损之病亦有效果。《备急千金要方》云："治腰痛，小便不利。"针刺或按压此穴可使膀胱逼尿肌收缩，启闭通尿。按压对幼儿尿闭尤效。

关 元

【位置】在下腹部，前正中线，脐下 3 寸。（附图 34）

【针法】用毫针直刺 1.5 寸左右，使之得气，针感向阴部放射，留针 10 分钟。

【解析与经验】本穴为足三阴经（脾经、肝经、肾经）与任脉之交会，又为小肠募穴，有培元助气化、清利湿热作用，治疗妇科病及泌尿生殖系统疾病皆有疗效，治疗下元虚损之病亦有效果。本穴主治之症甚多，对于肾虚所致诸症尤有特殊效果，为常用之强壮穴，常配他穴（肾俞、三阴交、足三里）治泌尿生殖器疾患。本穴有双向调节作用，尿不通时，针刺可泻邪，起到启闭作用；尿失禁或遗尿时，针刺施补法，或用灸法，可起到补虚固肾止遗尿的作用。

人 中

【位置】在人中沟上的 1/3 与下 2/3 交点处取穴。（附图 5）

【针法】正坐或仰卧，以 1 寸毫针斜刺，从下向上刺入，进针 3~5 分深。中强刺激半分钟，留针 20 分钟，每 5 分钟捻针 1 次，仍施中强刺激。

【解析与经验】人中为督脉穴，督脉并于脊里，与肾及膀胱连，有通阳化气之功。《景岳全书》说："水沟主一切水肿。"《医宗金鉴》说："水沟中风口不开，中恶癫痫口眼歪，刺治风水头面肿，灸治儿风急慢灾。"针刺人中能开上窍启下窍，有提壶揭盖之效，治疗尿潴留极有效。

至 阴

【位置】足小趾外侧，去爪甲角如韭叶。（附图 19）

【针法】正坐垂足或仰卧，去足小趾外侧爪甲角根部 1 分许取之。斜刺，针尖向上刺入，深 1 分。

【解析与经验】本穴为膀胱经井穴，可疏通膀胱经气，为水经金穴，能使金水相通，有利于膀胱气化之下行，而能利尿。《普济方》说至阴主小便不利。井穴有开窍之作用，膀胱之窍为尿窍，因此本穴能开窍，治尿闭不通。

膀胱俞

【位置】19 椎下两旁相去脊各 1 寸 5 分。（附图 17）

【针法】俯卧取穴。直刺，从背侧向前方刺入，针深 5 分。

【解析与经验】本穴为膀胱之背俞穴，为膀胱气机转输之处，有培补下元、调节膀胱气机、通利水道作用，是调整泌尿生殖系统功能的要穴之一。《医宗金鉴》说膀胱俞治小便难。针刺本穴可治小便难。

阴 谷

【位置】膝下内辅骨后大筋下、小筋上，按之应手处。（附图 23）

【针法】正坐屈膝取穴。从腘横纹内侧端，按取小筋与大筋（即半膜肌与半腱肌肌腱）之间陷中，直刺，从内略向外下方刺入，针深 5 分。

【解析与经验】阴谷穴为少阴肾脉所入，肾之合穴，"合主逆气而泄"，肾之逆气为小便不下行，本穴可治之。又本穴为水（肾）经水（合）穴，系真五行，治肾水作用甚好，又因肾主二阴，肾与膀胱相表里，所以本穴又有益肾兴阳、调理前阴的功效，自古便常用于治疗小便不利之证。《针灸甲乙经》云："脊内廉痛，溺难……阴谷主之。"《太乙歌》云："利小便，消水肿，阴谷水分与三里。"《医宗金鉴》说："阴谷舌纵口流涎……腹胀烦满小便难。"都强调其能治小便困难。

▌本节小结

> 土能制水，治疗尿潴留，以阴陵泉〔为脾（土）经合水穴〕及足三里〔为胃（土）经合土穴〕最为常用，两者自古即为治疗小便不畅之要穴。
>
> 此外，治疗尿潴留，一般以膀胱及肾经腧穴为主，至阴为膀胱经井穴，井穴有开窍之作用，膀胱之窍为尿窍。膀胱俞为膀胱之背俞穴，为膀胱气机转输之处，是调整泌尿生殖系统功能的要穴之一。阴谷为肾之合穴，"合主逆气而泄"，肾之逆气为小便不下行。
>
> 中极、关元皆为三阴经（脾经、肝经、肾经）与任脉的交会穴，中极为膀胱经募穴，能调节膀胱气化功能，对于泌尿生殖系统病皆有疗效，按压对幼儿尿闭尤效。关元为三焦之气所生之处，为培肾固本、补益元气之要穴，本穴有双向调节作用，尿失禁或遗尿时，针刺施补法，或用灸法，可起到补虚固摄止遗尿的作用。
>
> 人中能开上窍，启下窍，提壶揭盖，治疗尿潴留。
>
> 阴陵泉、足三里两穴合用，为治疗尿潴留之特效对针。

第二十四节　遗尿、小便失禁

遗尿是指 3 周岁以上的小儿，在睡眠中不自觉小便，醒后方知，可发生在夜间或白昼，但以夜间常见；轻者数夜 1 次，重者一夜多次，多与精神紧张、过度疲劳及环境变化等因素有关。经检查无泌尿系统器质性病变。

尿失禁是一种常见症状，小便频数，滴沥不断，患者不能控制排尿，致使尿液淋漓不尽或不自主外溢，这种情况统称小便不禁；小便不禁多见于老年人，多因肾气不固，膀胱失约所致。

小便不禁或遗尿，如继发于急性热病、中风及妇女产后等疾病中，则应以治疗原发疾病为主。

治疗遗尿常用一针特效穴有肾关、关元、州圆穴、州昆穴、遗尿、复溜、还巢穴等。

肾 关

【位置】在阴陵泉穴直下 1 寸 5 分，胫骨之内侧。（附图 53）

【针法】直刺，针深 1.5~2 寸。针刺得气后，留针 30 分钟，每隔 10 分钟捻针 1 次。

【解析与经验】肾关为补肾要穴，此穴在天皇穴下，亦有脾肾双补（阴陵泉为土经水穴，能脾肾双补）作用。本穴穴名肾关，有肾俞及关元之作用，为补肾最常用之穴，对于肾亏所引起之各病皆有显效，治多尿、夜尿甚效。

关 元

【位置】在下腹部，前正中线上，脐下 3 寸处。（附图 34）

【针法】直刺约 1 寸，得气后施以捻转手法，中刺激，留针 30 分钟，每 5~10 分钟捻针 1 次。留针 30 分钟后可加艾灸 l0~15 分钟。

【解析与经验】关元乃三阴经（脾经、肝经、肾经）与任脉的交会穴，为人身元气之根，又为三焦之气所生之处，为培肾固本、补益元气、回阳固脱之要穴。小便失禁及遗尿多为肾气不足，固摄无权，膀胱失约而致，应以补肾助阳为主。灸关元能固本扶元，温补肾阳，增强膀胱约束能力。本穴有双向调节作用，尿不通时，针刺可泻之，起到启闭利尿作用；尿失禁或遗尿时，予以补法，可起到补虚固脬止遗尿的作用。关元为常用之强壮穴，常配他穴（肾俞、三阴交、足三里）治泌尿生殖系统疾患。

州圆穴、州昆穴（董氏奇穴）

【位置】州圆（即膀胱经之通天）夹督脉之百会穴，在百会穴旁开 1 寸 5 分；州昆（即膀胱经之络却）从州圆后行 1 寸 5 分。（附图 58）

【针法】州圆透州昆穴，由州圆向州昆沿头皮刺入 1~2 寸，然后快速捻转 1 分钟，每 5~10 分钟反复快速捻转 1 分钟。

【解析与经验】州圆、州昆均位于足太阳膀胱经，且在头部最高点，阳气甚丰，温阳作用其强，针之有升举收摄之功，增强膀胱气化功能。本法常用于治疗中风后小便失禁。

遗 尿

【位置】手掌面小指末节指关节横纹中点处。（附图 60）

【针法】患者仰掌，用 0.5 寸毫针直刺 2 分，患者稍有酸胀感后，留针 30 分钟。

留针期间，每 10 分钟施捻转手法 1 次。

【解析与经验】本穴为奇穴，或称夜尿穴，在手小指上，手小指关乎肾气，常见小指过短（不到无名指末节）者，肾气较虚，遗尿甚至到 10 岁以上。本穴介乎井穴与荥穴之间，对应小腹膀胱，又手小肠经与足膀胱经同名经相通，亦能治膀胱病。穴位界于木与火穴之间，有温补肾阳、约束膀胱、控制遗尿的作用，因而能治疗夜尿症，尤其是治小儿夜间尿床甚效。

复　溜

【位置】胫骨内侧缘与跟腱之间中点，太溪穴上 2 寸。（附图 53）

【针法】直刺，从内侧刺向外侧，针深 1.2~1.5 寸，中等刺激，每日 1 次。留针 30 分钟，每隔 10 分钟行针 1 次。

【解析与经验】本穴为肾经经金穴，金能生水，即本经之母穴，肾虚证均可针本穴补之。本穴补肾作用甚强，能调整足少阴经和足太阳经而补肾益脾，固缩小便，以达到约束膀胱的目的。

还巢穴（董氏奇穴）

【位置】在无名指中节外侧（靠近小指之侧）正中央。（附图 42）

【针法】用 5 分针，针深 1~3 分，令患者稍有酸、胀、麻、重等得气感后，留针 15 分钟。留针期间，每 5 分钟施捻转手法 1 次。

【解析与经验】此穴在指缝至指尖间，善治少腹病变。本穴因能补肝肾，理三焦，疏肝理气，又在三焦经上，三焦与肾通，能理三焦补肾，故治小便失禁。

▌本节小结

　　治疗遗尿宜温阳固摄，与肾及膀胱经关系密切。灸关元能固本扶元，温补肾阳，增强膀胱约束能力。州圆、州昆均位于足太阳膀胱经，在头部最高点，州圆透州昆针之有升举收摄之功，常用于主治中风后小便失禁。复溜为肾经母穴，补肾作用甚强，能补肾（益气），固缩小便。肾关穴有脾肾双补作用，治多尿、夜尿甚效。

　　太极对应少腹之穴位，如遗尿穴在手掌面小指末节指关节横纹的中点处，界于木与火穴之间，温补肾阳，约束膀胱。还巢善治少腹部之病，在三焦经上，能理三焦，补肾，故治小便失禁。

第二十五节　肾炎

急性肾小球肾炎，简称急性肾炎，多与细菌感染及变态反应有关，多见于儿童和青少年，常见于呼吸道或皮肤链球菌感染后 2~3 周。发病急骤，病程较短，感染控制后，可很快痊愈。大部分患者在 2~4 周内好转，如急性期迁延不愈，可转为慢性肾炎。本病主要症状为少尿和水肿，肿势自眼睑遍及全身，发展迅速。

本病属中医学"风水""阳水"范畴。中医认为本病可因外感风寒、风热、湿毒引起，系"外感风邪，内蕴湿热"，风邪外袭，伤及肺卫，肺气失于宣降，水道不能通调、下输膀胱，致水液滞留形成水肿，脾主运化，寒湿侵袭脾阳，也会影响脾之运化功能。

慢性肾炎多由急性肾炎转变而成，也有部分患者急性期症状不明显，及至发觉已成慢性（或一开始就呈慢性过程）。慢性肾炎可以发生在不同年龄，以成人为多，病程长，临床表现多样。临床表现以水肿、蛋白尿为主。病程中每因感受风寒、呼吸道感染、饮食不慎、劳倦等诱因而使水肿反复发作。恶化发展迅速者，起病后数月即进入尿毒症阶段，有的也可持续 20~30 年，处于相对稳定或缓慢发展状态。晚期常因肾功能衰竭而发生尿毒症。

从本病的发生和发展来看，与正虚和邪实有关，邪实是指诱发因素和病理产物，如风寒、风热、湿热等。本病病势缠绵，不易速愈，其重要原因就在于湿热贯穿于病程的始终。血受湿热煎熬，又必凝滞为瘀。瘀血形成与湿热一样，存在于本病的各个病变类型和病变阶段中。正虚是指肺、脾、肾三脏亏损，而以肾亏最重要。

本病属于中医学"水肿"和"虚劳"范畴。《内经》述其病理为"诸湿肿满，皆属于脾"及"其本在肾，其末在肺……皆积水也"。

治疗水肿（急、慢性肾炎）常用一针特效穴有水分、通肾穴、阴陵泉、人中、陷谷、脾俞、肾俞、足临泣、中白穴、复溜等。

水　分

【位置】在腹部正中线，脐上 1 寸（从神阙上行 1 寸），下脘下 1 寸，穴当小肠下口。（附图 34）

【针法】仰卧取穴，直刺，从腹侧面向背侧面刺入，轻微捻针，留针 30 分钟。有腹水者，只宜灸，不宜针。

【解析与经验】自古医家治疗水肿使用最多者即为水分穴，认为本穴"当小肠下口，至是而泌别清浊，水液入膀胱，渣滓入大肠"（《针灸聚英》），有分利水道之功效，所以取名水分。

本穴自古即为治水肿之特效穴，多数医家皆以本穴治疗水肿（包括四肢及面皆浮肿）甚效。《灵光赋》说："水肿水分灸即安。"《行针指要歌》说："或针水，水分侠脐上边取。"《席弘赋》说："水肿水分兼气海。"《杂病穴法歌》说："水肿水分与复溜。"治水肿可配气海（《席弘赋》），或复溜（《杂病穴法歌》），均有极佳疗效，但宜灸，不宜针。《针灸聚英》："水病灸之大良，禁针，针之水尽即死。"

通肾穴（董氏奇穴）

【位置】当膝盖内侧上缘之陷处是穴。（附图 52）

【针法】直刺，针深 1~1.5 寸。轻微捻针，留针 30 分钟，每 10 分钟捻针 1 次。

【解析与经验】通肾穴位于大腿内侧黑白肉际之棱线上，利水补肾之效甚强。穴在膝内缘之延伸线上，从上向下直刺入脾经。董师习以脾经之穴位治肾，为此一穴组作用于肾，又刺入脾经，因此常用治脾肾两虚之病，有补土制水之意，治水肿甚效。另，本穴在膝盖上缘，从太极全息来看，膝盖对应肚脐，肚脐上为水分穴，本穴则与水分对应，故治疗水肿甚效。

阴陵泉

【位置】膝下内侧辅骨下陷中。伸足取之或屈膝取之，在膝横纹头下与阳陵泉相对，稍高 1 寸。（附图 13）

【针法】直刺，从小腿内侧向外侧刺入，深度 5 分 ~1 寸。平补平泻捻针，留针 30 分钟，每 10 分钟捻针 1 次。

【解析与经验】本穴为脾经合水穴，脾经本有制水之能，再加合水与肾水之同气相求，因此调整水液之功能甚强。本穴自古为治疗水肿要穴，《通玄指要赋》："阴陵能开通于水道。"《千金翼方》曰："水肿不得卧，灸阴陵泉百壮。"《百症赋》说："阴陵水分，去水肿之脐盈。"从太极全息来看，膝盖对应肚脐，肚脐上为水分穴，本穴倒象则与水分对应，故治疗水肿甚效。

人　中

【位置】鼻柱下沟中央近鼻孔陷中。正坐，于鼻中隔之直下，唇沟（俗名人中）之中、上 1/3 交点，接近鼻柱根之处。（附图 5）

【针法】斜刺，从下向上刺入，深 2~3 分。轻微捻针，留针 30 分钟，每 10

分钟捻针 1 次。

【解析与经验】人中即水沟，水沟自古为治面肿虚浮的特效穴。《医宗金鉴》云："水沟中风口不开，中恶癫痫口眼歪，刺治风水头面肿，穴治儿风急慢惊。"《针灸甲乙经》云："水肿，人中尽满，唇反者死，水沟主之。"《百症赋》道："原夫面肿虚浮，须仗水沟前顶。"这些都是取水沟治面部水肿。因浮肿在眼面，故取头面部穴水沟，属局部取穴法。事实上古人治疗全身性水肿也取水沟穴，如《景岳全书》云："水沟主一切水肿。"《太平圣惠方》载水沟主治："水气遍身肿……若是水气，惟得针此一穴。"此外，治水有放水之法，古人推崇水沟穴，效果极佳。《铜人腧穴针灸图经》载："水沟，风水面肿，针此一穴，出水尽即顿愈。"即为其例。

陷 谷

【位置】足大趾、次趾外间，本节后陷中，去内庭 2 寸。（附图 11）

【针法】在足第 2、3 跖骨结合部之前凹陷中取穴。针尖刺向足心，深约 1 寸。轻微捻针，留针 30 分钟，每 10 分钟捻针 1 次。

【解析与经验】水肿风证往往出现眼面浮肿等症状，而足阳明胃经上抵眼面，故治疗常取胃经穴；胃与脾相表里，主运化水湿，胃为阳土，能克阴水，故胃经穴可治疗水肿。其中陷谷应用甚多，《千金翼方》曰："水肿，灸陷谷随年壮。"《针灸聚英·六十六穴流注歌》云："面目浮虚肿，身心怯振寒；须针陷谷穴，休作等闲看。"《医宗金鉴》云："陷谷，主治水气肿，善噫痛疝腹肠鸣，无汗振寒痰疟病，胃脉得弦泻此平。"

脾 俞

【位置】11 椎下两旁相去脊各 1 寸 5 分（背正中线外侧 1 寸 5 分）。（附图 17）

【针法】正坐或俯伏取之，斜刺，从背侧向前下方刺入，针深 5 分。

【解析与经验】脾主运化，吸收、转输、布散水液，本穴为脾经背俞穴，有除水湿、助运化、补脾阳、益营血之作用，故取脾俞能治疗水肿，如《世医得效方》云："胀满水肿，灸脾俞随年壮。"《类经图翼》载脾俞治"水肿鼓胀"，《扁鹊神应针灸玉龙经》说："脾虚腹胀身浮肿，大都三里艾宜燃。"

肾 俞

【位置】14 椎下两旁相去脊各 1 寸 5 分，前与脐平，第 2、3 腰椎棘突之间水平。（附图 17）

【针法】正坐或俯卧，从第 14 节即第 2 腰椎之下命门穴（见督脉）旁开 1 寸 5 分取之。直刺，从背侧向前下方针入，针深 5 分。但多以灸为主。

【解析与经验】肾主水，主持和调节水液代谢；肾与三焦通，能疏通三焦水道，故治疗水肿亦常从肾入手。本穴为肾脏背俞穴，有滋肾阴、助肾阳作用，系治疗肾部疾患及泌尿生殖系统疾病的特效穴，如《古今医统》云肾俞主"虚劳耳聋，肾虚水肿腰痛"。《神应经》亦说："遍身肿满，灸肾俞百壮。"《太平圣惠方》说肾俞主治"身肿如水"。

足临泣

【位置】在足小趾、4 指本节后，足跗间陷中。（附图 32）

【针法】正坐垂足，直刺，从足背向跖底刺入，针深 3~5 分。

【解析与经验】足临泣为胆经输穴，属木经木穴，而肾炎为水过盛，根据"实则泻其子"的原则，当泻木穴，故古人多取足临泣。《玉龙歌》道："小腹胀满气攻心，内庭二穴要先针，两足有水临泣泻，无水方能病不侵。"《针方六集》载（足）临泣："此穴大能去水，导五脏气。"

中白穴（董氏奇穴）

【位置】在手背小指掌骨与无名指掌骨之间，距指骨与掌骨接连处 5 分。（附图 45）

【针法】拳手取穴，针 3~5 分。轻微至中度捻针，留针 30 分钟，每 10 分钟捻针 1 次。

【解析与经验】通过三焦与肾通，本穴补肾作用甚好，故能治疗肾亏各病。别名"鬼门"，所谓"开鬼门，洁净府"，即此穴能治肾炎之四肢浮肿，有如"开鬼门，洁净府"之作用。治四肢浮肿，余之经验等同于柴苓汤。本穴之卦位为坤，亦主健脾，加上通过三焦与肾通，补肾作用亦好，不少功用与脾肾双健有关。

复 溜

【位置】胫骨内侧缘与跟腱之间中点，太溪穴上 2 寸（取内踝后缘太溪穴直上 2 寸处，以指探摸有筋一条，在筋后为复溜穴，前为交信）。（附图 53）

【针法】直刺，从内侧刺向外侧，针深 5 分。轻微至中度捻针，留针 30 分钟，每 10 分钟捻针 1 次。

【解析与经验】本穴为肾经经金穴，金能生水，即本经之母穴，肾经虚证均可针本穴补之，有疏利膀胱、祛湿消滞的作用。本穴因系肾经母穴，所以调水功能亦甚强。《杂病穴法歌》："水肿水分与复溜。"《灵光赋》："复溜治肿如神医。"治水肿可酌配水分应用。

▌本节小结

　　水分穴自古为治水病（肾炎）之特效穴，治水肿（包括四肢及面皆浮肿）甚效，亦治腹水，但宜灸不宜针。膝盖太极全息对应肚脐，通肾穴（董氏奇穴）对应水分穴。阴陵泉自古即为治疗水肿要穴，从太极全息来看，膝盖对应肚脐，倒象对应肚脐上，为下水分穴。

　　肾主水，主持和调节水液代谢，故治疗水肿亦常从肾入手。肾俞为肾脏背俞穴，故能治疗水肿。复溜因系肾经母穴，所以调水功能甚强，治水肿可酌配水分，效果更佳。

　　人中，即水沟，自古为治面肿虚浮特效穴，善治面部水肿，属局部取穴法，事实上，古人治疗全身性水肿也常取人中穴。水肿风证往往出现眼面浮肿等症状，而足阳明胃经上抵眼面，故治疗常取胃经穴，其中陷谷应用甚多。脾俞为脾经背俞穴，有除水湿、助运化之作用，故取脾俞治疗水肿。

　　足临泣属木经木穴，根据"实则泻其子"的原则，水过盛当泻木穴，故古人多取足临泣。

　　中白（董氏奇穴）通过三焦与肾通，能治疗肾亏各病，别名"鬼门"，能治肾炎之四肢浮肿，有如"开鬼门，洁净府"之作用。本穴之卦位为坤，亦主健脾，加上通过三焦与肾通，不少功用与脾肾双健有关。

　　余常用通肾穴配阴陵泉，为治疗水肿之特效对针。

第二十六节　泌尿系结石

　　泌尿系结石包括肾、输尿管、膀胱、尿道结石，发作时剧烈绞痛，以腰痛、下腹痛为主，疼痛由腰向下腹、外阴部放射，痛苦难言，并伴有尿频、尿痛、淋漓不断、血尿等。中医学称为"砂淋""石淋"，认为湿热蕴积于下焦，尿液受其煎熬，日积月累，尿中杂质结为砂石。

　　治疗泌尿系结石常用一针特效穴有下白穴、马金水穴、太溪、外关、太冲、承山、肾俞、马快水穴、六快穴等。

下白穴（董氏奇穴）

【位置】 在手背小指掌骨与无名指掌骨之间，即手背第4、5掌骨骨间隙后缘，腕背横纹与掌骨小头连接之中点凹陷处。（附图45）

【针法】 蹋手取穴，当小指掌骨与无名指掌骨之间，距指骨与掌骨1寸5分，是穴（即中白穴后1寸）。针入下白3~5分，得气后行中强刺激。留针30分钟，每5分钟捻针加强刺激。

【解析与经验】 本穴位于中渚穴（属三焦经）之直后方，故本穴主治同中渚，通过三焦与肾通，能治肾亏各病，疗效极佳，治腰痛亦甚效。本穴在掌太极与腰肾水平对应，贴骨进针，亦与肾（肾主骨）相应，治肾结石疗效极佳。针刺下白止痛的有效率，据过去之经验可达100%。

马金水穴（董氏奇穴）

【位置】 在外眼角直下至颧骨之下缘陷凹处。（附图57）

【针法】 用5分针直刺，针深2~4分，得气后行中强刺激，留针30分钟，每5分钟捻针以加强刺激。

【解析与经验】 此太极全息对应于肾，肾属水，又本穴先天卦位为坎卦所在，后天卦位为乾卦所在，此穴之金水，即与卦位有关。有金水之性者皆治闪腰岔气痛，盖闪腰岔气为水（肾）之气（金）病，针刺本穴可治疗腰痛及泌尿系统病变。本穴治疗肾结石肾绞痛特效，余以马金水与下白穴（余定位贴骨，为新下白）合用，治疗多例肾绞痛及肾结石特效。

太　溪

【位置】 足内踝后5分，跟骨上动脉陷中。平齐内踝最隆出点，在内踝后缘与跟腱内侧缘之中间。（附图22）

【针法】 取双侧太溪穴，用毫针刺入5分，得气后行中强刺激手法。留针30分钟，每10分钟捻针刺激，以加强针感。

【解析与经验】 太溪穴系肾经之腧穴，又是原穴，有调补肾气、通利三焦、行气化水、强健腰膝作用。又本穴五行属土，为水经土穴，能土水并治，脾肾两治，有清利湿热止痛功效，临床上治疗泌尿系结石效果满意。

外　关

【位置】 腕后2寸两骨间，与内关相对。（附图26）

【针法】直刺，从外向内刺，针深5分，得气后令患者活动腰部，留针30分钟，每5~10分钟捻针1次，同时令患者活动腰部。

【解析与经验】外关穴系手少阳三焦经之络穴，八脉交会穴之一，通于阳维脉。三焦主诸气，总司人体气化功能，三焦与肾脏别通，能通利水道而治肾脏病。针刺外关能调畅气机，清利湿热，通利水道，治疗肾结石效果显著，能收到实时止痛效果。

太　冲

【位置】足大趾本节后2寸，第1、2跖骨骨间腔中。（附图33）

【针法】正坐垂足，取双侧太冲穴，直刺，从足背向下进针刺入5分~1寸，施捻转手法，得气后令患者活动腰部，留针30分钟，每5~10分钟捻针1次，同时令患者活动腰部。

【解析与经验】太冲穴为足厥阴肝经原穴及输穴，原穴是人体原气作用表现的部位，能活血理气，治疗本脏腑及有关脏器病变；由于肝主筋，且本穴为输穴，故广泛用于治疗疼痛，舒解痉挛之疼痛及病变，多用于治疗肝胆疾病，亦能治腰痛。《马丹阳天星十二穴治杂病歌》云："太冲，足大趾，节后二寸中……亦能疗腰痛，针下有神功。"针刺本穴对胆绞痛和肾结石都有较明显的止痛效果。

承　山

【位置】在小腿后面正中，当伸直小腿时腓肠肌肌腹下凹陷处。用力伸小腿时，呈现"∧"纹处，从其尖下取之。（附图18）

【针法】俯卧取穴，小腿肚放松，用2寸毫针直刺，从后向前刺入1~1.5寸。患者有针感后，施强刺激，令患者活动腰部，留针30分钟，每5~10分钟捻针1次，同时令患者活动腰部。

【解析与经验】承山为足太阳膀胱经腧穴，膀胱经通过腰部，膀胱与肾相表里，能疏通经气，通则不痛；又承山善治痉挛痛，疗效甚好，对肾结石也有效。

肾　俞

【位置】14椎下，去脊各1寸5分，前与脐平。（附图17）

【针法】正坐或俯卧，从第14节即第2腰椎之下命门穴旁开1寸5分取之。直刺，从背侧向前下方刺入，针深5分。强刺激，得气后留针30分钟，每5~10分钟捻针1次。

【解析与经验】中医认为肾结石病变多在足太阳膀胱经与足少阴肾经。本穴为肾脏背俞穴，有滋肾阴、助肾阳作用，系治疗泌尿生殖器疾病的特效穴，针刺肾俞可疏利肾气而止痛。

马快水穴（董氏奇穴）

【位置】在马金水穴直下 4 分，约与鼻下缘齐。（附图 57）

【针法】针深 1~3 分，得气时行中强刺激，留针 30 分钟，每 5 分钟捻针以加强刺激。

【解析与经验】马快水在马金水略下，治疗部位亦略下，治膀胱病变效好，亦有以上治下、提壶揭盖之意味。马快水位于马金水下 4 分，两穴倒马并用，治疗肾结石及膀胱结石效果甚佳。

六快穴（董氏奇穴）

【位置】在人中（鼻至唇之中央）向外平开 1 寸 4 分（约距口角外纹 1 分 5）处。（附图 62）

【针法】针深 1~3 分，得气后行中强刺激，留针 30 分钟，每 5 分钟捻针以加强刺激。

【解析与经验】本穴与马快水穴配治尿道结石，配七快治尿道炎、尿道痛。本穴全息对应于下焦，在马快水旁略下，治疗部位较腑快及马快水略下，因此对应位置相当于尿道，治尿道病常用，治尿道结石有效。

▌本节小结

　　治疗肾结石，主要以太极全息对应肾之穴位为首要，以马金水穴（董氏奇穴）及下白穴（董氏奇穴）为主。其次取与肾相关穴位，太溪穴系肾经之腧穴，又是原穴，畅通气机，行气化水，脾肾两治；肾俞为局部取穴，可疏利肾气而止痛。再其次取三焦经穴位（三焦与肾通），外关穴系手少阳三焦经之络穴，三焦与肾脏腑别通；下白穴（董氏奇穴）除对应外，通过肾与三焦通，能治肾亏各病。

　　能舒解痉挛之穴位，如太冲（肝主筋）、承山（善治痉挛痛，膀胱经通过腰部）治疗肾结石亦效。

　　余以马金水与下白穴（余定位贴骨，为新下白）合用，配成对针，治疗多例肾绞痛及肾结石特效。

　　马快水（董氏奇穴）位于马金水（对应于肾）下 4 分，太极对应于膀胱，治膀胱结石效好。六快穴（董氏奇穴）全息对应于下焦，在马快水旁略下，治疗部位较腑快（董氏奇穴）及马快水略下，其对应位置相当于尿道。此两穴有以上治下、提壶揭盖之意味。

第二十七节　糖尿病

糖尿病是一种常见疾病，中老年人多发，女性患病率较男性为高。本病发展缓慢，早期多无自觉症状，仅在偶然验血或验尿时发现，常见表现为口渴多饮、易饥多食、多尿、消瘦乏力等三多一少之典型症状。久病常并发心血管、肾脏、眼部及神经病变，严重时可发生酮症酸中毒，甚至昏迷，危及生命。

本病发病机制主要是胰岛素分泌不足，导致糖代谢紊乱，使血中糖过高，不得不由肾脏滤出，于是尿中有甜味，出现糖尿，进而又可导致脂肪和蛋白质代谢紊乱。

糖尿病又分为幼年型（一般胰岛素依赖型，多在 20 岁前发病，有家族遗传倾向）及成年型（非胰岛素依赖型，多数于 40 岁后发病，起病缓慢，多与食多动少、肥胖有关）；成年型糖尿病较幼年型普遍，在所有糖尿病中占比甚高。此外，有少数是酒精损害或某类药物不良反应所致，或由其他病引发。

现代中医学一般将糖尿分为上、中、下三消，病变部位分属肺、脾、肾三脏，而在古代针灸文献中，"上消治肺"的思想似不突出（仍以脾、肾穴土水为重），徐凤《针灸大全》和杨继洲《针灸大成》只选用了胃经和肾经之穴，而没有考虑与肺相关之穴，他们治疗本证重视脾肾。

治疗本病，余首重含土、金、水三性之穴，这些穴位有土水（鱼际）、承浆（土金水）、肾关等；其次为涵土水之穴，能脾肾双补，如阴陵泉、太溪等。

治疗糖尿病常用一针特效穴有阳池、承浆、鱼际、肾关、曲池、关元、三焦俞、胰俞、太溪、阴陵泉等。

阳　池

【位置】从中渚沿 4 指本节直上行，手腕上陷中。在腕背侧面，当腕背侧横纹之中点，两肌腱之凹陷中。（附图 25）

【针法】握拳取之，从掌背向掌前针 2~5 分，得气后施一般刺激，留针 45 分钟，每 5~10 分钟捻针 1 次。

【解析与经验】古人认为糖尿病（消渴）与心火、三焦相火有关，故治疗常取与心、三焦相关之穴，如董氏奇穴之指肾穴即在手三焦经上。阳池为三焦经原穴，调气作用极强，能宣肺解表，舒筋活络，清三焦热邪，为整体调节常用之穴，治疗糖尿病（消渴）常用。《医宗金鉴》曰："心经原络应刺病，消渴背腹引腰疼。"又曰："阳池主治消渴病，口干烦闷疟热寒。"针刺阳池能调节内脏功能，而三焦与肾通，水液由三焦经肾而下达膀胱，使小便正常，并促使卫气及津液敷布，所谓"三焦气机得通，津液自下，胃气因和"，消渴可愈。

承　浆

【位置】在下颌正中线，下唇缘下方凹陷处。（附图 35）

【针法】斜刺，针尖从前下向后上方刺入，深度为 3~5 分，轻度提插捻转 30 秒，留针 45 分钟，每隔 5~10 分钟行针 1 次。每日 1 次或隔日 1 次。

【解析与经验】因消渴主要症状为口渴，而任脉有益气养阴之功能，且循行抵达口部，可治疗口渴，故古人常取口部穴以治之，最常用穴为承浆。本穴系任脉、督脉、手阳明大肠经（属金）和足阳明胃经（属土）之会穴，穴当八卦坎部，含土、金、水三气，通肺、脾、肾，则上、中、下消皆治。《针灸甲乙经》载："消渴嗜饮，承浆主之。"《铜人腧穴针灸图经》："疗偏风口歪，面肿，消渴，口齿疳蚀生疮。"《医宗金鉴》："承浆主治男七疝，女子瘕聚儿紧唇，偏风不遂刺之效，消渴牙疳灸功深。"

鱼　际

【位置】《医宗金鉴》：从太渊穴上鱼，手大指本节后，内侧陷中散脉中白肉际。在第 1 掌指关节桡侧缘与太渊穴连线的中点，正当第 1 掌骨中间掌侧。（附图 1）

【针法】斜刺，针尖微斜向掌内刺入，针深 3~5 分。得气后一般刺激，留针 45 分钟，每 5~10 分钟捻针 1 次。

【解析与经验】现代中医学一般将消渴分为上、中、下三消，病变部位分属肺、脾、肾三脏，本穴位于艮卦（属土）及坎卦（属水）之间，位在肺（金）经之上，因此含土、金、水三气，通肺、脾、肾，则上、中、下消皆治，治疗消渴甚效。

肾　关

【位置】于小腿内侧，当胫骨内侧后下方凹陷处（即阴陵泉穴）直下 1 寸 5 分。

（附图 53）

【针法】针深 5 分 ~1 寸。得气后施一般刺激，留针 45 分钟，每 5~10 分钟捻针 1 次。

【解析与经验】肾关位于脾经（属土）阴陵泉（属水）下，有土水之气，在阴陵泉（属水）与商丘（属金）之间，含土、金、水三气，通肺、脾、肾，则上、中、下消皆治。治疗消渴甚效，若与阴陵泉倒马针合用，疗效更佳。

曲　池

【位置】屈肘时，当肘横纹外侧尽端。（附图 4）

【针法】直刺，从上向下，针深 5 分 ~1 寸。得气后施一般刺激，留针 45 分钟，每 5~10 分钟捻针 1 次。

【解析与经验】曲池为大肠经（属金）之合穴（属土），可肺脾两治，其位置对应下焦，亦视同含土、金、水三气，通肺、脾、肾，则上、中、下消皆治，故临床上治消渴常取曲池。手阳明大肠经主"津"所生病，此亦曲池能治消渴之原因。

关　元

【位置】脐下 3 寸，当脐至耻骨联合之间 1/2 处。（附图 34）

【针法】仰卧，脐下 3 寸，中极上 1 寸取之。直刺，从腹侧面向背侧面刺入。针深 5 分 ~1 寸 5 分。得气后施一般刺激，留针 45 分钟，每 5~10 分钟捻针 1 次。

【解析与经验】关元穴系小肠募穴，足三阴经（脾经、肝经、肾经）与任脉之会穴，又为三焦之气所生之处，为培肾固本、补益元气、回阳固脱之要穴，与肾联系密切。本穴主治之症甚多，对于肾虚所致诸症尤有特殊效果，为常用之强壮穴。中医认为消渴病机以肾虚为主，又消渴主要表现为口渴，任脉有益气养阴之功能，且循行抵达口部，因此可治疗口渴，所以古人常取任脉穴治疗消渴。古人认为消渴以肾虚为多，即使上消、中消也要考虑补肾，因而主张针关元穴治疗消渴，灸关元更佳。

三焦俞

【位置】13 椎下两旁相去脊各 1 寸 5 分。（附图 17）

【针法】正坐，斜刺，从背侧向前下方刺入，针深 5 分。得气后施一般刺激，留针 45 分钟，每 5~10 分钟捻针 1 次。

【解析与经验】本穴治疗糖尿病亦有卓效。《循经考穴编》曰："三焦俞……三焦热塞，气不升降，口苦唇裂，消渴。"

胰　俞

【位置】第 8 胸椎下旁开 1.5 寸。（附图 17）

【针法】针刺得气后施一般刺激，留针 45 分钟，每 5~10 分钟捻针 1 次。也可以用艾绒灸之，更佳。

【解析与经验】近代有人通过研究认为胰俞穴是治疗糖尿病的特效穴，早在唐代《备急千金要方》就已记载："消渴咽喉干，灸胃管下俞三穴各百壮，穴在背第八椎下，横三间寸，灸之。""胃管下俞三穴"与胰俞位置相当。

太　溪

【位置】足内踝后 5 分，跟骨上动脉陷中。平齐内踝隆出点，在内踝后缘与跟腱内侧缘之中间。（附图 22）

【针法】斜刺，针深 3~5 分。得气后施一般刺激，留针 45 分钟，每 5~10 分钟捻针 1 次。

【解析与经验】本穴治肾病及脑病常用，盖太溪为肾经输穴及原穴。又太溪穴为水（肾）经之土（输）穴，有水、土二性，能治脾肾两虚之病，糖尿病、肾炎、肾功能衰竭等多见脾肾两虚之证，故能以本穴治之。本穴为肾经输土穴及原穴，为先天之气所发，对内脏有调节作用；肾阴为一身阴液之本，肾阳为机体生命活动的动力，本穴补肾阴、肾阳，凡肾阴亏损、肾阳不足之证皆能治之，此亦治糖尿病、肾炎、肾功能衰竭有效之原因。

阴陵泉

【位置】在膝横纹头下陷中，即胫骨内侧辅骨直下方陷窝中，平齐胫骨粗隆下缘，与阳陵泉相对，稍高 1 寸。（附图 13）

【针法】正坐垂足取穴或平卧取穴，直刺，从小腿内向外刺入，针入 5 分 ~1寸。得气后施一般刺激，留针 45 分钟，每 5~10 分钟捻针 1 次。

【解析与经验】阴陵泉为脾（土）经合（水）穴，土水两治，脾肾双补。脾肾居中下焦，并能补土制水，所治之病多属脾肾两虚之病，如蛋白尿、肾炎、糖尿病、肾功能衰竭等。《灵枢·九针十二原》说："疾高而内者，取之阴之陵泉。"即指本穴，以内脏言疾高而内，当指上焦心肺而言，如此则阴陵泉三焦皆治。治疗三焦病之糖尿病甚，加配太溪并用，疗效尤佳。

治疗糖尿病，余个人首重含土、金、水（三焦）三性之穴，这些穴位有鱼际（卦象土水，在肺经）、承浆（位在坎卦，为土、金经交会）、肾关［位置在阴陵泉（属水）与商丘（属金）之间，含土、金、水三气］等。其次为涵土水之穴，能脾肾双补，如太溪，又如阴陵泉［为脾（土）经合（水）穴］，《灵枢·九针十二原》说："疾高而内者，取之阴之陵泉"，当指上焦心肺而言，如此则阴陵泉三焦皆治。曲池为大肠经（属金）之合穴（属土），可肺脾两治，其位置对应下焦，亦视同含土、金、水三气，则上、中、下消皆治。

古人认为糖尿病（消渴）与三焦相火有关，故治疗常取与三焦相关之穴。阳池为三焦经原穴，调气作用极强，为治疗糖尿病（消渴）要穴。三焦俞治疗糖尿病亦有卓效。

消渴主要表现为口渴，任脉有益气养阴之功能，且循行抵达口部，所以古人常取任脉穴治疗消渴。最常用穴为承浆，有手阳明大肠经（属金）和足阳明胃经（属土）经过，穴当八卦坎部，含土、金、水三气，通肺、脾、肾，则上、中、下消皆治。关元穴系足三阴经（脾、肝、肾经）与任脉之会穴，又为三焦之气所生之处，为培肾固本、补益元气之要穴。

余常以太溪、阴陵泉作为治疗糖尿病对针，再加配肾关或阳池等穴。

第二十八节　黄疸

传染性肝炎，一般指病毒性肝炎，是由肝炎病毒引起的一种消化道急性传染病。根据临床表现，一般分为急性黄疸型肝炎和急性无黄疸型肝炎两种。本病临床以食欲不振、乏力、肝区疼痛、腹胀、恶心、大便不成形、低热等为主要症状。部分患者可有黄疸、发热、肝脏肿大、压痛，并伴有不同程度的肝功能损害。

急性黄疸型肝炎的发病原因，中医认为主要是由于脾胃湿热，肝胆之气郁结所致。本病临床上均有湿热、脾虚、肝郁等表现，中医的治疗也是针对这三方面清利湿热、健脾、疏肝。本节主要论述黄疸之治疗。

治疗黄疸常用一针特效穴有肝门穴、腕骨、至阳、后溪、中封、明黄穴等。

肝门穴（董氏奇穴）

【位置】在尺骨之内侧，距豌豆骨6寸。（附图47）

【针法】手抚胸取穴，针深3~5分，针下后立止肝痛，将针向右旋转，胸闷即解，将针向左旋转，肠痛亦除。得气后施一般刺激，留针45分钟，每5~10分钟捻针1次。

【解析与经验】肝门穴治疗急性肝炎效果极佳。治湿从脾，小肠与脾通，能祛湿，又为分水之官，肝门位于小肠经上，健脾祛湿，故治黄疸。从全息观点来看，本穴在小臂之中点，治中焦病有效。由于肝在右侧，所以针治时以左手肝门穴为主即可。对于合并肠炎症状，则可加针肠门，使成倒马，疗效甚佳。本穴配上三黄穴（天黄穴、明黄穴、其黄穴）治慢性肝炎亦有特效，亦可治乙型病毒性肝炎。

腕 骨

【位置】在手背尺侧，当第5掌骨与钩骨间关节下，赤白肉际处。握拳，从后溪穴沿手尺侧向上移，摸至豌豆骨之下为止，穴在豌豆骨之前赤白肉际凹陷处。（附图14）

【针法】直刺，从尺侧刺向第5掌骨基底。针深5~8分，得气后施平补平泻手法即可。留针45分钟，每5~10分钟捻针1次。

【解析与经验】腕骨为小肠经原穴，小肠为分水之官，因此本穴祛湿作用极强，通过小肠与脾相通之原理，能治疗脾经多种病变，尤善于治疗湿病，无论湿热、湿寒皆极有效。小肠另有一条支脉与足太阳膀胱经相通，故腕骨穴亦擅于利水。中医学说认为黄疸即系脾胃湿热所致（亦有湿寒所致者），本穴历来被认为是治疗黄疸之要穴。《通玄指要赋》说："固知腕骨祛黄。"《玉龙赋》说："脾虚黄疸，腕骨中脘何疑。"《卧岩凌先生得效应穴针法赋》说："固知腕骨祛黄，应在至阳。"治疗黄疸时，可配合中脘或至阳，均极有效。本穴对于急慢性肝炎之黄疸效果皆佳。

至 阳

【位置】位于背后正中线，第7胸椎棘突凹陷处取穴，约与肩胛骨下角相平。俯卧，于第7椎下陷中取之，即当第7与第8胸椎棘突之间。（附图17）

【针法】患者俯伏或俯卧，医者用轻刺手法进针，斜刺，从背侧面略向上刺入，深5~8分。得气后施以平补平泻手法即可。留针30分钟，每10分钟捻针

1 次。

【解析与经验】至阳穴在督脉上，位于背部第 7 胸椎下，内平于胸膈，由于督脉总督一身之阳气，而至阳又为阴阳交关处，故能调节内脏阴阳气血，具有宽胸利膈、清热除湿功效。除中焦之痞满，利脾胃而水湿自化，湿热黄疸能除，因此古代医家把本穴作为治疗黄疸之要穴，如《玉龙歌》云："至阳亦治黄疸病。"《玉龙赋》："至阳却疸，善治神疲。"《胜玉歌》："黄疸至阳便能离。"《医宗金鉴》："至阳专灸黄疸病，兼灸痞满喘促声。"《卧岩凌先生得效应穴针法赋》："固知腕骨祛黄，应在至阳。"针刺本穴治疗急、慢性肝炎之黄疸效果皆佳。

后　溪

【位置】第 5 掌骨小头后，握拳时当掌远侧横纹端，赤白肉际处。（附图 14）

【针法】斜刺，从尺侧刺向第 5 掌骨基底，即后溪透劳宫，针深 1~1.5 寸。得气后施平补平泻手法即可，留针 45 分钟，每 5~10 分钟捻针 1 次。

【解析与经验】本穴为手太阳小肠经输穴，小肠经有一条支脉与足太阳膀胱经相通，故擅于利水。小肠与脾通，小肠为分水之官，善于祛湿。本穴为八脉交会穴之一，通于督脉，肝经与督脉相通，本穴五行属木，亦应肝。《百症赋》："治疸消黄，谐后溪劳宫而看。"劳宫为心包经之荥水穴，针之能清心火，除湿热。《灵光赋》："劳宫医得身劳倦。"劳宫亦可治劳倦，即系清利湿热之故，因此从后溪透劳宫治黄疸甚效，对急、慢性肝炎之黄疸效果皆佳。

中　封

【位置】在足背侧，当足内踝前，解溪、商丘之间是穴，胫骨前肌肌腱内侧凹陷中。足内踝骨前 1 寸，筋里宛宛中。（附图 33）

【针法】正坐，以足背仰举，从内踝之前方 1 寸陷中靠胫骨前肌肌腱之内侧凹陷处，与解溪穴平，相距 4~5 分处取之。斜刺，从前斜向足跟进针，针深 3~5 分。得气后施平补平泻手法即可，留针 45 分钟，每 5~10 分钟捻针 1 次。

【解析与经验】急性黄疸型肝炎的发病，中医认为主要是由于脾胃湿热（亦有湿寒所致者），肝胆之气郁结所致。中封为肝经经穴，能清利湿热，疏肝，故能治肝炎。《医宗金鉴》："中封主治……溲便难，鼓胀。"即指本穴能治小便不利及重症肝病之鼓胀。

明黄穴（董氏奇穴）

【位置】在大腿内侧之正中央。（附图 55）

【针法】针深 1.5~2 寸。得气后施平补平泻手法即可，留针 45 分钟，每 5~10 分钟捻针 1 次。

【解析与经验】明黄(及其黄、天黄)位于大腿内侧厥阴经(肝经)上。明黄(及天黄、其黄三穴，合用简称上三黄)为治疗肝脏病变及肝之藏象所主病变之主要穴，善治慢性肝炎。对于急性肝炎，则以先针肝门、肠门为要。

▌本节小结

治湿从脾，小肠与脾通，能祛湿，小肠又为分水之官，故常用小肠经腧穴祛湿。如腕骨为小肠经原穴，祛湿作用极强，历来被认为是治疗黄疸之要穴。后溪为手太阳小肠经输穴，劳宫为心包经之荥水穴，针之能清心火，除湿热，可治劳倦，即系清利湿热之故，因此从后溪透劳宫治黄疸甚效。肝门与肠门皆在小肠经上，能治黄疸肝炎；从全息观点来看，肝门在小臂之中点，治中焦病有效。

至阳穴位于背部第 7 胸椎下，为阴阳交关之处，具有宽胸利膈、清热除湿的功效，古代医家把本穴作为治疗黄疸之要穴。

中封为肝经经穴，能清利湿热，疏肝，故能治肝炎。

明黄、其黄、天黄位于大腿内侧厥阴经(肝经)上。天黄、明黄、其黄三穴合用简称上三黄，为治疗肝脏病变及肝之藏象所主病变之主要穴，善治慢性肝炎。对于急性肝炎，则以先针肝门、肠门为要。

第二十九节　胆囊炎、胆绞痛

胆囊炎分急性和慢性两种，女性多于男性，多发生于 40 岁以上的肥胖妇女。急性胆囊炎可因寄生虫、胆结石等梗阻胆囊出口所致。过去还认为本病是由细菌感染所致，但近年来研究证明，虽无细菌存在，高度浓缩的胆汁或反流入胆囊的胰液所产生的化学刺激，也能引起胆囊炎。过去认为多数慢性胆囊炎与胆石症同时存在，但从临床观察数据来看，未患胆石症的慢性胆囊炎也很常见。

胆囊炎有右上腹痛、消化不良或黄疸等症状，可见于中医"胁气""肝气""黄疸"等。

胆囊炎急性发作时全身及局部症状均较严重，多数起病时有高热，畏寒或寒战，恶心呕吐，胆囊区有明显压痛与反跳痛，痛觉过敏与肌肉强直，并有右肩胛下区放射痛，有时可扪及膨大而有压痛的胆囊，或有轻度黄疸。

慢性胆囊炎可有轻重不一的腹胀，上腹或右上腹不适，持续性钝痛或右肩胛区疼痛，胃灼热、恶心、嗳气、嗳酸等消化不良症状。

胆绞痛是指以胆囊绞痛为主症的综合症候群，属于急腹症范畴，多因胆囊结石、胆管结石、胆道蛔虫或胆囊急性炎症所引起。患者突发右上腹持续性疼痛，呈阵发性加剧，并向右肩背部放射，常伴有恶心、呕吐和发热，右胁下胆囊区有压痛，腹肌紧张，深吸气时有触痛反应（墨菲征阳性），白细胞总数常升高（胆绞痛之病因及证治，详见余之《杨维杰痛证特效一针疗法》）。

治疗胆囊炎、胆绞痛常用一针特效穴有木枝穴、下白穴、火枝穴、中渚、胆囊、太冲、胆俞等。胆囊炎之胆绞痛，属急腹症范畴，一般可留针 45 分钟 ~1 小时。

木枝穴（董氏奇穴）

【位置】在马金水穴向外上方斜开 1 寸处（马金水穴在眼角直下至颧骨之下缘陷凹处）。（附图 58）

【针法】针深 1~3 分。得气后施中强刺激捻针 1 分钟，留针 45 分钟，每 5~10 分钟捻针 1 次。

【解析与经验】本穴与下关穴邻近，下关为胃经、胆经之会穴，治胆病甚效，尤善治胆胃并病之胆囊炎及结石。木枝，顾名思义，木者，肝也，木枝者，胆也，木枝穴治疗各种胆病，确具卓效。

下白穴（董氏奇穴）

【位置】在手背小指掌骨与无名指掌骨之间，即在手背第 4、5 掌骨骨间隙后缘，腕背横纹与掌骨小头连接之中点凹陷处。（附图 45）

【针法】跷手取穴，当小指掌骨与无名指掌骨之间，距指骨与掌骨 2 寸（即中白穴后 1 寸）是穴。针入下白穴 5 分，得气后行中强刺激。留针 45 分钟，每 5~10 分钟运针 1 次。可间歇多次捻针并加强刺激。

【解析与经验】本穴位于手少阳三焦经，紧邻中渚穴（属三焦经）之直后方，故主治同中渚。本穴位于手腕上方，太极对应约当腰胁部位，又通过手少阳与足少阳同名经相通与胆通，能治胆病。据余之经验，本穴治疗胆绞痛止痛甚效，大多数在针刺 10 分钟内止痛，治疗胆囊炎亦甚效。

火枝穴（董氏奇穴）

【位置】在明黄穴下 1.5 寸（明黄穴在大腿内侧之正中央）。（附图 55）

【针法】从大腿内侧进针，直刺 1~2 寸，强刺激，留针 30 分钟，每隔 5 分钟行针 1 次。

【解析与经验】火枝穴主治黄疸病及头晕、眼花、背痛，亦治胆囊炎。配合火全、其黄，可止胆结石所致胆绞痛。

中 渎

【位置】从风市下髀骨外，膝上外廉 5 寸，分肉间陷中。在大腿外侧面下部，屈膝，从膝（腘）横纹头直上 5 寸，股外侧肌与股二头肌之间凹陷处，与环跳穴成直线。（附图 30）

【针法】直刺，从股外侧向后内刺入，针深 1~1.5 寸，得气后行中强刺激捻针 1 分钟，留针 45 分钟，每 5~10 分钟捻针 1 次。

【解析与经验】本穴位于胆经之风市穴下 2 寸，对应于大腿内侧面之火枝穴稍下，火枝穴能治疗黄疸病及头晕、眼花、背痛、胆囊炎等，本穴位于胆经，治疗更为直接。

胆 囊

【位置】在阳陵泉下 1 寸左右的压痛明显处取穴。（附图 31）

【针法】取双侧穴位。直刺 1~2 寸，强刺激，留针 45 分钟，每隔 5~10 分钟行针 1 次。

【解析与经验】胆囊穴为经验取穴。胆囊穴在阳陵泉下 1 寸之压痛点，为 20 世纪新发现的经外奇穴。本穴位于足少阳胆经循行路线上，正当合穴阳陵泉、郄穴外丘之间的膝下位置。"合治内腑"，郄穴善治急症，阳陵泉、外丘对胆经及胆腑的急性病症都甚具疗效。胆囊穴为有病时之压痛反应点，胆绞痛时取刺该穴针感甚强，一般胆囊炎早期治疗效果好，施强刺激泻法，以清热解毒，调动机体的抵抗力而抑制炎症。

太 冲

【位置】在足背，第 1、2 跖骨结合部之前凹陷处。（附图 33）

【针法】正坐垂足，取双侧太冲穴，直刺，从足背向下进针 1 寸左右，行中强刺激，捻转 1 分钟，留针 45 分钟，每 5~10 分钟捻针 1 次。

【解析与经验】太冲穴为足厥阴肝经之原穴及输穴，《灵枢·九针十二原》说："五脏有疾，当取之十二原。"原穴与人体原气密切相关，善于调整内脏功能。肝与胆相表里，太冲穴能疏肝利胆，理气止痛，因此为治疗肝胆病症的重要腧穴。

太冲穴为输穴，"输主体重节痛"，又为肝（木）经土穴，肝主疏泄，尤擅疏肝（木）理脾和胃（土），能清利湿热，且因肝主筋，善治痉挛性疼痛，所以太冲穴亦为治疗胆囊炎、胆石症要穴。

<h1 style="text-align:center">胆　俞</h1>

【位置】 在第 10 胸椎棘突下，旁开 1.5 寸处。（附图 17）

【针法】 正坐或俯卧取之，斜刺，从背侧向前下方刺入 5 分左右，行中强刺激，捻转 1 分钟，留针 15~30 分钟，每 5 分钟捻针 1 次（背部穴位不宜深刺，可不必久留）。或用三棱针在此穴点刺出血少许，效果亦同。

【解析与经验】 胆俞为足太阳经背部的俞穴，内应胆腑，有清泄肝胆邪热、理气宽膈作用，是主治一切胆腑疾病的要穴。胆囊炎胆绞痛可在此点刺，泻肝胆实热而止痛。

▌本节小结

　　治疗胆囊炎，多取胆经或与胆相关穴位，如木枝穴、中渎穴、胆囊穴，其次取肝经穴，如太冲穴、火枝穴，再其次取手少阳三焦经穴，因三焦经与胆经通，如下白穴。

　　木枝穴与下关穴邻近，下关为胃经、胆经之会穴，治胆胃并病之胆囊炎及结石效果更好，取此亦有提壶揭盖之意。下白位于手少阳三焦经，太极对应约当腰肋部位，手少阳与足少阳同名经相通，与胆通，据经验，本穴治疗胆绞痛止痛甚效，治疗胆囊炎亦甚效。中渎对应于大腿内侧面之奇穴火枝穴稍下，火枝穴能治疗黄疸、胆囊炎等，本穴位于胆经，治疗更为直接。太冲穴为肝（木）经土穴，肝主疏泄，尤擅疏肝（木）理脾和胃（土），又因肝主筋，善治痉挛性疼痛，所以太冲穴亦为治疗胆囊炎、胆石症要穴。火枝穴（董氏奇穴）在肝经上，主治胆病，可治黄疸、胆囊炎及胆结石，止痛。胆囊穴为经验取穴，正当合穴阳陵泉与郄穴外丘之间的膝下位置。"合治内腑"，郄穴善治急症，胆囊穴为有病时之压痛反应点。胆俞是主治一切胆腑疾病的要穴，胆囊炎胆绞痛可在此点刺以泻肝胆实热而止痛。

　　余最常用木枝穴及下白穴作为治疗胆囊炎之对针。

第三十节　多汗

多汗是指全身或局部出汗过多，可在稍活动后出现，也可以在安静时出现，一般称为自汗；有的则是睡中汗出如洗，醒来即止，一般称为盗汗。中医认为自汗属表卫不固，腠理不密，津液外泄；盗汗则因为阴虚热扰，心液不能敛藏而外泄。

治疗多汗常用一针特效穴有鱼际、大椎、合谷、复溜、耳尖、神阙等。

鱼　际

【位置】在手掌拇指本节（第 1 掌指关节）后凹陷处，约当第 1 掌骨中点桡侧，赤白肉际处。（附图 1）

【针法】仰掌取穴。斜刺，针尖微斜向掌内刺入，深 5 分~1 寸。得气（出现针感）后留针 20~30 分钟，每隔 5 分钟捻转行针 1 次。

【解析与经验】鱼际乃肺经之荥穴，有调理肺经之气的作用。肺主皮肤，主汗孔，主气，司开阖，而本穴五行属火，与心相应，心主汗，所以止汗甚佳。单用鱼际一穴治自汗每见奇效，配复溜效更佳。

大　椎

【位置】在背上部，后正中线，第 7 颈椎棘突与第 1 胸椎棘突之间，俯伏取之，约与肩相平（正坐俯首，当项后隆起最高处且能左右转动者为大椎，于其骨下凹陷取穴）。（附图 36）

【针法】患者俯卧或端坐低头取穴。医者用毫针斜刺，从背侧面略向上刺入，针深 3~5 分。用平补平泻手法，留针 15~20 分钟。一般针 3~4 次即可痊愈。针刺大椎出针后，在穴位处加拔火罐效更佳。

【解析与经验】大椎穴为手足三阳经与督脉之会穴，有疏风散寒、解表通阳的作用，能调整诸阳经之气，治疗表卫不固，腠理不密，津液外泄之自汗有效。

合　谷

【位置】手大指、次指歧骨间陷中。拇、食两指伸张时，当第 1、2 掌骨之中点；并合时，当最高点。（附图 2）

【针法】立拳取穴，用毫针刺入 1 寸左右，捻转数次，局部可有酸、胀、麻电感，向手指或臂肘放射。留针 30 分钟，每 5~10 分钟捻针 1 次。

【解析与经验】合谷为手阳明经之原穴，阳明经多气多血，本穴肌肉丰厚，可理气，治卫分病，又为三部九候中部之人部，有血脉分布，能治营分病，故本穴调理营卫作用极强，等同桂枝汤，能发汗，亦能止汗。《兰江赋》说："伤寒无汗泻合谷，补复溜，若汗多不止，补合谷，泻复溜。"《玉龙歌》也说："无汗伤寒泻复溜，汗多宜将合谷收。"泻合谷补复溜止汗效果甚好。

复 溜

【位置】胫骨内侧缘与跟腱之间中点，太溪穴上 2 寸（取内踝后缘太溪穴直上 2 寸处，以指探摸有筋一条，在筋后为复溜穴，前为交信）。（附图 53）

【针法】直刺，从内侧刺向外侧，针深 5 分。轻微至中度捻针，留针 30 分钟，每 10 分钟捻针 1 次。

【解析与经验】复溜为肾经之经（金）穴，"经主喘咳寒热"，金与肺、皮毛相应，又本穴有调整水液的功能，故善治无汗、自汗及盗汗。止汗配合谷穴效更佳。

耳 尖

【位置】在耳轮之外缘最高点。（附图 56）

【针法】用三棱针或采血片在耳轮外缘最高点轻轻点刺即能出血。

【解析与经验】由于太阳经至耳上，太阳主表，心亦开窍于耳（《素问·金匮真言论篇》），心主汗，因此在耳尖用三棱针或采血片点刺，治疗自汗效果甚好，治药汗、心慌，效果亦佳。

神 阙

【位置】在腹中部，脐窝正中央。（附图 34）

【针法】嘱患者取仰卧位，以五倍子 3g 研细，水调成糊，睡前置患者脐中，上盖纱布并固定，次晨取下，连用 3 晚。

【解析与经验】神阙穴为温阳、回阳救逆之要穴，五倍子外敷神阙穴止盗汗，多数 1~2 次见效。此法对各种原因引起的盗汗均可取效。不论自汗或是盗汗，都是津液外泄而致汗出，五倍子滋阴敛汗，实寓固阳守阴之意，故治自汗、盗汗可获显著疗效。

第三十一节　晕针

晕针是指患者由于针刺而产生的晕厥现象，其症状不外头晕、频频呵欠、面色发白、四肢发冷等，稍重者兼有呕吐、恶心、出汗、脉搏沉弱，再严重者则出现昏迷、全身出冷汗、血压下降、大小便失禁、脉搏微弱等，所幸这种情况不多，而且处理得当，也很容易解决。

一般而言，引起晕针的最大原因在于患者过度紧张，其他原因如体质虚弱，血管神经功能不稳定（有晕厥史），或患者处于饥饿、疲劳、剧泻、大汗、大出血后，针刺量过强，均易晕针，此外，天气闷热，诊室拥挤，空气流通不畅也会引起晕针，针刺时患者体位之舒适与否，对于是否晕针也有很大影响，仰卧、侧卧及俯卧晕针者，同道有见之者，余未尝得见，唯坐姿晕针者常见及，尤其坐于无靠背之椅凳之上晕针者更是多见。因此，要避免晕针，施针体位之是否能令患者舒坦，无疑是先决条件。

对于晕针之处理，首先是医师不可慌张失措，然后平心静气地将所有的针取出，使患者平卧，放低头部，松开衣带，注意保暖，给饮温开水，静卧片刻，即能恢复。如患者晕针情况未见好转或好转甚慢，则可加针施治，可迅速解除晕针状况的穴位有足三里、少府、人中。

足三里

【位置】在小腿前外侧面上部，犊鼻穴下 3 寸，胫骨前缘外开约 1 寸。（附图 10）

【针法】取双侧穴位。用毫针直刺，从前向后刺入约 2 寸深，得气后施以提插捻转强刺激。留针 20~30 分钟，每 5 分钟捻针 1 次。

【解析与经验】足三里为足阳明胃经合穴，胃经多气多血，足三里有疏通经络、调和气血、理脾健胃之功，为全身强壮要穴之一，治疗范围极为广泛。胃与心包络通，足三里能强心，又为回阳九针之一，有很好的振奇阳气、复苏醒脑作用，对于阳气暴脱引起的病症，如昏厥、休克等具有急救作用，治疗晕针效果亦好。针上体晕针者，针刺双侧足三里甚佳。一般而言，针过肩井，亦须再针足三里以调气。

少　府

【位置】握拳时当小指头指点，在第 4、5 掌骨间。即以小指、无名指屈向掌

中，当小指与无名指指尖之中间是穴。（附图 24）

【针法】直刺，从手掌向手背刺入 3 分。

【解析与经验】少府为心经荥穴，有宁心调神作用，亦可治疗晕针，《内经》说："病变于色者取之荥。"晕针时脸色必变，可针心经荥穴少府强心治之。

人　中

【位置】在人中沟上 1/3 与下 2/3 交点处。（附图 5）

【针法】正坐，于鼻中隔直下，唇沟（俗名"人中"）之中、上 1/3 交点处，接近鼻柱根是穴。用毫针斜刺，从下向上刺入 3 分。

【解析与经验】人中之位置在鼻口之间，天（阳）气通于鼻，地（阴）气通于口，故曰人中。此穴在督脉，又当手足阳明多气多血之经交会处。督脉总督周身阳气，手足阳明多气多血，又为十三鬼穴之一，本穴具有清热开窍、镇痛宁神、回阳救逆之作用，为急救要穴，人事不省之际，急针刺人中，有起死回生之功，用大拇指用力切掐亦有效果。对昏迷者急症有殊效。本穴自古即是急救常用之要穴。晕针针人中有效，用大拇指用力切掐亦有效果。针刺人中穴对呼吸、循环等功能之强化有相当大作用，效果甚好。

▌本节小结

　　诚然，体位之舒适非常重要，但预防晕针之要则尚有很多，古人对此传述甚详，近代针书也都有明确记载，归纳而论不外两大点：一是对于某种情况的某些人禁止施针，二是对某些病状之人施以轻手法或浅刺。下面我们分述说明。

　　《素问·刺禁论篇》说："无刺大醉，令人气乱；无刺大怒，令人气逆。无刺大劳人，无刺新饱人，无刺大饥人，无刺大渴人，无刺大惊人。"根据余之临床经验，有以下之情况者应不予针治：①过度疲劳者。②与人争吵，情绪不正常者。③醉酒者。④腹中饥饿未进饮食者。⑤餐后未超过半小时者。⑥运动后不满 1 小时尚未休息者。⑦新婚洞房花烛者。

　　对于下列患者，则应采卧位针治，手法宜轻：初诊、体弱、紧张、神经过敏者。另外，宜注意诊室空气通畅，避免人多拥挤，针不宜多，并须随时注意患者的表情及面色，以便在出现先兆时及时处理，防止晕针发生，特别对心脏功能衰弱者，须谨慎对待。

　　晕针后饮温开水，一则可温脾阳，子能令母实，而有强心作用；二则因饮水后经络之气向胃集中，而减轻经络之刺激，从而达到缓解晕针之目的。因此针刺治疗后不宜立即饮水，以免经络之气向胃集中，减短穴位作用时间。

晕针时针足三里有效。针下半身，或针刺过度，引起大脑缺血，觉得苦闷时，可置针于足三里或施灸。若系针上半身所致，则宜针刺少府（曲池或合谷亦可）。足三里能引火下行，火气上冲之人用以降火有效，所谓厚土灭火也。

第七章　妇科、男科病症

第一节　痛经

痛经是指妇女在月经期间或其前后发生的腹痛，临床上可分原发性和继发性两种。凡月经初潮即发生痛经，生殖器官无明显病变者，称为原发性痛经，又称功能性痛经，多见于少女，往往生育后疼痛缓解或消失。如月经初潮时并无痛经，以后因生殖器官有器质性病变，如生殖器炎症、子宫内膜异位、子宫内膜粘连、巧克力囊肿、盆腔炎、子宫肌瘤等导致痛经者，称为继发性痛经。继发性痛经多见于已婚、已育中年妇女。疼痛一般发生在月经前数小时，呈阵发性、痉挛性疼痛，常伴有面色苍白、出冷汗、手足发凉、恶心、呕吐、腹泻、腰酸等症状。痛经之严重者，可致昏厥。

痛经是妇科较常见的病症，也是妇科急症之一。运用针灸治疗临床效果好，且不良反应小，可以缓解甚至根治本病。

中医认为痛经多因气滞血瘀或寒湿凝滞所致，瘀、寒是主要病理因素。

内因主要是气滞血瘀，疼痛多发生于经前或经初，但亦有在两次月经之间排卵期疼痛者，这是因卵巢增厚、卵子排出困难所致。瘀阻之痛经，临床往往见夹有较多血块，一般血块排出后腹痛缓解，经净以后疼痛消失。瘀为有形之邪，属实证，由于体质的关系，也有虚实夹杂者。

外因主要是由于经期受寒而寒凝血瘀，可分虚、实两类。实寒为寒邪客于血脉，血凝而致痛经；虚寒有气虚和肾虚之分，使胞脉失养而致痛经。此外，血虚痰湿、肝郁亏虚等原因都可致本病。妇女易患七情之疾，尤以忧思郁忿者为多见，常因肝郁脾虚导致气血不和发生痛经。另外，脏腑气血功能失调亦可致痛经，尤以冲任和肝肾功能失调关系密切。育龄期妇女因房室、胎产、哺乳、流产等因素引起气血损伤，加之肝肾不足，冲任失调，又多感染机会，发生生殖器炎症、子宫内膜粘连、盆腔炎等，使经血排出不畅而发痛经。

据余之经验，本病气滞血瘀型、寒凝气滞型多见，虚证、热证少见。尽管病因种种，治则应以通为上，活血温经可作为基本大法。针刺治疗效果甚好，在经期疼痛时，针之多可立止疼痛。但治疗痛经的最佳时间是在经行期，最好在月经来潮前7天开始治疗，一般在月经来潮前3天开始，隔天1次，直至经行停止。

治疗痛经常用一针特效穴有门金穴、内庭、至阴、行间、承山、承浆、三阴交、妇科穴等。

门金穴（董氏奇穴）

【位置】在足第2趾外方直上，第2、3跖骨结合部之前凹陷中。（附图50）

【针法】针刺向足心或直刺亦可，针深1寸。得气后行捻转手法为主，运针时嘱其按摩小腹或提肛。留针30分钟，每5分钟行针1次，运针时仍嘱患者按摩小腹或提肛。针治时间为月经来潮前3日或痛经发作前2日，至月经来潮不痛为止。

【解析与经验】门金穴与肺、大肠通，有理气作用，功效与足阳明胃经之输穴陷谷相符，"输主体重节痛"，又属土经木穴，在五行方面与木、肝相关，能疏肝理气，调理肝脾，又阳明经多气多血，本穴位于阳明经上，能调理气血，治疗痛经效佳。据余多年经验，痛经之时，针之多可立止疼痛。

内　庭

【位置】在足第2、3趾缝间，当次趾与中趾合缝处之上际。（附图11）

【针法】毫针直刺，从足背刺向足底，深度为5分~1寸。得气后行捻转手法为主，运针时嘱患者按摩小腹或提肛。留针30分钟，每5分钟行针1次，运针时仍嘱患者按摩小腹或提肛。针治时间在月经来潮前3日或痛经发作前2日，至月经来潮不痛为止。

【解析与经验】《神灸经纶》云："行经头晕少腹痛，灸内庭。"就是说月经期间之头晕经痛，灸内庭有效，据余之临床经验，针刺亦有效。内庭为胃经荥穴，荥穴能温经，亦能祛热，胃经多气多血，本穴能清湿热，调理气血镇痛。又本穴善治小腹胀满（《玉龙歌》《通玄指要赋》）等小腹病，治月经腹痛效果甚佳，配三阴交效果更佳。

至 阴

【位置】在足小趾外侧，趾甲角旁 0.1 寸。（附图 19）

【针法】

①毫针针刺法：针刺 0.3~0.5 寸深，得气后行捻转手法为主，留针 30 分钟，每 5 分钟行针 1 次。针治时间在月经来潮前 2 日，至月经来潮不痛为止。

②灸法：患者取坐位，两手各持 1 根艾条，点燃一端，在双侧距离至阴穴约 1 寸处，固定不动灸之，使皮肤有温热感，直至阴穴周围起红晕为止。每次灸 5~10 分钟。月经前 2 天开始至此次经停为 1 个疗程。

【解析与经验】肾开窍于二阴，主发育与生殖，胞宫的发育及月经能否按时来潮与肾精有关。膀胱与肾相表里，至阴为膀胱经穴位，膀胱经由此进入肾经。从临床验证膀胱经与子宫相通，如《伤寒论》之桃核承气汤能治膀胱蓄血证，余常以此方治疗闭经而精神恍惚者，另常以《金匮要略》之桂枝茯苓丸治疗妇科子宫瘀血及肌瘤等，甚效，桃核承气汤及桂枝茯苓丸皆有桂枝，此为膀胱经主药，而能治疗子宫疾病。

至阴为膀胱经井穴，能开膀胱及子宫之窍，所以从临床实践上看，凡是胞宫方面的疾病，如胎位不正、难产、胎衣不下，都可灸至阴（或针刺至阴）治疗。灸至阴穴可调理子宫以及冲任督带，达到通经络、畅气血的目的，对于痛经之寒证、热证、虚证、实证，皆有疗效。若是虚寒性痛经及寒湿凝滞型痛经，加艾条温灸，效果更佳。

行 间

【位置】在足踇趾、次趾趾缝间，趾蹼缘后约 5 分处。（附图 33）

【针法】用毫针刺入 5 分左右，平补平泻，运针时嘱患者按摩小腹或提肛，留针 30 分钟，每 5 分钟行针 1 次，运针时仍嘱患者按摩小腹或提肛。针治时间在月经来潮前 3 日或痛经发作前 2 日，至月经来潮不痛为止。

【解析与经验】行间为足厥阴肝经之荥穴，有养阴血、降肝气的作用。肝经绕行阴部，肝经腧穴对于阴部疼痛皆有治疗之功，治疗肝郁气滞，血行不畅之腹痛效果满意。肝郁气滞、血行不畅之痛经常表现为经前或经中少腹胀痛，并连及胸乳不适。

承 山

【位置】在腓肠肌肌腹下方，"∧"字形凹陷中。（附图 18）

【针法】令患者俯卧，以毫针针刺双侧承山穴，徐徐捻转进针，以有强烈针感为度，运针时嘱患者按摩小腹或提肛。留针 30 分钟，每 5 分钟行针 1 次，运针时仍嘱患者按摩小腹或提肛。针治时间在月经来潮前 3 日或痛经发作前 2 日，至月经来潮不痛为止。每日或隔日针刺 1 次。

【解析与经验】承山治疗痛经为经验取穴，疗效甚佳。承山穴有舒筋活络、调理脏腑功能，常用治转筋（《胜玉歌》《灵光赋》《通玄指要赋》《医宗金鉴》），穴在腿肚下尖分肉间，可"以筋治筋"，有缓解痉挛和止痛的功效，为治疗各种痉挛的有效穴位，故针刺承山穴治疗子宫肌痉挛疼痛可取得满意效果。

承 浆

【位置】在下颌正中线，下唇缘下方凹陷处。（附图 35）

【针法】斜刺，针尖从前下向后上方刺入，深度为 3~5 分，待患者有针感后，快速提插捻转 30 秒，留针 30 分钟，每隔 5~10 分钟行针 1 次。一般在月经来潮前 3 天治疗，到月经停止为 1 个疗程。每日 1 次或隔日 1 次。

【解析与经验】痛经病位主要在胞宫，其病机与冲、任脉有密切关系。《素问·上古天真论篇》曰："任脉通，太冲脉盛，月事以时下。"任脉主一身之阴脉，起于胞中，行于腹部正中，为"阴脉之海"，所以针刺任脉之承浆穴，有调和冲任、补益阴血之功。且承浆穴也可说是任脉的井穴，井穴可开窍祛寒，任脉通阴部，承浆穴可温阳开阴道之窍；另外，承浆穴是手、足阳明经脉的交叉点，有调理气血作用，痛经多是由气血不调，气血瘀滞，或下焦虚寒所致，因此针刺承浆穴治疗痛经疗效佳。

三阴交

【位置】在内踝尖上 3 寸，胫骨后缘。（附图 13）

【针法】用毫针直刺 1.5 寸，提插捻转，施泻法。留针 30 分钟，每 5 分钟运针 1 次，运针时嘱患者按摩小腹或提肛，有利于气至病所。

【解析与经验】三阴交属足太阴脾经腧穴，亦为脾、肝、肾三条阴经交会穴，是治疗消化系统病症和泌尿生殖系统病症的常用要穴，尤为治妇科病第一要穴。

本穴为调血要穴，有行气活血、通经化瘀的作用，不论虚证、实证，皆可治疗，对于有瘀血，痛而拒按，经色紫红夹有血块者，疗效尤佳。

妇科穴（董氏奇穴）

【位置】在大指第1节之外侧（尺侧）。当大指背第1节之中央线外开3分，距前横纹1/3处一穴，距该横纹2/3处一穴，共2穴。（附图44）

【针法】贴于骨旁下针，针深2~3分，一次两针齐下，谓之倒马针。

【解析与经验】本穴能调治各种子宫疾病，位于肺经上，肺与膀胱通，通于子宫（子宫蓄血之证用桃核承气汤及治妇科病用桂枝茯苓丸之入太阳经方剂甚效，即可证之），为妇科常用穴，效果显著。治痛经极有效，配门金或内庭效更佳。

▌本节小结

门金穴与足阳明胃经之陷谷穴功效相符，属土经木穴，能疏肝理气，调理肝脾。内庭为胃经荥穴（荥输治外经），能调理气血镇痛，治痛经，效果甚佳。至阴为膀胱经井穴，能开膀胱及子宫之窍，对于虚寒型痛经及寒湿凝滞型痛经加艾条温灸更效。行间为足厥阴肝经之荥穴，肝经绕行阴部，对于阴部疼痛皆有治疗之功。承山穴有缓解痉挛和止痛的功效，为治疗各种痉挛的有效穴位。承浆穴可以说是任脉的井穴，任脉通于阴部，承浆穴可温阳开阴道之窍，且是手、足阳明经脉的交叉点，有调理气血作用。三阴交为脾、肝、肾三条阴经的交会穴，尤为治疗妇科病第一要穴，痛经不论虚证、实证，皆可治之。妇科穴位于肺经上，肺与膀胱通，通于子宫，治痛经极有效。

妇科穴配门金穴为治疗痛经之特效对针。

第二节　崩漏

凡妇女不在月经期所发生的阴道大量出血或持续下血，淋漓不断者，称为崩漏，是多种妇科疾患所表现的共有症状；如西医学的功能失调性子宫出血（妇科检查无器质性病变）、女性生殖器炎症、肿瘤等所引起的阴道出血，皆属此范畴。在治疗时，务以止血为先，即古人所谓"塞流"也，若不及时"塞流"，极易造成脱证。

崩与漏同属不规则子宫出血，量多而阵下、大下的为崩，量少而持续不止或止而又来的为漏。崩漏与月经过多虽同属子宫出血，但有明确的不同点。崩漏的出血是不规则的，不时漏下或大下；月经的出血是有周期性的，月经过多除量多外也可持续时间延长，但能够自止，仍具有周期性；崩漏可持续数十天不止，已无周期性，这是崩漏与月经的主要鉴别点。由于多属无排卵型，每致不孕。此外，又须与胎漏、异位妊娠相鉴别。

崩漏的原因比较复杂，与脾肾、气血、冲任均有密切关系，肾阴虚、脾气虚往往为致病之本，多数由于血热、血瘀而诱发本病。即或因于热，因于瘀，亦会热随血泄，瘀随血去，故崩中漏久者，务以止血为先；也有由于肝肾虚热或心脾气虚，导致冲任失调而经常出血；少数还有由于肾阳虚而致出血者。

治疗崩漏常用一针特效穴有隐白、大敦、三叉一穴、中极、十七椎下。

隐　白

【位置】足踇趾内侧，距趾甲角1分许。（附图12）

【针法】灸法：取艾条1根，点燃后置于足踇趾隐白穴上方约1寸处，每次熏灸15分钟左右，以隐白穴感烘热或周围皮色发红为度。每日可早、午、晚各熏灸1次。血崩止后仍继续熏灸1~2天，加以巩固。亦可用毫针直刺2~3分，使针感放射至腹部为佳，留针20分钟。

【解析与经验】隐白系脾经井穴，脾主统血，脾不统血，血不归经而为崩漏。足太阴脾经五行属土，土能生金，健脾能益气补虚摄血；本穴亦系井穴，井主窍病，又为十三鬼穴之一，常用于救急，艾灸此穴有益气摄血之功，治疗崩漏之证每见速效。综上，本穴以治漏为主，且主治脾不统血所致崩漏。

大　敦

【位置】在足大趾外侧，距趾甲角1分许。（附图33）

【针法】用毫针直刺1~2分，留针20分钟。同时可温灸或雀啄灸。

【解析与经验】大敦系肝经井穴，井主窍，肝经环绕过阴部，能治阴窍之病。肝主藏血，能调节血量，有调理月经之功，大敦属木系木经木穴，为真五行穴，藏血作用尤强，尤能治肝失所藏之病，灸大敦崩血可迅速停止。针刺亦有效，然不如灸。

三叉一穴（董氏奇穴）

【位置】在手背第2、3指缝接合处，握拳取穴。（附图59）

【针法】毫针针刺加灸法：用毫针快速刺入本穴，沿掌骨水平方向刺入1.5~2寸，留针30分钟，每10分钟捻针1次，捻针时嘱患者提肛缩小腹。起针后加灸更佳，以艾条行雀啄灸，灸 10~15 分钟。

【解析与经验】三叉一穴位于手背第 2、3 掌骨间，与奇穴断红穴位置相符，本穴与手阳明大肠经、手厥阴心包经有关。手足厥阴经相通，即大肠经与肝经通，大肠与肺相表里，肺主气，肝藏血，此穴能补益肺气，有升阳举陷、固脱止血之功，是治疗崩漏的经验穴，针灸此穴具有显著的止血效果。重病配大敦、隐白甚效。

中 极

【位置】关元下 1 寸，脐下 4 寸。（附图 34）

【针法】仰卧，于脐下 4 寸、曲骨穴上 1 寸取之。直刺，针深 5 分 ~1 寸 5 分。留针 30 分钟，每 10 分钟捻针 1 次，捻针时患者阴部可有抽掣感，血能速止。

【解析与经验】本穴为足三阴经（脾经、肝经、肾经）与任脉之交会，又为膀胱经募穴，有培元益气、调冲任作用，对于妇科病及泌尿生殖系统疾病皆有疗效。古人用中极治疗崩漏早有文献记述，《千金翼方》说："崩中带下，因产恶露不止，中极。"《针灸大成·治症总要》说："妇女血崩不止……中极。"针刺中极抢救血崩甚效。注意针前宜嘱患者排尿，以免刺伤膀胱。

十七椎下

【位置】在腰部，当后正中线，第 5 腰椎棘突下凹陷处。（附图 63）

【针法】

①灸法：患者俯卧，将点燃的艾条在 17 椎穴下进行温灸 30 分钟。若在灸前配合针刺 2~5 分钟，则效果更佳。

②毫针针刺法：患者取俯卧位，取 17 椎下，用毫针直刺 1 寸左右。得气后予以强刺激手法，运针时嘱患者缩小腹或提肛，引气向少腹传导，持续行针半分钟至 1 分钟，疼痛可逐渐减轻或消失。留针 30 分钟，每 5 分钟运针 1 次，运针时仍嘱患者缩小腹或提肛，有利于引气至病所。

【解析与经验】17 椎下是经外奇穴，位于督脉，位置邻胞宫，常用治妇科病症。用艾条温灸或针刺可以调理冲、任、督三脉，并能温肾阳，益气摄血，治疗虚寒型崩漏效果甚好。

▋本节小结

隐白系脾经井穴，脾主统血，井主窍病，又为十三鬼穴之一，常用于救急，治疗崩漏之急症每见速效。大敦系肝经井穴，井主窍，肝经环绕过阴部，能治阴窍之病，肝主藏血，能调节血量，系木经木穴，藏血作用尤强。三叉一穴与奇穴断红穴位置相符，大肠与肝通，大肠与肺相表里，肺主气，肝藏血，是治疗崩漏的经验穴。中极为足三阴经（脾经、肝经、肾经）与任脉之交会，又为膀胱经募穴（膀胱经通于子宫），对于妇科病及泌尿生殖系统疾病皆有疗效，古人用中极治疗崩漏早有文献记述。十七椎下是治疗妇科病症的经验穴。

三叉一穴配大敦、隐白为余治疗崩漏之两组特效对针。

第三节　闭经

凡女子超过 18 岁仍未来月经，或来月经后又突然停止 3 个月以上者（妊娠、哺乳、绝经期除外），称为闭经。多因受寒饮冷，或情志抑郁，气机不畅，或素体亏虚，久病体弱等原因所致。西医学认为常与内分泌、神经、精神因素有关。

闭经在临床上分为原发性和继发性两种，女子已过青春期而未来月经称为原发性闭经，曾有月经以后因病理性停经 3 个月以上称为继发性闭经。

原发性闭经多因肾气不足，生殖系统发育不全，以至天癸不至，冲任亏损，内分泌失调，亦有因发育前患有全身性疾病，影响脏腑气血而致者。继发性闭经每因产后（包括人工流产、中晚期引产）失调、崩漏之后、环境突变、精神刺激等因素所诱发，亦可因气血亏损，痰湿瘀阻，月经量渐少、稀发而导致闭经者。总之，本病原因复杂，有虚有实，或虚实互见，可分虚、实两种。中医认为虚证是精血不足或脾肾亏损，实证是气滞和血瘀，其致病原因复杂，为月经病之顽难症，必须详审病因病史，细为诊辨，治法先后有序，才易收效。

治疗闭经常用一针特效穴有承浆、天枢、血海、三阴交、十七椎下等。

承　浆

【位置】在下颌正中线，下唇缘下方凹陷处。（附图 35）

【针法】斜刺，针尖从前下向后上方刺入，深度为 3~5 分，待患者有针感后，快速提插捻转 30 秒，留针 30 分钟，每隔 5~10 分钟行针 1 次。每日 1 次或隔日

1 次。

【解析与经验】闭经病位主要在胞宫，其病机与冲、任脉有密切关系。《素问·上古天真论篇》曰："任脉通，太冲脉盛，月事以时下。"任脉主一身之阴脉，起于胞中，行于腹部正中，为"阴脉之海"，所以针刺任脉之承浆穴，有调和冲任、补益阴血之功。承浆穴也可以说是任脉的井穴，井穴可开窍祛寒，任脉通阴部，承浆穴可温阳开阴道之窍。另外，承浆穴是手、足阳明经脉的交叉点，有调理气血作用，闭经多是因气血不调，气血瘀滞，或下焦虚寒所致，因此针刺承浆穴治疗闭经疗效佳。

天　枢

【位置】脐中两旁各 2 寸陷中。（附图 34）

【针法】仰卧取穴，直刺，向背侧刺入，针深 1~1.5 寸。待患者有针感后，快速提插捻转 30 秒，留针 30 分钟，每隔 5~10 分钟行针 1 次。每日 1 次或隔日 1 次。

【解析与经验】本穴位于足阳明胃经，又为大肠经募穴，有调中和胃、理气健脾的作用，为治疗肠胃炎要穴。《百症赋》曰："月潮违限，天枢水泉细详。"这是因为本穴接近肾经、冲脉之会穴，所以治生殖系统疾病有疗效。配水泉疗效更佳。

血　海

【位置】在膝上 2 寸，大腿内侧。正坐屈膝时，髌骨内上缘上 2 寸处。令患者正坐垂足，医者以右手掌按其左膝盖，食指、中指等 4 指在膝盖上面，拇指在膝盖内侧之上方，拇指尖到处，强按之深部有酸麻感是穴。（附图 9）

【针法】用毫针直刺 1 寸，或用毫针针尖向上斜刺 2 寸左右，强刺激。留针 30 分钟，每隔 5~10 分钟行针 1 次。每日 1 次或隔日 1 次。

【解析与经验】本穴为总治各种血疾之要穴。《医宗金鉴》曰："血海主治诸血疾。"本穴主治一切血疾，因此亦为调经要穴。《百症赋》曰："妇人经事改常，自有地机血海。"认为宜配地机应用，临床配三阴交应用，效果更佳。本穴有活血调经之功，适用于月经闭阻，少腹作胀兼疼痛而拒按的血滞经闭。

三阴交

【位置】在内踝尖直上 3 寸。（附图 13）

【针法】用毫针直刺 1 寸，提插捻转略强刺激，留针 30 分钟，每隔 5~10 分钟行针 1 次。每日 1 次或隔日 1 次。

【解析与经验】三阴交为足太阴脾经腧穴，又为脾、肝、肾三条阴经的交会穴，是治疗消化系统病症和泌尿生殖系统病症的常用要穴，尤为治妇科病第一要穴。脾主气，肝主血，肾主生殖与发育，又主二阴，针刺本穴有行气活血、通经化瘀、调节生理之效，尤善调阴血，可使气血下行而达通经之目的。

十七椎下

【位置】在腰部，当后正中线，在第 5 腰椎棘突下凹陷处。（附图 63）

【针法】患者取俯卧位，用毫针直刺 0.5~1 寸。得气后快速捻转，予以强刺激，运针时嘱患者缩小腹或提肛，有利于气向少腹传导，持续行针半分钟至 1 分钟，待疼痛减轻或消失后，留针 30 分钟，每 5 分钟运针 1 次，运针时仍嘱患者缩小腹或提肛，有利于气至病所。隔天治疗 1 次。

【解析与经验】十七椎下为经外奇穴，系治疗闭经的特效经验穴，常用于治疗胞宫之疾。十七椎下位于督脉上，督脉总督一身之阳，为"阳脉之海"，能调节全身阳经之气。针刺十七椎下能调诸阳以通气活血，气行则血行，而达通经之目的。本穴对虚寒型及气血瘀结型闭经有一定效果。

本节小结

　　承浆穴可以说是任脉的井穴，可温阳开阴道之窍，也是手足阳明经脉的交叉点，而有调理气血作用。天枢穴接近肾经、冲脉之会穴，所以治生殖系统疾病有疗效，据余之经验，治疗闭经只能针刺，不宜艾灸，配水泉疗效更佳。血海为总治各种血疾之要穴，亦为调经要穴。三阴交是治疗泌尿生殖系统病症的常用要穴，尤为治妇科病第一要穴。十七椎下为治疗闭经的特效经验穴。

第四节　月经不调

1. 经行先期

月经周期有规律地提前，称为"经行先期"，临床上不能因偶然提前一次即算先期。张景岳云："所谓经早者，当以每月大概论。"且应结合全身症状进行辨证。若一月之中，经来二三次，或十天至半个月即来者，属气血紊乱症状，不可作先期论。

本病与妇女的禀赋、年龄等均有关系。虽然朱丹溪有"先期属热"之说，但不能过于固执于此。如年轻体壮，临经腹痛，经量多，色深红，多属血热或郁热。如年长体弱，经后腹痛，经量少，色淡红，多属气虚。

若遇经量过多，应该结合固摄冲任。取穴大致如下：①曲池、行间（火硬穴）、内庭。②肾关穴、人皇穴、火硬穴。③曲池、合谷、三阴交。

2. 经行后期

月经周期有规律地推后，称为"经行后期"。若月经偶然一次推后五六天，并无其他症状，精神、饮食如常，不能算为后期。哺乳期妇女一般月经不来潮，偶有每月来潮者，但在时间上经常有后退现象，如身无他病，此乃哺乳的影响，不为病态。

月经后期各类型中，以血寒者较多见，其次是血虚。在临证中，须结合年龄大小、体质强弱以及其他症状，详细诊察，才能正确调治。若早孕而流产者，当与月经后期来潮加以区别，用药不可轻易采用破气活血之品。

一般慎用凉血清热、破血滞气之药。若有血热灼阴者，以滋水为主，血瘀痰阻者，以温化为宜。取穴大致如下：肾关穴、人皇穴、灵骨穴。

3. 经行先后无定期

月经不按周期来潮，或先或后，称为"经行先后无定期"。本病的产生与肝肾有密切关系，而其中以肝气不调、气机逆乱为主，因肝司血海而主疏泄，太过或不及，均可使血海蓄溢失常，导致经序失期。如果日久不治，或致不孕。

总之，治疗本病应以调理气血为主，不宜过用香燥或滋腻之药，以免耗气滞血。取穴大致如下：四关（合谷、太冲）或大白穴、火主穴、人皇穴。

4. 月经过多

月经周期不变，而排经量超过正常，或行经时间延长，量亦因而增多，称为"月经过多"。若年近绝经，天癸将竭，经血过多，但无其他症状，一般一二年后会逐渐减少，此为月起将绝的预兆。

经血过多，临床上可并见于衰、旺之体。若血不归于经脉，虽衰体经血亦不少，虽旺体经血亦不多，不可见血之过多便认作血旺，见血之少便谓是血衰。临证中月经多而经期提早者，大多属热；月经过多而时间延长者，大多属虚。取穴大致如下：三叉一穴、肾关穴、人皇穴、火硬穴、十七椎下。

5. 月经过少

月经周期如常，而经量减少，或行经时间缩短，排出量少于平日，称为"月经过少"。经量减少常为经闭的先兆现象。对于年近绝经，而见经量减少者，乃天癸将竭之候。若遇青壮年妇女，则当考虑系属病态。临证时更应注意已婚妇女，一向月经正常，偶尔一次减少，须防其早孕"激经"或"胎漏"，本病常以生血不足，冲任血少较为多见。"脾为生化之源"，虽心主血，肝藏血，亦皆统摄于脾，补脾和胃则血自生矣，所以必须照顾到这一点，顾及脾胃运化之力。取穴大致如下：肾关穴、人皇穴、灵骨穴。

治疗月经不调常用一针特效穴有妇科穴、血海、中极、照海、还巢穴、地皇穴等。

妇科穴（董氏奇穴）

【位置】在大指第 1 节之外侧（尺侧）。当大指背第 1 节之中央线外开 3 分，距前横纹 1/3 处一穴，距该横纹 2/3 处一穴，共 2 穴。（附图 44）

【针法】贴于骨旁下针，针深 2~3 分，一次两针齐下，谓之倒马针。针法采轻微刺激即可，留针 30 分钟，每 10 分钟行针 1 次。

【解析与经验】本穴能调治各种子宫病，位于肺经上，肺与膀胱通，通于子宫，而其位置在井、荥穴之间，亦对应于小腹子宫。本穴为妇科常用穴，治疗各种妇科疾病效果显著，调经极有效，余针本穴调整月经使正常而致怀孕者不计其数。

血 海

【位置】正坐屈膝，髌骨内上缘上 2 寸处。令患者正坐垂足，医者以右手掌按其左膝盖，食指、中指等 4 指在膝盖上面，拇指在膝盖内侧之上方，拇指尖到处，强按之深部有酸麻感是穴。（附图 9）

【针法】用毫针针尖向上斜刺 2 寸左右，施平补平泻针法，以使针感向腹部放射最佳，留针 30 分钟，每 10 分钟行针 1 次，每日或隔日针 1 次。

【解析与经验】血海为足太阴脾经腧穴，为总治各种血疾之要穴，《医宗金鉴》说："血海主治诸血疾。"有活血调经之功，为调经要穴，《百症赋》说："妇人经事改常，自有地机血海。"治月经不调有显著疗效，配地机应用，效果更佳。尤适宜于月经推迟、经色淡暗、畏寒喜暖者。

中 极

【位置】关元下 1 寸，脐下 4 寸。（附图 34）

【针法】仰卧，直刺，针深 5 分 ~1 寸 5 分。施平补平泻针法，留针 30 分钟，每 10 分钟行针 1 次，每日或隔日针 1 次。

【解析与经验】中极穴是任脉和足三阴经（脾经、肝经、肾经）之会穴，又为膀胱经募穴，对于下元虚损之病甚有效果，是治疗生殖系统疾病与妇科疾病之要穴，有培元益气、调冲任作用，调经效果甚佳。

照 海

【位置】在足内侧面，当内踝尖直下骨尽处凹陷部。距骨结节与内踝骨之间陷中。（附图 21）

【针法】用毫针直刺 1 寸，平补平泻，留针 30 分钟，每 10 分钟行针 1 次，每日或隔日针 1 次。

【解析与经验】照海为足少阴肾经穴，属八脉交会穴之一，为阴跷脉所生处，借任脉与肺经之列缺相交会，而与冲脉有联系，故能调经，并能滋阴，对月经先期而至，甚至经行一月两次，阴虚有热者疗效甚好。

还巢穴（董氏奇穴）

【位置】在无名指中节外侧（靠近小指之侧）正中央。（附图 42）

【针法】还巢穴位于阴掌无名指第 2 节 E 线上，仅一穴，取穴采二分点法，即无名指第 2 节靠近小指之侧黑白肉际中点。采用 5 分针，针 2~3 分，轻微刺激即可。

【解析与经验】还巢穴在无名指三焦经上，三焦与肾通，能理三焦，补肾。本穴在太极全息对应于小腹，能治小腹子宫病。董师认为本穴能作用于肝，因能补肝肾、理三焦、疏肝理气，故治妇科病症甚效。本穴调理卵巢功能甚好，故能治月经不调。

地皇穴（董氏奇穴）

【位置】在胫骨之内侧，距内踝骨 7 寸。（附图 53）

【针法】用毫针直刺 1 寸，平补平泻，留针 30 分钟，每 10 分钟行针 1 次，每日或隔日针 1 次。

【解析与经验】内踝骨（除踝）上 5 寸（内踝骨尖上 6 寸）为漏谷，内踝骨（除踝）上 9 寸（内踝骨尖上 10 寸）为地机。漏谷为脾经络穴，地机为脾经郄穴；络穴善治慢性病，郄穴善治急性病；络穴善调血，郄穴善调气血。本穴在漏谷与地机之间，如此则气血皆调，急、慢病皆治。又本穴距内踝骨尖 8 寸，《灵枢·经脉》说："脾足太阴之脉……上内踝前廉，上踹内，循胫骨后，交出厥阴之前，上膝股内前廉。"肝足厥阴之脉"起于大趾丛毛之际，上循足跗上廉，去内踝一寸，上踝（踝骨尖）八寸，交出太阴之后。"则本穴正当脾经向前、肝经向后的交集所在，如此则脾肝皆治；脾统血，肝藏血，故本穴调经甚佳。

▌本节小结

> 妇科穴能调治各种子宫病，位置在井、荥穴之间，亦对应于小腹子宫，调经极有效。血海穴为总治各种血疾之要穴，有活血调经之功，为调经要穴，配地机应用，效果更佳。中极穴是任脉和足三阴经（脾经、肝经、肾经）之会穴，是治疗生殖系统疾病与妇科疾病之要穴。照海为足少阴肾经腧穴，属八脉交会穴之一，而与冲脉有联系，有调经作用。还巢穴因能补肝肾，理三焦，疏肝理气，调理卵巢功能甚好，故能治月经不调。
>
> 络穴善治慢性病，郄穴善治急性病，络穴善调血，郄穴善调气血，地皇穴在漏谷（脾经络穴）与地机（脾经郄穴）之间，如此则气血皆调，急、慢病皆治。又本穴正当脾经向前、肝经向后的交集所在，如此则脾、肝皆治，脾统血，肝藏血，故本穴调经甚佳。

第五节　带下

妇女阴道分泌物较正常增多，连绵不断，渗出阴户之外，湿及内裤，或白或黄或赤，称为带下。带质或稠或稀，或如涕如水，或如豆渣样，或有腥臭、恶臭气者，均属病态。多由任脉不固，水湿下注，或饮食劳倦，损伤脾胃，湿郁化热，湿热下注所致。西医学中生殖器官感染、肿瘤或身体虚弱等因素可引起本病。带下病是妇科中之常见病，除影响身体健康外，往往妨碍生育，导致不孕症。中医认为多由湿热、湿毒、脾虚、肾虚等所致，病有虚实，治法各异。本节对性病之淋浊带下及癌肿之带下不包括在内，应由性病及癌症专科加以处理，应明确诊断加以鉴别，以免延误。

治疗带下常用一针特效穴有还巢穴、木妇穴、云白穴、通肾穴、阳陵泉、蠡沟等。

还巢穴（董氏奇穴）

【位置】在无名指中节外侧（靠近小指之侧）正中央。还巢穴位于阴掌无名指第2节E线上，仅一穴，取穴采二分点法，即无名指第2节靠近小指之侧黑白肉际中点。（附图42）

【针法】采用5分针，针2~3分，轻微刺激即可，留针30分钟，每10分钟行针 1 次。

【解析与经验】还巢穴在无名指三焦经上，三焦与肾通，故能理三焦，补肾。董师认为本穴能作用于肝，因能补肝肾、理三焦、疏肝理气，故治妇科症甚效，治疗赤白带极具疗效。

木妇穴（董氏奇穴）

【位置】在足第 2 趾中节正中央外开 3 分。（附图 50）

【针法】贴趾骨下针，针深 2~4 分。采用轻微刺激即可，留针 30 分钟，每 10 分钟行针 1 次。

【解析与经验】本穴主治妇科病，在胃经，属土，能健脾祛湿，取名为木，则木土并治，主治肝脾不和及肝胆湿热之妇科病尤效，治赤白带下亦极有效验。

云白穴（董氏奇穴）

【位置】在肩尖前约 2 寸，背面穴向胸方向斜下开 2 寸。依经验本穴位置系在肩中穴前 1 寸再上 1 寸。（附图 48）

【针法】垂手取穴，针深 1.5 寸。平补平泻，留针 30 分钟，每 10 分钟行针 1 次，每日或隔日针 1 次。

【解析与经验】云白穴位置当肩部肌肉丰厚处，"肉脾相应"，针之有健脾补气之效，能益气理湿去带；从对应之手躯逆对来看，则该处对应于阴部。赤白带一般由脾虚湿重或气不固摄所致，与肺气虚有关，所以穴名云白，有补肺气之功效，治疗妇科之赤白带有效。

通肾穴（董氏奇穴）

【位置】在膝盖内侧上缘。（附图 52）

【针法】针深 1 寸。

【解析与经验】通肾位于大腿内侧黑白肉际之棱线上，即在膝内缘之延伸线，从上向下直刺入脾经。董氏习以脾经之穴位治肾，有补土制水之意。通肾与脾经位置相近，健脾补肾之效甚强，董师认为此一穴组作用于肾，又刺入脾经，因此常用治脾肾两虚或脾气不摄，肾阳亏虚之白带，疗效显著。

阳陵泉

【位置】屈膝，在小腿外侧，腓骨小头前下缘凹陷处。（附图 31）

【针法】直刺入 1.5 寸左右，采用三进针法，分天、地、人三部进针；或针 2

寸直透阴陵泉穴，效果显著。留针30分钟，每10分钟捻针1次，用平补平泻手法，隔日针刺1次。

【解析与经验】阳陵泉属足少阳胆经合穴，有调脏腑、益经气、行滞利湿之效，对于少腹冷痛，白带多而赤带少者效果尤佳。

蠡 沟

【位置】内踝前缘直上5寸，胫骨后缘。（附图13）

【针法】仰卧位取穴，用1寸或1.5寸毫针刺进5分深，刺入后用平补平泻手法，隔日针1次，连续3~5次为1个疗程。

【解析与经验】本穴为足厥阴肝经络穴，别走足少阳经，有调理肝胆、清利湿热的作用，治疗赤白带多有确切疗效。

▌本节小结

带下，中医多认为由湿热、湿毒、脾虚、肾虚等所致，取穴多以健脾、祛湿、补肾、疏肝为主。

还巢穴在无名指三焦经上，能理三焦，补肾，治疗赤白带极具疗效。木妇穴在胃经，属土，能健脾祛湿，治妇科病，尤其是赤白带极有效验。云白穴位置当肩部肌肉丰厚处，"肉脾相应"，针之有健脾补气之效，从对应之手躯递对来看，则该处对应于阴部。通肾穴与脾经位置相近，健脾补肾之效甚强，常用治脾肾两虚，或脾气不摄，肾阳亏虚之白带，疗效显著。阳陵泉属足少阳胆经合土穴，具有调脏腑、益经气、行滞利湿之效。蠡沟穴为足厥阴肝经之络穴，别走足少阳经，有调理肝胆、清利湿热的作用，治疗赤白带多有确切疗效。

第六节　不孕症

不孕症是指夫妇婚后同居两年以上，虽未避孕，而未怀孕者。凡育龄妇女，未避孕而不受孕者，称为原发性不孕。《素问·上古天真论篇》说："女子七岁，肾气盛，齿更发长，二七而天癸至，任脉通，太冲脉盛，月事以时下，故有子。"中医学认为肾气盛实，真阴充足，任脉通，太冲脉盛，月经正常来潮是妇女孕育的机制。针刺治疗不孕症，可以改善卵巢功能，调整月经而使易受孕。

中医学认为，本病多由肾脏、天癸、冲任、胞宫功能失调所致。临床可分为寒证、热证、虚证、气逆证、血瘀证等类型。

根据辨证，分为如下几型。①肾虚不孕：若双方经过各种检查均正常而不孕者，一般可按肾虚不孕的原则加以调治，坚持一定时日，多能取效。②气滞血瘀不孕：本证型多属于西医所称之盆腔炎、子宫内膜异位、输卵管阻塞、子宫肌瘤之类。中医治疗总以活血化瘀、行气散结为主。③痰湿内阻不孕：体形多肥胖，或不胖而面色苍白、晦黄，或肢体毛多。辅助检查可见卵巢增大，排卵不正常或无排卵。

西医学认为，不孕由多种原因导致，女子的卵巢、输卵管、子宫、阴道、会阴，男子的睾丸、附睾、输精管、前列腺、精囊、外生殖器等任何一个器官的病变均会导致不孕不育。而针灸所能治疗的不孕，只是功能性不孕中的一部分，对于器质性病变以及其他功能性病变者，尚须结合其他方法进行治疗。

取穴如下。

①多取任脉穴：《灵枢·五音五味》云，任脉"起于胞中"，任脉主持胞胎以及生殖功能，可治不孕症。临床常用穴为中极、关元。

②常取足三阴经穴：足三阴经循行经小腹，通过中极、关元的交会关系，与任脉相连，与生殖功能相关，如三阴交等。

③多取小腹部穴：子宫、卵巢等生殖器官均位于小腹，故治疗本证多取该部穴位，常用穴即为该部之任脉穴，如灸中极穴、灸关元穴。又《针灸大成》云："子宫，二穴，在中极两旁各开三寸，针二寸，灸二七壮，治妇人久无子嗣。"

④选取下背部及腰骶部穴：其中肾俞穴最为常用，如《医学入门》载肾俞："主诸虚，令人有子。"其他较常用穴有上髎、白环俞。

治法如下。

①毫针针刺法：妇科、还巢、三阴交等穴以毫针针刺为主。

②灸法：因为本病以寒证、虚证、瘀证为多，故治疗以灸法为多，以温阳祛寒，补虚散瘀。最常用的穴位为中极，其次为神阙、关元。

治疗不孕症常用一针特效穴有妇科穴、还巢穴、中极、肾俞、关元、神阙等。

妇科穴（董氏奇穴）

【位置】在大指第1节之外侧（尺侧）。当大指背第1节之中央线外开3分，距前横纹1/3处一穴，距该横纹2/3处一穴，共2穴。（附图44）

【针法】贴于骨旁下针，针深2~3分，一次两针齐下，谓之倒马针。

【解析与经验】本穴能调治各种子宫病，位于肺经上，肺与膀胱通，通于子宫；其位置在井、荥穴之间，亦对应于小腹子宫；为妇科常用穴，治疗各种妇科疾病效果显著。调经极有效，余针本穴调整月经正常而致怀孕者不计其数。

还巢穴（董氏奇穴）

【位置】在无名指中节外侧（靠近小指之侧）正中央。（附图 42）

【针法】还巢穴位于阴掌无名指第 2 节 E 线上，仅一穴，取穴采二分点法，即无名指第 2 节靠近小指之侧黑白肉际中点。采用 5 分针，针 2~3 分。

【解析与经验】还巢穴在无名指三焦经上，三焦与肾通，能理三焦补肾。因本穴能补肝肾、理三焦、疏肝理气，故治妇科症甚效，针治不孕症甚效。

中 极

【位置】关元下 1 寸，脐下 4 寸。（附图 34）

【针法】采用 2 寸针，针 1 寸，以得气（针刺部位产生经气的感应）为准，每次留针 15 分钟，用平补平泻手法，在每次月经周期停止后开始针刺，隔天 1 次，至下次月经来潮或怀孕停针。

【解析与经验】中医学认为，肾气盛实，真阴充足，任脉通，太冲脉盛，月经正常来潮是妇女孕育的机制。针刺治疗不孕症，可以通过调整月经而使易受孕，中极穴是任脉和足三阴经（脾经、肝经、肾经）之会穴，肝经循行环绕阴器，天癸与肾脏生殖功能相关，因此足三阴经也与人之生殖功能相关。中极又为膀胱经募穴，有培元助气化、清利湿热作用，对于妇科疾病及泌尿生殖系统疾病皆有疗效，对于下元虚损之病甚有效果。本穴自古即为治疗不孕症之要穴，如《针灸大成》载："主冷气积聚，时上冲心，腹中热，脐下结块……失精绝子。"《医心方》载："治无子法，灸中极穴。"《医学入门》载中极："主妇人下元虚冷……灸三遍，令生子。"《针灸资生经》曰："阳气虚惫，失精绝子，宜灸中极。"《灸法秘传》曰："女子不孕，当灸中极为要。"

肾 俞

【位置】14 椎下两旁相去脊各 1 寸 5 分，前与脐平。（附图 17）

【针法】正坐或俯卧，从第 14 节即第 2 腰椎之下命门穴（见督脉）旁开 1 寸 5 分取之。1 寸针，针 5 分，用平补平泻手法。

【解析与经验】中医学认为肾气盛实，真阴充足，任脉通，太冲脉盛，月经正常来潮是妇女孕育的机制。本穴为肾脏背俞穴，有调补肾脏阴阳的双向作用；刺激膀胱经背部穴可治内脏病，肾俞为治疗腰部疾患及泌尿生殖器疾病的特效穴。腰骶部穴位可治疗不孕症，此中最常用之穴位为肾俞。《医学入门》载肾俞："主诸虚，令人有子。"《医宗金鉴》说："肾俞主灸下元虚，令人有子效多奇。"针刺虽有效，仍以灸法为佳。

关　元

【位置】在下腹部，前正中线，脐下3寸。（附图34）

【针法】仰卧，采用2寸针，针1寸，以得气（针刺部位产生经气的感应）为准，每次留针15分钟，皆用平补平泻手法。

【解析与经验】关元系小肠之募穴，足三阴经与任脉之会穴，足三阴经循行经小腹，通过关元的交会关系，与任脉相连。任脉与人之胞胎以及生殖功能关系密切，关元又为三焦之气所生之处，为培肾固本、补益元气、回阳固脱之要穴。本穴主治之症甚多，对于肾虚所致诸症尤有特殊效果，为常用之强壮穴，常用于治疗泌尿生殖器疾患。本穴自古即常用于治疗不孕症，《针灸甲乙经》曰："女子绝子，怀血在内不下，关元主之。"《类经图翼》载关元："治妇人产后血气痛，子宫不成胎。"针刺有效，但多以灸法为主。

神　阙

【位置】脐窝正中。（附图34）

【针法】仰卧取穴，灸7~14壮（隔姜、盐灸），或每日温灸20~30分钟。

【解析与经验】本穴具有温通元阳、开窍复苏、健运肠胃及促进中焦气机、化寒湿积滞之功。但本穴只宜灸，不宜针，《针灸甲乙经》曰："绝子，灸脐中，令有子。"《类经图翼》载："神阙，妇人血冷不受胎者，灸此永不脱胎。"

▌本节小结

中医学认为本病多由肾脏、天癸、冲任、胞宫功能失调所致。

取穴方面：①多取任脉穴，常用穴为中极、关元。②常取关系足三阴经之穴，中极、关元、三阴交等。③多取小腹部穴，如灸中极穴、关元穴。③选取下背部及腰骶部穴，肾俞穴最为常用。治法方面：艾灸以通阳，最常用的穴位为中极，其次为神阙、关元。综上，基本上以中极、关元、神阙、肾俞应用最多。

关元系小肠募穴，足三阴经与任脉之会穴，为培肾固本、补益元气、回阳固脱之要穴，自古即常用治不孕症，针刺有效，但多以灸法为主。中极穴是任脉和足三阴经（脾经、肝经、肾经）之会穴，自古亦为治疗不孕症之要穴。神阙穴具有温通元阳、开窍复苏、化寒湿积滞之功，但只宜灸，不宜针。肾俞为肾脏背俞穴，为治疗腰部疾患及泌尿生殖系统疾病的特效穴。

妇科穴位置在井、荥穴之间，对应于小腹子宫，治疗各种妇科病效果显著，余针本穴调整月经正常而致怀孕者不计其数。还巢穴能理三焦、补肾，亦能疏肝理气，调理卵巢功能甚好，治不孕症甚效。

妇科穴及还巢穴为治疗不孕症之特效对针，余以此对针治疗致使怀孕者达数百例之多。

第七节　乳痈

乳痈，即急性乳腺炎，是乳腺的化脓性炎症，是妇女产后的一种常见病，多发于初产妇哺乳期。表现为患侧乳房胀痛或搏动性疼痛，伴红肿，摸之灼热，可触及结块，有明显压痛；或伴有全身反应，如发热、畏寒、同侧腋窝淋巴结肿大、白细胞增多等。

中医典籍称为"外吹乳痈""妒乳""吹奶"等。中医认为急性乳腺炎多由肝胃不和，肝气郁结，胃经积热，致使气滞血凝，经络阻塞而成；或怀孕血热内蕴，营气阻滞，而结肿成痈。此外，小儿口气焮热，亦可能为原因之一。西医学认为本病由细菌感染兼乳汁不畅形成。

乳头属厥阴肝经，乳房隶属阳明经，急性乳腺炎主由肝胃不和，以致经络阻塞，气滞血凝，邪热壅结而成痈肿，因此取穴主与肝胃有关。

治疗乳痈常用一针特效穴有内关、肩井、曲池、梁丘、太冲等。

内　关

【位置】在前臂掌侧，当曲泽与大陵连线上，腕横纹上 2 寸。（附图 24）

【针法】用 30 号 1.5 寸毫针刺入穴位 5 分，得气后捻转提插 2~3 次。行针时，边行针边令患者轻轻按压肿胀的包块 1 分钟，留针 30 分钟，每 10 分钟运针 1 次。

【解析与经验】中医认为乳头属厥阴肝经，乳房隶属阳明经。急性乳腺炎系由肝胃气血不和，经络瘀阻，以致凝为壅肿；抑或因外邪侵入乳房，邪热壅结致使排乳不畅，而成痈肿。内关穴为手厥阴心包经络穴，心包经从胸走手，是治疗胸胁部疾患之要穴。《六总穴歌》说："胸膺内关谋。"内关不但能治疗胸乳疾患，通过心包经与胃脏腑别通，及手足厥阴同名经相通，还可治疗肝胃不和之疾，有"胸中之病内关担"之说。针刺内关穴能疏调三焦，清泻邪热，宽胸散瘀，疏肝理气，通乳散结而治愈本病。

肩　井

【位置】在肩部，当大椎与肩峰端连线的中点处。（附图 29）

【针法】患者端坐，取患乳同侧肩井，以 30 号 1 寸毫针，直刺进针，深度为 0.5~0.8 寸，得气后施以捻转手法，中强刺激，持续行针 3~5 分钟即可出针。注意应掌握好进针深度，不宜深刺，以免刺入胸腔而造成气胸。

【解析与经验】中医认为急性乳腺炎多由肝胃不和，肝气郁结，胃经积热，致使气滞血凝，经络阻塞壅结而成。《百症赋》："肩井乳痈而极效。"肩井穴系足少阳胆经腧穴，为手少阳三焦经、足阳明胃经与阳维脉的交会穴，通过肝胆表里及胃经交会，针刺肩井穴，能疏肝郁，泻胃热，疏通止痛，活血散瘀而迅速治愈急性乳腺炎。肩井穴针感反应强烈，易发生晕针，且位置适对胸内肺尖，故不可针刺太深，以免发生晕针或气胸，宜小心进针；若致晕针者，多补以足三里救之。

曲　池

【位置】屈肘成 90°，肘横纹桡侧头稍外方。（附图 4）

【针法】患者取坐位，屈肘，取曲池穴，用 2.5 寸毫针刺入穴中，进针 1.5~2 寸深，施快速捻转、提插交替的强刺激手法 1 分钟，使针感放射至患侧肩部最好。留针 30 分钟，每隔 10 分钟行捻转提插强刺激手法 1 分钟。

【解析与经验】曲池穴是手阳明大肠经之合穴，手足阳明经相通，善于疏通阳明经气，清泻阳明经实热，退热消炎之功尤良。取刺曲池穴可有清热解毒、活血化瘀、通络消肿的作用。中医认为乳头属肝，肝与大肠脏腑别通，亦善疏肝解郁，调理疏泄。急性乳腺炎取刺曲池穴可有清热解毒、通络化瘀、消肿止痛的作用，临床实践证实，治疗急性乳腺炎确有卓效。据余之经验，经 1~3 次治疗可治愈。

梁　丘

【位置】屈膝，在大腿前面，当膝髌外缘上 2 寸处，以手按之在两筋间微有陷凹处是穴。（附图 54）

【针法】进针 1 寸深，施快速捻转、提插交替的强刺激手法 1 分钟，留针 30 分钟，每日 1 次。

【解析与经验】急性乳腺炎是指乳腺的急性化脓性感染，初期未成脓时，治以消散为主。根据乳房属足阳明（虽说乳头属厥阴肝经，但亦属足阳明经所过），梁丘为足阳明胃经郄穴，足阳明胃经多气多血，胃经腧穴善于调理气血，郄穴为气血深聚之处，善治本经之急病，梁丘为多气多血经络之郄穴，调理气血作用尤强，针刺梁丘能作用于乳房而起到通经活络、散瘀破结之功效，治疗足阳明之急病急性乳腺炎当然有效。

太　冲

【位置】在足大趾本节后 2 寸，第 1、2 跖骨骨间腔中。据《医宗金鉴》记载则系从行间上行 2 寸许，足跗间动脉应手陷中，取穴可从蹞趾、次趾之间，循歧缝上压，压至尽处是穴。（附图 33）

【针法】进针 1 寸深，施快速捻转、提插交替的强刺激手法 1 分钟，留针 30 分钟，每日 1 次。

【解析与经验】乳房属阳明，乳头属厥阴，采用肝经输穴、胃经郄穴，即太冲、梁丘两穴，有疏肝理气、清除胃热、通络散结之功效。梁丘为阳明胃经郄穴，太冲为厥阴肝经之输穴，内关为心包经之络穴，三穴配合，作用于乳房而起到通经活络、散瘀破结之功效。若已成脓者，当以外科处理为主。

▌本节小结

中医认为乳头属厥阴肝经，乳房隶属阳明经，内关穴通过心包经与胃脏腑别通，及手足厥阴同名经相通，疏肝理气，通乳散结而治愈本病。肩井穴为手少阳、足阳明会穴，针刺肩井穴，既能疏肝郁，又能泻胃热，散瘀消结而治疗急性乳腺炎。

曲池穴是手阳明大肠经之合穴，手足阳明经相通；又肝与大肠脏腑别通，亦善疏肝解郁，调理疏泄，治疗急性乳腺炎确有卓效。梁丘为足阳明胃经郄穴，善治本经之急病，治疗足阳明之急性乳腺炎有效。太冲属厥阴经穴，为木之土穴，疏肝理气，作用于乳房而起通经活络、散瘀破结之功效。

内关穴配曲池穴为治疗乳痈之特效对针；梁丘、太冲为另一组特效对针。

本病要注意预防，具体措施：①精神上不要忧郁忿怒，由于足厥阴肝经之脉上膈，布胸胁，绕乳头而行，故乳头属肝，若忧郁忿怒则伤肝，肝气郁结，则乳络不畅而容易淤积成痈。②足阳明胃经之脉从缺盆下行经乳中，故乳房属胃。产后不宜过食厚味煎炙之品，以免胃热熏蒸而成乳痈。如能从上述肝、胃两方面加以注意，自可减少发病。③哺乳期要注意乳头清洁，尤其是在哺乳之前、后，均宜用温开水予以清洗，哺乳时避免婴儿咬破乳头，以免细菌感染。④乳汁过多或断乳之后，应按时适当将乳汁排出，以免乳汁壅聚于乳房，致生乳痈。如乳房感到胀痛，为避免形成乳痈，可用热毛巾每天湿敷乳部几次，但要注意，不要过热，以免灼伤皮肤，并且多食水果、蔬菜，注意大、小便通畅，以清利胃肠积热。

第八节　乳汁不行

产妇在哺乳期间，乳汁分泌甚少或全无，称为"乳汁不行"，俗称"缺乳"。分娩后见乳汁不行者，应询问产时有无失血史，以及产前脾胃功能情况。若突然乳汁不行，应询问是否产后受精神刺激，乳房局部有无红肿结痛。临床所见，乳房柔软而无胀痛感觉者，多为气血俱虚；如胀硬而痛，多属肝郁气滞；伴有身热者，多属乳痈。属气血虚弱者，宜补气养血，佐以通乳；属肝郁气滞者，宜疏肝解郁，佐以通乳。乳痈者，宜散结通乳，见前一节。

治疗乳汁不行常用一针特效穴有膻中、涌泉、少泽、乳根、足三里。乳汁过多可针刺足临泣、光明。

膻　中

【位置】在前正中线，两乳之间。（附图40）

【针法】仰卧取穴，用1寸毫针针尖向下沿皮刺入5分深，也可向两侧乳房方向横刺。留针30分钟，或用艾条温灸膻中穴5~10分钟。

【解析与经验】膻中为气之会，能调理气机，宽胸利膈，善治气分诸证。产后由于气血瘀滞乳汁不下者，刺此穴可通调气机，催乳，为治乳汁不行的经验穴。

涌 泉

【位置】在足心陷中，伸腿屈足，蹷指苑苑中。足掌心中央，约在足底（去趾）前1/3处。（附图20）

【针法】取卧位，针刺一侧或两侧涌泉穴，用1寸毫针从足心刺向足背，进针5~8分深，待有针感，行平补平泻手法，捻针1分钟，留针半小时，每10分钟捻针1次。行针时嘱患者按摩乳房。每日1次，连针3日。

【解析与经验】针后立即挤压乳房，或让婴儿吸吮乳头，乳汁即可涌出。涌泉穴系足少阴肾经之井穴，历代医家都将其作为开窍急救之穴。乳汁不通系乳窍闭，针刺涌泉穴可使乳窍通。又涌泉为肾经木穴，与肝木有同气相求之功，能疏肝治乳头之病，临床治疗乳汁不通或泌乳不足皆有效。

少 泽

【位置】手小指外侧端去爪甲角1分陷中。（附图14）

【针法】用毫针直刺1分左右，采取泻法，留针10分钟。

【解析与经验】本穴为井穴，有开窍通乳作用，常为治疗乳病及通乳要穴（《玉龙歌》《玉龙赋》《医宗金鉴》）。善治乳汁分泌减少，施以泻法，适用于乳汁不足的实证，有通乳的功效，亦为治疗乳部病变要穴。

乳 根

【位置】从乳中下行1寸6分，去中行各4寸，在乳头直下，当乳房下沟陷处，仰而取之。（附图8）

【针法】用毫针斜刺，针尖略向上，针3~5分。施用补法，留针30分钟。每日针1次。

【解析与经验】本穴为胃经腧穴，足阳明胃经经过乳中，本穴有宣通乳络、活血化瘀作用，针刺本穴能通乳，治疗乳汁不足，属局部治疗。

足三里

【位置】在外膝眼下3寸，胫骨外侧约1横指处。（附图10）

【针法】用毫针直刺，小幅度捻转，采用补法，留针30分钟。每日针1次。

【解析与经验】足三里为胃经合穴，有疏通经络、调和气血、理脾健胃之功，为全身强壮要穴之一。脾胃为后天之本，气血生化之源，脾胃功能的盛衰与疾病发生和发展有密切关系。针刺足三里穴有强健脾胃的作用，使气血旺盛，适用于乳汁不足虚证，患者多表现为乳房不胀，或兼见面色苍白、纳差、气短便溏等。施用补法，以益气补血，促进身体强壮，从而达到生乳的功效。

附 乳汁过多

足临泣

【位置】在第4、5跖骨结合部前方凹陷处。（附图32）

【针法】用毫针直刺5分左右，施用泻法，留针30分钟，每10分钟捻针1次，嘱患者轻轻揉按乳部半分钟。

【解析与经验】足临泣属足少阳胆经腧穴，又为八脉交会穴之一，通于带脉，故有调节十二正经气血的作用，并可疏通经络，而使乳汁减少。

光 明

【位置】在外踝尖直上5寸，腓骨后缘处。（附图31）

【针法】用毫针直刺1.5寸，捻转提插，使针感加强后，留针30分钟，每10分钟捻针1次，嘱患者轻轻揉按乳部半分钟。

【解析与经验】光明穴属足少阳胆经，为该经络穴，有疏通经气、解郁的作用，可治疗乳汁过多。

▌本节小结

膻中，古称气会穴，主治气分诸证，为治乳汁不行的经验穴。涌泉穴正是人体胸、乳腺部在足掌上的相应点，涌泉穴又系足少阴肾经之井穴，乳汁不通系乳窍闭，针刺涌泉穴可使乳窍通。少泽穴为井穴，有开窍通乳作用，为治疗乳病及通乳要穴。足阳明胃经经过乳中，乳根有宣通乳络、活血化瘀作用，属局部治疗。脾胃为后天之本，气血生化之源，针足三里穴有强健脾胃的作用，使气血旺盛，乳汁自行。

第九节 疝气

疝气一般是指少腹痛引睾丸，或睾丸肿痛的一种疾病，俗称"小肠疝气"。西医学称腹股沟斜疝，多因阴寒内盛，寒气凝结，或小儿先天不足形成。成人中有疝气者亦不少。

小肠疝气多为小儿先天发育不全，脐孔或腹股沟环孔未全闭合，留有环口，又因婴幼儿啼哭叫扰过多、用力努挣等气陷而成。中医则责之于任脉与足厥阴肝经，认为多由中气不足、升提无力或感受寒湿、气血凝滞等引起。

治疗疝气常用一针特效穴有大敦、太冲、行间、大间穴、制污穴、归来、阳池等。

大　敦

【位置】在足大趾末节外侧，去爪甲后如韭叶许。外侧聚毛中，距趾甲角旁1分许。（附图33）

【针法】正坐垂足，从踇趾爪甲根之外侧1分许爪甲之陷凹处取之，约当外侧趾甲角与趾腹外侧缘连线之中点处。直刺，深2~3分。捻转进针，平补平泻，捻针同时嘱患者提肛缩小腹，留针30分钟，每间隔10分钟捻针1次，得气后留针，并可加艾条灸。

【解析与经验】本穴为肝经井穴，古歌诀一致认为本穴为主治疝证之特效穴（《玉龙歌》《玉龙赋》《百症赋》《通玄指要赋》《长桑君天星秘诀歌》《胜玉歌》《杂病穴法歌》《医宗金鉴》《灵光赋》等），盖肝主筋，前阴为宗筋所聚，而足厥阴肝经经脉又环绕阴器，抵达小腹，所以各种疝气皆属于肝。大敦为肝经井穴，取用之能疏经调肝祛邪，常用治女子瘕瘕、阴挺肿痛（子宫下垂）以及男子阴疝，痛引小腹。依古歌诀及经验可配合太冲、三阴交等穴交互应用，效果更佳。

太　冲

【位置】在足大趾本节后2寸，第1、2跖骨骨间隙中。（附图33）

【针法】正坐垂足，直刺，从足背向下进针，针入1~1.5寸，平补平泻，留针30分钟，每间隔10分钟捻针1次，捻针同时嘱患者提肛缩小腹，以助固纳。

【解析与经验】太冲穴属足厥阴肝经原穴及输穴，可疏调肝脉。原穴在整体疗法中有特殊的作用。肝主筋，前阴为宗筋所聚，而足厥阴肝经经脉环绕阴器，抵达小腹，所以各种疝气皆属于肝。本穴能疏经调肝祛邪，"经脉所过，主治所及"，古歌诀亦多认为太冲穴为主治疝证之特效穴。如《杂病穴法歌》："七疝大敦与太冲。"《马丹阳天星十二穴治杂病歌》："太冲足大趾，节后二寸中……七疝偏坠肿，眼目似云朦，亦能疗腰痛，针下有神功。"《十二经脉证治主客原络歌》："气少血多肝之经，丈夫溃疝苦腰疼……癃闭遗尿疝瘕痛，太、光二穴即安宁。"

行　间

【位置】在足踇趾、次趾趾缝间，趾蹼缘后约 5 分处。（附图 33）

【针法】正坐垂足，取双侧。用毫针直刺，从前微向后下方刺入 5 分~1 寸，平补平泻，运针时嘱患者提肛缩小腹，使气往小腹阴部运行，留针 30 分钟，每 5 分钟行针 1 次，行针时仍嘱患者提肛缩小腹。

【解析与经验】行间穴治生殖器疾患非常有效。疝气与肝经有密切关系，行间属肝经腧穴，故治疗疝气有效。

大间穴（董氏奇穴）

【位置】食指第 1 节正中央偏向大指外开 3 分。本穴位于食指阴掌第一节 B 线。（附图 39）

【针法】平卧或正坐，手心向上，取食指第 1 节中央偏向大指 3 分是穴。针 2~3 分，平补平泻，嘱患者提肛缩小腹，留针 30 分钟，每 5 分钟行针 1 次，行针时仍嘱患者提肛缩小腹。

【解析与经验】食指属大肠经，通过大肠与肝通，本穴能治肝经之病变。穴在井、荥之间，基于手躯顺对法，治小肠气、疝气、睾丸坠痛甚效。董师虽然说："治疝气成方——外间、大间、小间、中间四穴同时用针为主治疝气之特效针。"但在对于这几个穴的主治，只有在大间后面特别强调"疝气（尤具特效）"，所以若单选一穴，则大间穴为首选。

制污穴（董氏奇穴）

【位置】位于大指背第 1 节与第 2 节之连接处，在大指背第 1 节中央线上。（附图 44）

【针法】制污穴容易充血出血，取制污穴，以采血片刺之使出血，治疗疝气效果甚好。

【解析与经验】制污穴在井穴、荥穴之间，对应部位在小腹，通过肺与膀胱通，亦通于小腹，在制污穴刺血，能益肺气而治疝气。

归　来

【位置】在脐下 4 寸，前正中线旁开 2 寸处取穴。（附图 34）

【针法】仰卧取穴，用 1.5 寸毫针刺入 0.8~1 寸，平补平泻，嘱患者提肛缩小腹，留针 30 分钟，每 5 分钟行针 1 次，运针时仍嘱患者提肛缩小腹。

【解析与经验】归来穴系足阳明胃经腧穴，多气多血，本穴在下腹部，外邻肝经，内近任脉，有理气（既能升提益气，又可平冲降逆）活血、温经散寒、散瘀止痛的功效，且兼有疏肝理气、调理冲任的功能，为主治少腹部、生殖器疾患以及妇科病的重要腧穴。此穴可使气血旺盛，疝得以复原，即使疝复归原处之意，自古即是治疗疝气的要穴。《胜玉歌》："小肠气痛归来治。"《针灸大成》亦载其治疗疝气。

阳　池

【位置】在腕背横纹中央稍偏尺侧凹陷处，指总伸肌肌腱尺侧。（附图 25）

【针法】握拳取之。用艾条在穴位直上 3 分悬空温灸 5~15 分钟，每日 1 次，连灸 1 周。

【解析与经验】阳池穴为手少阳三焦经原穴，原穴皆为经气聚集较丰之部位，调气作用极强，能舒筋通络，清利湿热，调理上、中、下三焦气机。本穴不仅有调理原气的作用，也是很多病整体疗法中不可缺少的一个重要腧穴，故治疝气。此外，急性睾丸炎灸此穴，可通经行气，活血散瘀消结，亦可疏通水道，使原气通畅而病除。

▌本节小结

　　治疗疝气，首选肝经腧穴，盖肝主筋，前阴为宗筋所聚，而足厥阴肝经经脉环绕阴器，抵达小腹，"经脉所过，主治所及"，所以治疗各种疝气有效。古歌诀一致认为大敦穴为主治疝气之特效穴。太冲穴属足厥阴肝经原穴及输穴，古歌诀亦多认为太冲穴为主治疝气之特效穴。行间，亦属肝经，治疗疝气有效。食指属大肠经，通过肝与大肠通，大间（董氏奇穴）穴在井、荥之间，基于太极手躯顺对法，治小肠气、疝气、睾丸坠痛甚效。董师主治疝气，只有在大间后面特别强调"疝气（尤具特效）"，所以大间穴为治疝气之首选。

　　制污穴（董氏奇穴）在井穴、荥穴之间，对应部位在小腹，通过肺与膀胱通，亦通于小腹，在制污穴刺血能益肺气而治疝气。

　　归来在下腹部，属睾丸部位的邻近穴位。阳池具有清热、疏通下焦的作用，可治疝气，亦可治急性睾丸炎。

第十节　阳痿

男子性功能障碍是指阳痿、早泄、遗精、性欲低下或无性欲等一系列症候群。阳痿是指阴茎不能勃起，或勃起不坚，持续时间短。早泄是指性交时过早射精。遗精则指频繁自行排精。西医学可分为大脑皮质功能紊乱、脊髓中枢功能紊乱和器质性病变三类，认为男性性功能障碍多为中枢神经功能失调所致的性神经衰弱，与精神因素关系密切。

本节主要论述阳痿之治疗。中医学认为此病与肾的功能关系密切，肾为藏精之脏，对于人体生长发育及繁衍后代起着重要作用。男女生殖器发育成熟及其生殖能力，均赖于肾气之充实。此病多由于肾气亏损、命门火衰，或恐惧伤肾，或心肾不交，水火不济所致。

治疗阳痿常用一针特效穴有大敦、关元、曲骨、三阴交等。

大　敦

【位置】在足大趾端，去爪甲后如韭叶许，外侧聚毛中，其穴也。（附图33）

【针法】正坐垂足，从蹈趾爪甲根之外侧1分许爪甲之陷凹处取之，约当外侧趾甲角与趾腹外侧连线之中点处。直刺，从足背侧面向跖底方向进针，深2~3分。平补平泻，嘱患者提肛缩小腹，留针30分钟，每5分钟行针1次，运针时仍嘱患者提肛缩小腹。

【解析与经验】肝主筋，前阴为宗筋所聚，而足厥阴肝经经脉又环绕阴器，抵达小腹，因此阳痿之治疗以肝为主，而紧张也会导致阳痿，治疗常要疏肝。又阳痿多是寒证，大敦为肝之井穴，能开窍祛寒。另阳痿系阴茎充血不足，肝主藏血而能治之；又阴茎能屈能伸，阳痿则不能伸，亦属筋病，大敦为木经之木穴，系真五行，最擅疏肝祛寒，亦善治筋病，故大敦为治疗阳痿特效穴。

关　元

【位置】腹部前正中线上，脐下3寸。（附图34）

【针法】灸法：用陈艾艾炷，每次隔姜施灸15壮，隔天1次，每3次为1个疗程，疗程间停灸3天。或用艾条灸，保持适当温度，在穴位上温灸20分钟，亦为每周3次，每3次为1个疗程。

【解析与经验】关元系小肠经之募穴，为三阴经（脾经、肝经、肾经）与任脉之交会穴，又为三焦之气所生之处，为培肾固本、补益元气、回阳固脱之要穴。前人认为关元为生气之源，别名丹田，乃男子藏精、女子蓄血之处。本穴主治之症甚多，对于肾虚所致诸症尤有特殊效果。为常用之强壮穴，能益肾气，常用治泌尿生殖器疾患，如阳痿、遗精等性功能障碍疾病。采用中等艾炷隔姜灸，或艾条灸关元治疗阳痿确有较好的疗效。

曲　骨

【位置】在前正中线，耻骨联合上缘中点。（附图 34）

【针法】仰卧取穴，针刺曲骨要求针感直达阴茎，留针 30 分钟，每 10 分钟捻针 1 次，每日 1 次，10 次为 1 个疗程。

【解析与经验】本穴为任脉穴，有补肾培元、疏肝活血的功效。曲骨系足厥阴肝经与任脉之交会穴，由于足厥阴肝经绕阴器而抵小腹，再与本穴交会，其位置又近胞宫与膀胱，因此对于泌尿生殖系统之病症皆有疗效。针刺曲骨穴，针感达于阴茎，治疗阳痿的作用尤佳。

但应注意，针刺脐以下的穴位，尤其是中极至曲骨穴，针前宜令患者排小便，使膀胱排空后再针治。

三阴交

【位置】小腿内侧，内踝最高点上 3 寸，胫骨后缘。（附图 13）

【针法】患者垂足而坐或仰卧，直刺，从小腿内侧向外侧刺入 0.5~1 寸。中强刺激，针刺时嘱患者提肛缩小腹，留针 30 分钟，每 5 分钟行针 1 次，运针时仍嘱患者提肛缩小腹。

【解析与经验】三阴交是脾、肝、肾三条阴经之交会穴，是治疗消化系统病症和泌尿生殖系统病症的常用要穴。三阴交能助运化，通气滞，疏下焦，调血室精宫，有通经活络、调和气血作用，故能治疗各种性功能障碍病症。针刺三阴交可培补肾元，壮阳及疏肝理气荣筋，而治疗阳痿。

▌本节小结

　　阳痿的治疗常要疏肝，阳痿多是寒证。另，阳痿系阴茎充血不足，肝主藏血而能治之；又阴茎能屈能伸，阳痿则阴茎不能伸，亦属筋病。大敦为肝经之井穴，能开窍祛寒，又为木经之木穴，系真五行，最擅疏肝祛寒，亦善治筋病，故为治疗阳痿特效穴。关元为培肾固本、补益元气、回阳固脱之要穴，为常用之强壮穴，灸关元穴治疗阳痿确有较好的疗效。曲骨为任脉与足厥阴肝经之会穴，是治疗外阴疾患的常用穴。但宜注意，针刺脐以下的穴位，尤其是中极至曲骨穴，针前宜令患者排小便，使膀胱排空后再针治。三条阴交是脾、肝、肾三条阴经之交会穴，针三阴交可培补肾元，壮阳及疏肝理气荣筋，而治疗阳痿。

第十一节　遗精

遗精是指不因性交而排精的病症。有梦遗精称"梦遗"，无梦或在清醒状态下遗精称"滑遗"。无论梦遗或滑精，统称遗精。一般成年未婚男子每月遗精1~2次，或每周遗精1次均属正常，若遗精频繁，3~5天或1~2天遗精一次，甚或昼夜遗精，次数无定，遗精之后，神疲体倦，头晕目眩，耳鸣，精神萎靡，腰腿酸软，疲倦乏力，心慌气短等，则为病态，需要治疗。本病属于西医学中男性性功能障碍的范畴。

本病的发生，多数由于阴虚火旺和肾虚不固，少数由于湿热下注所致。

治疗遗精常用一针特效穴有关元、肾关穴、三阴交、大赫等。

关　元

【位置】在腹下部，前正中线，当脐下3寸，曲骨穴上2寸。（附图34）

【针法】①毫针针刺法：仰卧位取穴。直刺约1寸，得气后施以捻转手法，中刺激。留针45分钟，每10~15分钟捻针1次。每日或隔日1次，10次为1个疗程。

②灸法：用陈艾艾炷，每次隔姜施灸15壮，隔天1次，每3次为1个疗程，疗程间停灸3天。或用艾条灸，保持适当温度，在穴位上温灸20分钟，亦为每周3次，每3次为1个疗程。

【解析与经验】遗精多为肾气不足，固摄无权所致，应以补肾助阳为主。关元系小肠经之募穴，乃任脉与足三阴经（脾经、肝经、肾经）之会穴，为人身元气之根，培肾固本、补益元气、回阳固脱之要穴。针灸本穴可起到补虚固精止遗的作用，自古即常用治遗精。《医学入门》说："关元主……遗精白浊。"《类经图翼》说："遗精不禁者，五壮，立效。"《百症赋》说："针三阴于气海，专司白浊久遗精。"

肾关穴（董氏奇穴）

【位置】在阴陵泉直下 1 寸 5 分，胫骨之内侧。（附图 53）

【针法】直刺，针深 1.5~2 寸。针刺得气后，嘱患者提肛缩小腹，留针 30 分钟，每隔 10 分钟捻针 1 次，运针时仍嘱患者提肛缩小腹。

【解析与经验】肾关为补肾要穴，此穴在阴陵泉下，有脾肾双补（阴陵泉为土经水穴，能脾肾双补）作用。本穴穴名肾关，有肾俞及关元之作用，为补肾最常用之穴。位在膝下，在膝太极中（以膝为脐）亦约略对应关元穴，对于肾亏所引起之各病皆有显效，有补脾肾、益气固敛的作用。本穴治疗遗精甚效，与奇穴人皇或三阴交配用效更佳。

三阴交

【位置】小腿内侧，内踝最高点上 3 寸，胫骨后缘。（附图 13）

【针法】正坐或仰卧取穴。直刺，从小腿内侧向外侧刺入，针深 5 分 ~1 寸。中等刺激，针刺得气后，嘱患者提肛缩小腹，留针 30 分钟，每隔 10 分钟捻针 1 次，运针时仍嘱患者提肛缩小腹。

【解析与经验】三阴交是脾、肝、肾三条阴经之交会穴，是治疗消化系统病症和泌尿生殖系统病症的常用要穴，能助运化、通气滞、疏下焦、调血室精宫，回阳固脱，有通经活络、调和气血作用，故能治疗各种性功能障碍病症。

针刺三阴交治疗遗精，可取得满意疗效。《百症赋》说："针三阴于气海，专司白浊久遗精。"《外台秘要》说："集验，灸丈夫梦泄法，灸足内踝上名三阴交二七壮。"灸三阴交亦颇效。三阴交以膝太极及局部全息来看，处于小腿之下焦区，对应于小腹，以踝太极来看，则位置与关元穴对应，亦是其治疗遗精甚效之原因。

大　赫

【位置】在任脉中极穴旁 5 分。（附图 34）

【针法】直刺，从腹侧面向背侧面刺入 0.8~1 寸。针刺得气后，留针 30 分钟，每隔 10 分钟捻针 1 次，每日 1 次。

【解析与经验】《备急千金要方》说："男子虚劳失精，阴上缩，茎中痛，灸大赫三十壮。"大赫穴为足少阴经、冲脉之会，具有补肾固摄的功效，可治男子虚劳失精，女子赤白带下，治疗遗精有良好效果。余 1979 年之《针灸经穴学》中即已写有其治疗遗精，本穴针或灸皆能见效。

关元灸之以固本扶元，温补肾阳，固约精关，可起到补虚固精止遗的作用，自古即常用治遗精。肾关在膝太极中（以膝为脐）亦约略对应关元穴，有补脾肾、益气固敛的作用，治疗遗精甚效。三阴交为主治生殖、泌尿系统疾病的要穴，以膝太极及局部全息来看，三阴交处于小腿之下焦区，对应于小腹，以踝太极来看，则位置与关元穴对应，亦是其治疗遗精甚效之原因。大赫穴为足少阴、冲脉之会，具有补益固摄的功效，治疗遗精有良好效果。

第八章　五官科病症

第一节　面神经麻痹

面神经麻痹又称"面瘫"，发病年龄以 20~50 岁为多，男性多于女性。常见者为周围性面神经麻痹，以非特异性面神经炎（急性非化脓性面神经炎）最多见。病因不明，可能与病毒感染有关，其他邻近部位炎症（中耳炎、腮腺炎等）、损伤（外伤或手术）及肿瘤压迫等均可发生面瘫。西医学认为乃寒冷刺激（多起于头面部受寒之后）后病毒感染或风湿等导致面神经发炎所致。因有炎性病变而引起面神经炎，致使面部肌肉运动障碍而成面瘫。

周围性面瘫主要表现为起病突然，常于晨起洗漱时发现一侧面部麻木僵硬或口眼歪斜，患侧表情肌瘫痪，额纹消失，眼睑不能闭合，露睛流泪，鼻唇沟歪斜变浅，口面牵向健侧（口角向健侧歪斜或下坠），露齿时表现更为明显。不能做皱额、皱眉、闭目、鼓颊等动作，鼓起病侧颊部漏气，不能吹口哨，即《灵枢·经筋》篇所说："卒（突然）口僻，急者目不合。"口水常从患侧口角外流，咀嚼食物时常满留于病侧牙齿之间。初起时在患侧耳内、耳后乳突区及面部可有疼痛，或伴有感冒症状，甚者可有舌前 2/3 部味觉减退以及听觉障碍。

面神经麻痹属于中医学"口眼歪斜""口僻"范畴，一般称为"口眼歪斜"，俗称"吊线风"，《灵枢·经筋》篇说："足之阳明……筋急则口目为僻。"本病多因气血亏弱，经络空虚，感受风寒之邪，或因风痰阻于面部经络，使经气阻滞，经筋失养，肌肉纵缓不收所致。

中枢性面瘫为面神经核以上病变引起，常继发于脑血管病变和颅内肿瘤之后，出现"歪僻"，仅见面颊松弛，口角歪斜，但可以做皱眉、闭眼等动作，另外并有不遂的偏瘫症状，应与常见的周围性面瘫相鉴别。

面瘫初起时宜避免吹风受寒，并可配合热敷和按摩。

针灸治疗面瘫方法很多，除传统毫针针刺治疗外，还有电针、耳针、梅花针、皮内埋针、刺血、穴位注射、穴位贴敷、磁疗、穴位激光照射等十几种治疗方法，但仍以毫针针刺为主。

治疗面瘫常用一针特效穴及部位有内颊车、耳背、侧三里穴、太冲、上巨虚、丰隆、下关、地仓等。

内颊车

【位置】面颊部口腔内，正对颊车穴（附图7）处，或当口腔咬合处。

【针法】刺血疗法：用三棱针在患侧内颊车穴点刺6~8下，深度约1分，使其自然出血，然后以温开水速漱口。每隔3日1次。

【解析与经验】面瘫多由风寒之邪侵袭经络，气血运行不畅导致，肝经在口内环口1周，口腔刺血能泻肝祛风活络，也能调治阳明经气（阳明经亦环口1周），经筋得以濡养，正气来复，逐邪外出，则面肌弛缓得以恢复。此为治口歪第一要法，疗效较毫针针刺高出许多，患病早期进行治疗，往往2~3次即愈，对于久病，亦较为有效。据余之经验，在健侧内颊车穴点刺亦有疗效，或系刺激肝经之故。

耳　背

【位置】在耳背近耳轮明显血管处。（附图56）

【针法】刺血疗法：选取患者患侧耳背近耳轮处明显的血管1根，揉搓1分钟，使其充血。按常规消毒后，用左手拇、食指将耳背拉平，右手持采血片点刺，刺破血管，则见血自然流出，流血2~3ml即可。若流出不顺，可轻轻挤血即出。病情较轻者，放血1次即愈，若病情较重、病程长者，需放血2~4次，两次间隔5天~1周。可在上次手术之耳背旁另选1根血管重复进行。注意刺血后5天内勿被水浸，以防感染。

【解析与经验】耳背刺血疗法治疗面神经麻痹，方法简便，疗效突出，也易于操作。耳部为手足少阳经所过，又为手足太阳经所过，尤其是小肠经循行于面颊、眼眶等处，与面神经麻痹部位有关。此外，口眼歪斜多数因风邪所致，发病时患侧耳颊及腮颞常因牵拉而疼痛，部分患者因上呼吸道感染而有程度不等的咽部充血红肿及颌下淋巴结肿大。少阳主风，太阳主表，耳后刺血能通畅气血，祛风解表，通络泻火，消炎止痛，对于面神经麻痹疗效甚佳，轻者、初得者，有时刺血一次即愈，病重者则刺血数次，亦多可愈。

侧三里穴（董氏奇穴）

【位置】在四花上穴（膝眼下 3 寸，与足三里平行，贴胻骨取穴进针）向外（少阳经方向）横开 1.5 寸。（附图 51）

【针法】直刺进针，进针得气后嘱患者每隔数分钟张口活动，留针至少 60 分钟，每隔 10 分钟捻针 1 次，捻针时张口活动。

【解析与经验】侧三里穴在足三里旁开 0.5 寸，介于阳明经与少阳经之间，祛风作用甚强。面神经麻痹牵涉阳明经及少阳经两经，以此穴治疗甚效。若再加侧下三里成倒马，如此双穴相辅，疗效更佳。

太 冲

【位置】在足大趾本节后 2 寸，第 1、2 跖骨骨间腔中。据《医宗金鉴》记载则系从行间上行 2 寸许，足跗间动脉应手陷中，取穴可从踇趾、次趾之间，循趾夹缝上压，压至尽处是穴，如此则与董氏奇穴火主相合。（附图 33）

【针法】直刺，从足背向下进针，针入 1.5 寸，嘱患者每隔数分钟张口活动半分钟，以引针气，针下后方可止头痛，留针 30 分钟，每间隔 10 分钟捻针 1 次，捻针时张口活动。

【解析与经验】面神经麻痹临床颇为常见，其部位与阳明经及肝经有关，肝经"连目系"，"下环唇内"，"经脉所过，主治所及"，肝经腧穴对于以眼眶周围及唇面为主的病变，皆有效果。《百症赋》说："太冲泻唇歪以速愈。"太冲穴为肝（木）经输穴，五行属土，为木经土穴，能疏肝祛风及调理脾胃大肠，而口唇恰为大肠经所过，且肝与大肠通，口之内外皆可治。本穴又为肝经原穴，理气作用亦甚强。又肝主藏血，治风宜治血，太冲穴能疏肝理气，通络活血，治疗血虚阴虚动风，皆有效。面神经麻痹为经筋病，太冲为肝经腧穴，能治疗筋病。透涌泉，则又有补水润木之功疗，如穴位再向后贴近骨缘，即火主穴，效果更佳，盖贴骨治骨，并能与肾相应，亦有补水润木息风之功。

上巨虚

【位置】在足三里下 3 寸，两筋胻骨陷中。（附图 10）

【针法】右脸麻痹针右侧，左脸麻痹针左侧，均针入 1.5~2 寸（视体型胖瘦而定），针尖逆向经络，即向上 45° 斜针，留针宜长，以 60~90 分钟最佳，每隔 10 分捻针 1 次，捻针时嘱患者张口、闭口活动嘴巴。

【解析与经验】手阳明大肠经"贯颊，入下齿中，还出挟口，交人中，左之右，右之左，上挟鼻孔。"足阳明胃经"下循鼻外，入上齿中，还出挟口环唇，下交承浆"。由此可知，手足阳明经包围口唇，上巨虚为大肠经之下合穴，但位于胃经上，一穴而兼大肠及胃之穴性，故而能兼治两经之病。《标幽赋》说："头有病而脚上针。"以下治上，取此穴，经腑皆治，疗效甚佳。本病早期治疗效果尤佳，几天以内即可口正眼闭，但若超过 3 个月以上才治疗，有时就需针多次，甚至 10 次以上。本穴配合足三里，疗效更为迅速，盖足三里为胃经下合穴，胃与大肠之下合穴并用，两针成为倒马针，力量更强。

丰　隆

【位置】在外踝尖上 8 寸，或曰犊鼻下 8 寸，约当犊鼻与解溪中点处取穴。即髌骨下缘至踝关节横纹之中点平行，距胫骨前缘 2 横指（1.5 寸）。（附图 10）

【针法】正坐或仰卧，取双侧丰隆穴，直刺 1.5~2 寸，针入得气后嘱患者张口、闭口活动嘴巴，留针至少 45 分钟，每 10~15 分钟捻针 1 次，每 5 分钟嘱患者张口、闭口活动嘴巴 30 秒 ~1 分钟，或含口香糖经常咬嚼。

【解析与经验】《灵枢·经筋》篇说："足之阳明……筋急则口目为僻。"指出该病系经气阻滞，经筋失养，肌肉纵缓不收所致。主要病变在阳明经，手足阳明经皆环唇，丰隆为阳明胃经之络穴，"经脉所过，主治所在"。丰隆又为痰会，善于健脾化痰，祛湿通络及调理气血（阳明经为多气多血之经），若因风痰阻于面部经络者，更为适宜。由于其病变在筋，故须深刺 2 寸左右，以祛风活络，疏通经筋。本穴刺血则痰瘀并治，对于久治不愈之口歪及各种疑难怪病，皆极为有效。

下　关

【位置】在面部耳前方，颧骨下缘，下颌骨髁状突之前方，当颧骨与下颌切迹所形成的凹陷中。（附图 27）

【针法】闭口取穴，取患侧下关穴，直刺，从外稍斜向前内进针 5 分，施以捻转提插中强刺激，并多向皮下透刺，然后按摩患侧面颊 1~2 分钟。留针 30 分钟，每 10 分钟捻针 1 次，捻针时按摩面颊 1~2 分钟。

【解析与经验】下关穴为足阳明胃经与足少阳胆经之交会穴，对于面部及与偏头交会部分之病痛，如齿痛、齿龈炎、颜面神经麻痹及耳鸣、耳痛、耳聋等皆有疗效。《针灸甲乙经》："口僻……下关主之。"可见前人即应用下关穴治疗颜面神经麻痹。由于面神经较浅，因此刺此穴不宜过深，多向透刺亦以皮下透为宜。

地　仓

【位置】口角外侧4分。（附图6）

【针法】正坐或仰卧，取患侧，采取横刺（即皮下刺）法，从前向后刺，针尖斜向颊车穴。施以捻转提插中强刺激，然后按摩患侧面颊1~2分钟。留针30分钟，每10分钟捻针1次，捻针时按摩面颊1~2分钟。

【解析与经验】历代歌诀均认为本穴为治疗口眼歪斜之特效穴，但必须配颊车穴，才能发挥更大效果（见《玉龙歌》《玉龙赋》《杂病穴法歌》《百症赋》等）。如《玉龙歌》就说："口眼歪斜最可嗟，地仓妙穴透颊车。"可以刺地仓穴，皮下横针向颊车穴透。古歌诀在治疗方面都强调歪左泻右，歪右泻左，意即当口眼歪向左边，表示右边麻痹，致被拉向左边；同理，口眼歪向右边，表示左边麻痹，致被拉向右边。《金匮要略》说："邪气反缓，正气即急。"就是这个道理，治疗上就必须分清患侧，即歪斜的反侧。

▎本节小结

面神经麻痹，首先考虑与阳明经有关，手足阳明经环绕口唇1周，其次考虑与肝经有关，因肝经绕口内1周。内颊车（口腔内）三棱针刺血为治口歪第一要法，不论新病或久病皆有疗效。耳部为手足少阳经所过，又为手足太阳经所过，尤其是小肠经，与颜面神经麻痹部位有关，耳背刺血治疗面神经麻痹疗效甚佳。侧三里穴治疗阳明经及少阳经两经合病疗效甚佳，因面神经麻痹牵涉阳明经及少阳经两经。太冲穴为肝（木）经输穴，而口唇恰为大肠经所过，而肝经绕口内1周。上巨虚为大肠经之下合穴，但位于胃经上，一穴而兼大肠及胃之穴性，故能兼治两经之病。丰隆为胃经络穴，对于久治不愈之口歪及各种疑难怪病，皆极为有效。下关穴为足阳明胃经与足少阳胆经之交会穴，自古即用于治疗面神经麻痹。历代歌诀均认为地仓穴为治疗口眼歪斜之特效穴，刺地仓穴，皮下横针，向颊车穴透，能发挥更大效果。上巨虚配合足三里，疗效更为迅速，为余治疗面神经麻痹常用之特效对针。

第二节 面肌痉挛

面肌痉挛又称面肌抽搐,为临床常见病,多发生于中年以后的妇女(临床亦曾治疗不少男性)。表现为面部肌肉呈阵发性不规则不自主无痛性抽搐,多发于一侧,两侧同时发病者极为少见。初起时,仅有眼轮匝肌(眼睑)间歇性轻微抽搐,严重者逐渐发展至面颊部其他肌肉,甚至口角也随之抽动。神经系统检查无其他阳性体征。当精神紧张、过度疲劳及睡眠不足时可使病情加重,谈话过久亦可发作频繁,入睡时停止发作。

中医学形容本症为"眼睑瞤动,风动如虫行"及"目瞤动与项口相引"等,属于"面风"范畴。中医学认为头面部为三阳经所循行部位,人体正气先虚,风寒外邪乘虚入侵,使经络闭塞,致筋脉、肌肉发生痉挛而生本病。或情志抑郁(与精神因素有关)致气滞血瘀,或脾湿痰壅,痰火上扰,或因血虚生风,或肝肾阴虚阳亢动风等均可致病。治疗宜辨证采取祛风、疏肝、活血、化痰、滋阴、息风止痉。

一些面神经麻痹后遗症及高血压患者亦可见面肌痉挛,儿童可见习惯性面肌痉挛,多为两侧,治法类同,可参考面神经麻痹,但面部不宜多用穴。

治疗面肌痉挛,主要考虑手太阳小肠经及阳明经,以风证为主要表现,常用一针特效穴有后溪、三间、太冲、风池、丰隆、四白等。

后 溪

【位置】在手掌尺侧缘第5指掌关节后,掌横纹头赤白肉际处。(附图14)

【针法】取患侧后溪穴,轻握拳,用毫针快速向劳宫方向直刺,约1.5寸,行捻转提插手法使明显得气后,大幅度捻转2~3次,然后嘱患者做闭眼、睁眼动作,动引其气,或以手按摩面部0.5~1分钟,每5~10分钟重复手法1次,留针30分钟。如进针10分钟,症状无减轻者,取对侧后溪穴,用同样手法操作。

【解析与经验】小肠经"其支者,从缺盆循颈,上颊,至目锐眦,却入耳中,其支者,别颊上䪼,抵鼻,至目内眦,斜络于颧"。其循行经络既至内眼角,也至外眼角,又至颧部,涵盖面肌抽搐主要范围所在,"经脉所过,主治所及"。面肌抽搐多与风有关,后溪系手太阳小肠经之输木穴,对本经之风证甚效。后溪又为八脉交会穴之一,通于督脉,有通阳镇定之功,对于抽搐之病疗效尤佳,故治面肌抽搐为常用有效穴。透劳宫疗效更强,劳宫为手厥阴经荥水穴,能清虚热,养阴血，与足厥阴肝经手足同名经相通，同气相求，亦能清肝火，息肝风，是治疗面肌抽搐的有效穴。后溪透劳宫，一针两透，效果更快、更好。

三　间（大白）

【位置】在食指之拇指侧，本节之后内侧陷中。本穴再向前贴骨即为大白。（附图2）

【针法】握拳取穴，直刺1寸，针刺得气后，嘱患者做闭眼、睁眼动作，动引其气，或以手按摩痉挛之面肌。一般留针30分钟，每隔10分钟捻针1次，捻针时仍嘱患者做闭眼、睁眼动作，或以手按摩痉挛之面肌0.5~1分钟。

【解析与经验】三间为手阳明大肠经之输穴，手足阳明经相通，颜面为手足阳明经所过，"经脉所过，主治所及"。三间为大肠经之输穴，属木应风，面肌痉挛多因风而患病，又脏腑别通，大肠与肝通，亦应风，故能治之。本穴再向前贴骨，紧邻第2掌骨侧，即大白穴，属全息点之头点，因此亦为治疗头面病特效点，非仅治疗头痛有效，治疗其他面部病亦多能见效。如系多年疼痛，中医认为久病多兼肾虚，大白穴贴骨，刺之效果尤佳。

太　冲

【位置】在足大趾本节后2寸，第1、2跖骨骨间腔中。本穴再向后贴骨即为火主穴。（附图33）

【针法】直刺，从足背向下进针1~1.5寸。针入后嘱患者活动头部或做闭眼、睁眼动作，动引其气，或以手按摩痉挛之面肌。一般留针30分钟，每隔10分钟捻针1次，捻针时仍嘱患者做闭眼、睁眼动作，或以手按摩痉挛之面肌0.5~1分钟。

【解析与经验】面肌痉挛临床颇为常见，其部位在眼眶和面部，肝经"连目系""下环唇内"，"经脉所过，主治所及"，太冲穴对于以眼眶周围及唇面为主的病变，皆有效果。太冲穴为肝经输穴，五行属土，为木经土穴，疏肝及调理肝脾之作用极强，对压力及情绪所致病变甚效。面肌痉挛常因情志不和（压力及情绪）而加重，太冲穴能疏肝理气，通络活血。又肝主藏血，治风宜治血，本穴为肝经原穴，理气活血作用甚强，治疗血虚阴虚动风皆有效。如穴位再向后贴近骨缘，即火主穴，治疗效果更佳，盖贴骨治骨，并能与肾相应，亦有补水润木、息风止痉之功。

风 池

【位置】耳后乳突后方，项肌隆起外侧缘，风府穴外侧，与耳垂相平之陷凹处。（附图28）

【针法】患者俯卧或俯趴于椅背上，斜刺对侧风池（左病取右，右病取左，双侧痉挛则两侧皆取），针尖向对侧眼球方向刺入，针入8分。得气后施以捻转手法，中强刺激，使针感传至侧头部，留针20~30分钟。注意针刺时针尖不可偏向内侧，以免针入椎管而损伤延髓。

【解析与经验】风池穴为三焦胆经及阳维脉、阳跷脉之会穴，肝胆相表里，阳跷主矫健，阳维维系诸表，皆主上，亦主风。本穴名为风池，顾名思义，为治风之镇定要穴，内风、外风皆能治疗。举凡"诸风掉眩"，即头晕目眩及肢体动摇之症皆有疗效，面肌痉挛即系风之表现，因此针刺本穴有显著疗效。病程短者速效，病程长者则须针刺多次。

丰 隆

【位置】在外踝尖上8寸，或曰犊鼻下8寸，约当犊鼻与解溪的中点处取穴。即髌骨下缘至踝关节横纹之中点平行，距胫骨前缘2横指（1.5寸）。（附图10）

【针法】患者取仰卧位，体能好者可取坐位。取双侧丰隆穴，直刺1.5~2寸，针入得气后嘱患者做闭眼、睁眼动作，动引其气，或以手按摩面部0.5~1分钟，每5~10分钟重复手法1次，留针30分钟，每10分钟捻针1次，每5分钟嘱患者做闭眼、睁眼动作，或以手按摩痉挛之面肌0.5~1分钟。

【解析与经验】阳明经走颜面及侧额，丰隆为足阳明胃经之络穴，"经脉所过，主治所及"。丰隆又为痰会，善于健脾化痰，祛湿通络及调理气血（阳明经为多气多血之经），若因风痰阻于面部经络者，更为适宜。由于病变与风及抽筋有关，以下治上，故须深刺2寸左右，以祛风活络，疏通经筋。若系多年痼疾，在本穴刺血则痰瘀并治，疗效更佳。对于久治不愈之证及各种疑难怪病，亦极为有效。

四 白

【位置】面部，瞳孔直下，眼眶下缘之眶下孔凹陷处。（附图6）

【针法】取患侧，从承泣稍下方以45°角向下进针0.8~1寸，得气后强刺激，使整个面部有较强的针感，留针半小时，每隔5分钟捻转1次，手法同前。

【解析与经验】四白穴为足阳明胃经之腧穴，能疏调阳明经气而祛风邪，有活络舒筋镇痛作用，临床常用于治疗面神经麻痹或三叉神经痛，对面部肌肉痉挛疗效更为突出。本法为局部取穴，临床余一般仅作牵引用，即针刺得气后强刺激，促使针感保留较久便可即刻取针，然后在远处刺针，原四白之针感形成牵引，可使远处治疗针之效果更强。

▌本节小结

面肌痉挛主要考虑手太阳小肠经及阳明经，以风证为主要表现。小肠经至颧部，涵盖面肌抽搐主要范围所在，又面肌抽搐多与风有关，后溪系手太阳之输木穴，治疗本经之风证甚效，透劳宫疗效更强，劳宫为手厥阴经荥水穴，与足厥阴同名经相通，亦能清肝火，息肝风，后溪透劳宫，一针两透，效果更快、更好。三间为大肠经之输穴，属木应风，又脏腑别通，大肠与肝通，亦应风；本穴再向前贴骨，即大白穴，紧邻第2掌骨侧，属全息点之头点，治头面部病多能见效。太冲穴对于以眼眶周围及以唇面为主的病变，皆有效果。风池穴，为治风之镇定要穴，内风、外风皆能治疗，面肌痉挛即系风之表现，故能治之。丰隆为足阳明胃经之络穴，阳明经走颜面及侧额，"经脉所过，主治所及"，若系多年痼疾，在本穴刺血则痰瘀并治，疗效更佳。四白穴为足阳明胃经之腧穴，针刺四白为局部取穴。余最常以后溪配三间为对针，治疗面肌痉挛甚效。

第三节　上睑下垂

上睑下垂是指眼皮无力抬举，睁不开，又叫作眼肌无力症。脾主肌肉，是以肌肉和脾胃有很大关系，此疾患来自肌无力，与脾虚气虚有关，用"以肉治肉"及"以肉治脾"的体应（五体对应）原理来治疗效果很好，有补气作用，所以气虚所引起的肌无力症都可以应用，临床应用与土金有关之穴位效果最佳。

先天性上眼睑下垂，临床较少见，系上睑发育不良或动眼神经麻痹所致。此症虽无痛苦，但由于上睑丧失收缩能力，瞳孔易被遮盖。

治疗上睑下垂常用一针特效穴有门金穴、三叉三穴、公孙、血海、鱼腰、阳白等。

门金穴（董氏奇穴）

【位置】在第2跖骨与第3跖骨连接部之直前陷中，即在胃经之陷谷穴后骨前陷中。（附图50）

【针法】用毫针贴骨进针，直刺 1.5~2 寸，行提插捻转手法，嘱患者揉摩眼部，并尝试睁眼活动。留针 30 分钟，每 5 分钟运针 1 次，反复行提插捻转手法，并轻揉眼部，仍嘱患者练习睁眼活动。

【解析与经验】眼皮无力抬举，与脾虚气虚有关，应用与土金有关之穴位治疗最佳。本穴称门金，此 "金" 与 "肺、大肠" 及 "气" 有关，又在胃经上，胃经属土，则本穴土金两治，脾肺并补。本穴为输穴，"输主体重节痛"，治疗疼痛及沉重无力之病疗效甚佳。又本穴治疗太阳穴偏头痛特效，对应于上眼睑部位，因此，不论从经络、五行、对应来看，本穴治疗上睑下垂之眼皮难抬，确有特效。

三叉三穴（董氏奇穴）

【位置】在手背第 4、5 指指缝（歧骨）间陷中为液门穴，旁边筋下骨旁为三叉三穴。（附图 59）

【针法】握拳取穴，避开浅静脉，沿筋下贴骨间隙进针 1~1.5 寸，局部可有酸、麻、重、胀感。有针感后嘱患者揉摩眼部，并尝试睁眼活动，再留针 30 分钟，每 5 分钟运针 1 次，反复行提插捻转手法，并轻揉眼部，仍嘱患者练习睁眼活动。

【解析与经验】本穴为治疗五官病常用要穴，有补脾之作用，针 1 寸达中渚穴（属土），亦与脾相应，能治疗疲劳、易困、眼难睁；以对应而言，荥穴对应于五官面目鼻喉，三叉三穴对应于眼面部，能治疗眼睑病变。基于上述，三叉三穴能治疗上睑下垂之眼皮难抬。

公 孙

【位置】在太白后 1 寸，当足背第 1 跖骨与第 1 楔状骨接合处，即足背骨最高点，取穴时按其高点，向内侧移下，当骨边陷中赤白肉际处取穴。（附图 21）

【针法】正坐或仰卧位取穴，针尖向足底，进针 5~8 分，针后嘱患者揉摩眼部，并尝试睁眼活动，再留针 30 分钟，每 5 分钟运针 1 次，反复行提插捻转手法，并轻揉眼部，仍嘱患者练习睁眼活动。

【解析与经验】公孙穴为脾经络穴，脾胃相表里，故为治疗脾胃病之要穴。脾主肉，又公孙穴治疗额头痛特效，对应于上眼睑部位，因此不论从经络、五行、对应来看，对治疗上睑下垂之眼皮难抬，确有特效。

血　海

【位置】正坐屈膝，髌骨内上缘上2寸，股内侧肌内侧缘。（附图9）

【针法】双侧进针，用毫针直刺，至有得气感，不断提插捻转。针后嘱患者揉摩眼部，并尝试睁眼活动；留针30分钟，每5分钟运针1次，并轻揉眼部，仍嘱患者练习睁眼活动。每日针1次。

【解析与经验】血海为足太阴脾经腧穴，有补脾益气、清血热作用。脾主肌肉，故用该穴治疗肌肉之病。又本穴附近肌肉丰厚，从"以肉治肉"及"以肉治脾"的体应（五体对应）原理来看，亦主治肌肉之病，包括肌无力，治疗上睑下垂之眼皮难抬，确有特效。

鱼　腰

【位置】眼平视，瞳孔直上眉中间是穴（《针灸大成》）。（附图6）

【针法】用1寸毫针呈15°角斜行进针，不捻转，留针20分钟。每日或隔日针1次。

【解析与经验】鱼腰属经外奇穴，治疗眼部附近病症有特异性，具有近治作用。透向阳白，效果亦佳，为少数局部应用之穴位，基本上作为牵引针应用。

阳　白

【位置】瞳孔直上，当眉上1寸，正对目中线。（附图16）

【针法】左右横刺法：患者取仰卧位，正视时直对瞳孔，在额部眉上1寸处取之。医师用1.5寸毫针于患侧阳白穴皮下进针，先向外斜刺透达丝竹空，提针至阳白穴皮下，然后向内斜刺，透达攒竹穴，留针30分钟，每10分钟如同上法行针1次。

【解析与经验】阳白为手足阳明、少阳及阳维五脉之会，为治目疾要穴之一，善治多种眼病。此处之左右横刺针法与鸡爪刺类似，能多方面刺激上睑眼周肌肉，治疗上睑下垂之眼皮难抬有效。

▍本节小结

眼皮无力抬举，与脾虚气虚有关，临床应用与土金有关之穴位治疗最佳。门金穴为胃经输穴，"输主体重节痛"，治疗疼痛及沉重无力之病疗效甚佳。公孙穴为脾经络穴，脾胃相表里，为治疗脾胃病之要穴；脾主肉，又公孙穴治疗额头痛特效，不论从经络、五行、对应来看，门金、公孙治疗上睑下垂之眼皮难抬，确有特效。三叉三穴为治五官病常用要穴，能治疗疲劳、易困、嗜睡眼难睁，以对应而言，对应于五官面目鼻喉，因此亦能治疗上睑下垂之眼皮难抬，确有特效。血海为足太阴脾经腧穴，附近肌肉丰厚，从"以肉治肉"及"以肉治脾"的体应原理来看，亦能主治肌肉之病，治疗上睑下垂之眼皮难抬，确有特效。鱼腰属经外奇穴，为少数局部应用之穴位，基本上作为牵引针应用。阳白为治疗目疾要穴之一，采用左右横刺法能多方面刺激上睑眼周肌肉，治疗上睑下垂之眼皮难抬有效。余最常用三叉三穴配门金穴治疗上睑下垂之眼皮无力抬举。

第四节　麦粒肿

麦粒肿是眼科常见病症，是眼睑皮脂腺受感染而引起的急性化脓性炎症，西医学称为睑缘炎，俗称"针眼"，中医学名为"土疳"。霰粒肿即眼板腺囊肿，是睑板腺的慢性炎症，多因脾胃蕴热或心火上炎，又复外感风热，火热结聚，以致眼睑红肿或化脓。

治疗麦粒肿常用一针特效穴及部位有耳尖、足中趾尖、大杼、太阳、臂臑等。

耳　尖

【位置】折耳向前，在耳廓上之尖端。（附图56）

【针法】刺血疗法：先按摩患侧耳尖，使之充血，然后消毒，用三棱针刺出血，或用采血片在耳轮之外缘最高点轻轻点刺即能出血，挤出7~8滴血或更多，待血挤不出为止。隔日1次。

【解析与经验】本穴为常用奇穴，使用点刺法有活血化瘀、泄热消肿的作用，还能够降压、镇静、退热、消炎等，是治疗眼科疾患的常用穴。由于太阳经起于内眼角，循行至耳上角，又少阳经绕耳，至外眼角，耳部有太阳经及少阳经循行所过，因此在此点刺能治太阳经及少阳经所过之内外眼角等部位病变。应用耳尖刺血疗法，可使邪随血出，经络通畅，通则不痛，达到缓解疼痛、消除红肿的目的，治疗麦粒肿、霰粒肿及急性结膜炎等。

足中趾尖

【位置】在足中趾尖端部。

【针法】刺血疗法：取足中趾尖，常规消毒后，用三棱针或采血片在双足中趾尖部点刺放血 3~5 滴。

【解析与经验】足中趾点刺放血治疗麦粒肿、霰粒肿是临床经验穴，系上病下取之法。足阳明胃经之一分支从足三里穴下至足中趾（爪角旁），足阳明胃经起于鼻根部，通过眼部。本穴点刺放血如同井穴刺血，可开窍泄热解毒，并能引热下行，活血消肿，故治疗麦粒肿、急性化脓性眼睑病症有效。

大 杼

【位置】在第 1 胸椎棘突下，旁开 1 寸 5 分处。（附图 17）

【针法】刺血疗法：取大杼穴，用三棱针点刺出血，或用采血片点刺出血，每日 1 次。

【解析与经验】大杼穴乃足太阳膀胱经腧穴，又为手太阳小肠经、手少阳三焦经和足少阳胆经之会穴，为督脉别络，有泄热疏风之功，在此点刺能治太阳经及少阳经所过之内外眼角等部位病变，理同耳尖，可有通经活络、消肿止痛作用，所以治疗麦粒肿、霰粒肿有理想效果。

太 阳

【位置】在颞部，当眉梢与目外眦之间，向后约 1 横指凹陷处。（附图 15）

【针法】以三棱针点刺出血疗效最佳。或毫针针刺患侧，向内斜刺 5 分 ~1 寸，用强捻转泻法，得气后留针 15 分钟，每隔 5 分钟捻转 1 次，出针后挤出血液数滴，效果更好。

【解析与经验】本穴系经外奇穴，为足少阳及足阳明交会之处，又有手太阳及手少阳经脉分布眼睛周围，有疏风散热、清头明目作用，刺血效果尤佳。

臂 臑

【位置】屈肘，在曲池和肩髃的连线上，曲池穴上 7 寸，即三角肌下端，肱骨桡侧取穴。（附图 4）

【针法】取患侧臂臑穴，用毫针刺入穴内，直刺，从外向内针 3~5 分（如向上斜刺透肩髃可针 1~1.5 寸）。得气后施以徐疾提插泻法，留针 15 分钟，每日 1 次。

【解析与经验】臂臑穴是手阳明大肠经之腧穴，又为手阳明大肠经、手足太阳经、阳维之会，这些经络与眼部皆有联系，故能治目疾，素为治疗眼病要穴，临床常用于治疗结膜炎、角膜炎、虹膜睫状体炎及视神经萎缩等，皆有效。

▌本节小结

> 麦粒肿多因脾胃蕴热或心火上炎，又复外感风热，火热结聚，以致眼睑红肿或化脓。
>
> 耳尖为常用奇穴，是治疗眼科疾患的常用穴，因耳部有太阳经及少阳经循行所过，在此点刺能治内外眼角等部位病变。足中趾点刺放血是治疗麦粒肿临床经验穴，足阳明胃经一分支从足三里穴下至足中趾（爪角旁），故足中趾点刺放血乃上病下取之法。大杼穴点刺能治太阳经及少阳经所过之内外眼角等部位病变，理同耳尖。太阳穴系经外奇穴，为足少阳及足阳明交会之处，刺血效果尤佳。臂臑穴为手阳明大肠经、手足太阳经、阳维之会，这些经络与眼部皆有联系，故能治目疾。

第五节　结膜炎

结膜炎俗称"红眼病"，眼科常见病之一，是结膜被细菌感染所致，中医学称"暴发火眼""天行赤眼"，认为是由感受风热毒邪所致。发病急骤，易于传染，春秋两季为好发季节，主要表现为球结膜充血、水肿，眼睛红肿，分泌物多，灼热，畏光等。

治疗结膜炎常用一针特效穴及部位有耳背静脉、耳尖、太阳、中冲、少泽、臂臑、鱼腰、内庭等。

耳背静脉

【位置】耳后浅静脉。（附图56）

【针法】刺血疗法：选耳背近耳轮处明显血管1支。揉搓耳背1~2分钟，使其充血，用三棱针（或采血片）点刺，出血3~5滴即可。

【解析与经验】点刺放血具有活血消肿、清热泻火、通经活络的作用，对暴发火眼有良效。由于太阳经循行至耳上角，太阳经起于内眼角，又少阳经绕耳，少阳经至外眼角，耳部有太阳经及少阳经循行经过，因此在此点刺能治太阳经及少阳经所过之眼部病变，治疗结膜炎有清热散邪、活血通络作用。

耳 尖

【位置】在耳廓上之尖端，折耳取之。（附图56）

【针法】刺血疗法：将患者眼同侧耳尖常规消毒后，用三棱针点刺出血3~5滴。隔日点刺1次。

【解析与经验】耳尖穴为经外奇穴，是治疗眼科疾患的常用有效穴。刺血疗法有清热消炎、活血消肿、通络止痛等功效，使邪随血出。由于太阳经起于内眼角，且太阳经循行至耳上角，又少阳经绕耳，少阳经也至外眼角，耳部有太阳经及少阳经循行所过，因此在此点刺能治太阳经及少阳经所过之眼部病变。

太 阳

【位置】在颞部，当眉梢与目外眦之间，向后约1横指凹陷处。（附图15）

【针法】刺血疗法：取双侧穴位，用细三棱针快速点刺穴位，使出血数滴。点刺前可先在穴位局部揉按片刻，使之充血。

【解析与经验】《针灸大成》："太阳……治眼红肿及头痛。"本穴系经外奇穴，为足少阳及足阳明交会之处，又有手太阳及手少阳经脉分布于眼睛周围，故刺之有疏风散热、清头明目作用，刺血效果尤佳。

中 冲

【位置】手中指端，去爪甲角如韭叶陷中。在手中指指甲根桡侧1分许。（附图1）

【针法】刺血疗法：取中冲穴，医者捏紧患者手指，先让中指充血，用三棱针点刺出血。若单眼感染可刺单侧，左眼病取左侧穴位，右眼病取右侧穴位，如两眼感染可同时刺两侧穴。

【解析与经验】中冲穴系心包经之井穴，有活血开窍、清热散邪之功效。中冲穴因位于本经之末，下接手少阳经，手少阳经脉止于目锐眦，故能治疗眼部病症，属于接经取穴法。初患者刺血1次即可治愈，严重者最多也只用2~3次就可痊愈。

少 泽

【位置】在手小指尺侧，距指甲角1分许。（附图14）

【针法】取患侧少泽穴，用三棱针点刺出血3~5滴。左眼病取左侧穴位，右眼病取右侧穴位，双眼病取双侧穴位。

【解析与经验】少泽为手太阳经之井穴，能活血开窍，清热散邪。手太阳经至眼内、外眼角，点刺少泽有清热泻火、活血消炎之效，治疗该处病症。

臂臑

【位置】曲池穴上7寸，即三角肌下端，两筋两骨罅陷宛中，举臂取之有空。（附图4）

【针法】取患侧臂臑穴，用毫针刺入穴内，直刺，从外向内针3~5分（如向上斜刺往肩髃方向，可针1~1.5寸）。得气后施以徐疾提插泻法，留针15分钟，每日1次。

【解析与经验】臂臑穴是手阳明大肠经之腧穴，又为手阳明大肠经、手足太阳经、阳维之会，素为治疗眼病的经验要穴，此穴能有效清除畏光、焦灼感、重感、红肿、疼痛、视力减弱、辨色模糊等症状，用于治疗结膜炎、角膜炎、虹膜睫状体炎及视神经萎缩等有效。

鱼 腰

【位置】眉之中点处取穴。眼平视，瞳孔直上眉中间是穴（《针灸大成》）。（附图6）

【针法】一法沿皮透刺攒竹或丝竹空，或以三棱针（或采血片）点刺出血，有泻热消肿止痛之功。

内 庭

【位置】当足第2、3趾合缝处之上际取穴。（附图11）

【针法】用30号毫针刺双侧内庭，用平补平泻手法运针，留针半小时后出针，每10分钟运针1次。

【解析与经验】内庭为足阳明经荥穴，足阳明胃经及其经别、经筋均分布到鼻根和眼眶下部，联系眼胞。取胃经荥穴内庭能通调经络，清解风热，治疗结膜炎有效。

▌本节小结

中冲穴系心包经之井穴，下接手少阳经，手少阳经止于目锐眦，故能治疗眼部病症，属于接经取穴法。少泽为手太阳经之井穴，手太阳经至眼部内外眼角，点刺有清热泻火、活血化瘀之效。耳部有太阳经及少阳经经过，在耳背静脉点刺能治太阳经及少阳经所过之眼部病变，治疗结膜炎有清热散邪、活血通络的作用。耳尖穴由于有太阳经及少阳经经过，因此在此点刺能治太阳经及少阳经所过之眼部病变。太阳穴系经外奇穴，为足少阳及足阳明交会之处，又有手太阳及手少阳经脉分布眼睛周围，有疏风散热、清头明目作用，刺血效果尤佳。臂臑穴是足太阳膀胱经、手阳明大肠经及阳维脉之会穴，系治疗眼科疾病经验穴。鱼腰穴属经外奇穴，局部取穴可直接作用于眼区，点刺出血有泻热消肿止痛之功。足阳明经脉及其经别、经筋均分布到鼻根和眼眶下部，荥穴内庭有清热泻火之功。

第六节　溢泪

迎风流泪是眼科常见病，属溢泪范畴，是泪腺分泌功能异常的一种表现。其中部分患者由泪道通路障碍所致，经冲洗泪道治疗，泪道通畅后即愈。然而也有部分泪道通畅，眼睑及泪点位置正常而溢泪的，其机制尚待探讨。中医学认为肝开窍于目，其液为泪，溢泪多为肝虚风寒入络所致。

治疗溢泪常用一针特效穴有木穴、太阳、睛明、承泣、风池等。

木　穴（董氏奇穴）

【位置】在掌面食指之内侧。本穴位于阴掌食指第一节 D 在线，计有 2 穴，取穴采三分点法，余之经验一般只取下穴即可。（附图 42）

【针法】直刺，针深 2~3 分。

【解析与经验】本穴为掌面常用穴之一，对于眼睛发干、眼易流泪、手汗、感冒、手皮发硬等皆有疗效。主治原理为大肠主津，大肠与肝通，肝开窍于目。

太　阳

【位置】在眉梢与眼外眦之间向后 1 寸许凹陷中。（附图 15）

【针法】用毫针直刺 1 寸左右，得气后留针 20~30 分钟。每日针 1 次。

【解析与经验】太阳穴为经外奇穴，有近治作用，能够治疗溢泪。太阳穴位于足少阳及足阳明交会之处，又有手太阳及手少阳经脉分布，有疏风散热、清头明目作用，因此刺太阳穴可祛风止泪，刺血效果尤佳。

睛　明

【位置】在眼内眦内 1 分，再向上 1 分许。（附图 16）

【针法】患者取仰卧位或端坐，头后仰，医者用手指将眼球稍推向外侧固定，选择针身挺直、针尖锋利（无钩刺）的毫针，针尖稍向外偏斜，沿眼眶内缘缓慢刺入 5 分 ~1.5 寸深，不提插，不捻转，迅速出针，出针后压迫局部 1 分钟，以防出血。每周可针 2~3 次。进针时如针下有阻碍或者有痛感时，要立即退针，稍变方向。由于眼内缘睑内侧韧带中有内眦动、静脉，深层上方有眼动、静脉，很容易造成皮下结膜出血，形成熊猫眼（影响外貌，不过几天后会消肿）。

【解析与经验】溢泪症是眼科的一种常见病。睛明为足太阳经首穴，是治疗眼病的常用有效穴，能通调眼区气血，恢复泪道正常功能，对目疾确有特别的治疗效果。针刺睛明时注意事项如前所述，否则可引起皮下结膜出血。

承　泣

【位置】在下眼眶边缘上，眼平视时瞳孔直下即是。（附图 6）

【针法】用手指将眼球稍推向上方以固定眼球，防止刺伤。用毫针沿眼眶下缘缓慢刺入 1 寸左右，不提插，不捻转，迅速出针。

【解析与经验】承泣穴为足阳明经首穴，与阳跷、任脉交会，故有交通阴阳、调节气血的功能。此外，该穴邻近眼部，有近治作用，所以能医治迎风流泪，此属局部取穴法。

风　池

【位置】在颈后枕骨下，与乳突下缘相平，大筋外侧凹陷处，与耳垂相平处。（附图 28）

【针法】用毫针向对侧眼窝方向刺入 5~8 分，平补平泻，留针 30 分钟，每日针 1 次。

【解析与经验】风池属足少阳经，为手足少阳经、阳维、阳跷之会，具有祛风解表、疏邪清热、明目益聪之功能。"经脉所过，主治所及"，故而治迎风流泪症有显效。

▌本节小结

　　木穴为掌面常用穴之一，由于大肠主津，肝与大肠通，肝开窍于目，故而对迎风流泪症有显效。太阳穴系经外奇穴，为足少阳及足阳明交会之处，又有手太阳及手少阳经脉分布，有疏风散热、清头明目作用，刺血效果尤佳。睛明为足太阳经首穴，有疏风活络之功，同时对目疾确有特异性治疗效果。承泣穴为足阳明经首穴，该穴邻近眼部，有近治作用，属局部取穴。风池属足少阳经，为手足少阳经、阳维之会，"经脉所过，主治所及"，故而对迎风流泪症有显效。

第七节　耳鸣

　　耳鸣是常见的听觉异常症状，患者自觉耳内作响，听到耳内或脑内发有声音，或如蝉声，或如潮涌，但其周围无相应的声源，而且越安静感觉鸣声越大。通常分自觉性耳鸣和他觉性耳鸣两种，以自觉性耳鸣最为多见，是较难治疗的一种病症。针刺一般有效。

　　治疗耳鸣常用一针特效穴有中渚、三叉三穴、听会、灵骨穴、风市、腕顺一穴、地五会等。

中　渚

　　【位置】手小指、次指本节后陷中，手背第4、5掌骨间，液门上约1寸处，握拳取穴。（附图25）

　　【针法】直刺，从背侧面向掌侧面刺入，针深3~5分。

　　【解析与经验】中渚穴为手少阳三焦经之输（木）穴，根据"荥输治外经"的原则，本穴主要治疗三焦经所过部位的病变。三焦经脉起于无名指的尺侧端，循臂之外侧上行至肩项部，达头面部的耳、目、面颊、额等部位，又少阳经环耳入耳，"经脉所过，主治所及"，能疏通少阳经气，针刺中渚穴对于三焦经上之眼、耳、咽喉、头部疾患皆有疗效，临床上常用于治疗耳鸣、耳聋、中耳炎、目眩、目赤、喉痹、偏头痛等病症，皆有效。

三叉三穴（董氏奇穴）

　　【位置】在手背4、5指缝缝纹上方5分处。（附图59）

【针法】用毫针顺掌骨间隙刺入 5 分~1 寸，进针时避开可见浅静脉，以得气为度。平补平泻，留针 45 分钟，每 10 分钟运针 1 次。

【解析与经验】本穴位于手少阳三焦经循行部位，具有疏通经气作用。肾与三焦通，能补肾虚；又本穴居荥穴位置，全息对应五官，对于内耳性眩晕症、神经性耳聋、老年性耳鸣，一般针刺后多可有实时性效果。

听 会

【位置】在面部耳前方，当耳屏间切迹前方与下颌骨髁状突后缘，张口有凹陷处，可摸到颞浅动脉搏动。（附图 15）

【针法】取患侧穴位，如双耳耳鸣则取双侧穴位。直刺 3~5 分，得气后施以捻转手法，轻、中刺激。留针 30 分钟，隔日 1 次。针刺不可过深，亦不宜做大幅度提插手法，以免刺伤血管、神经。

【解析与经验】本穴为治疗耳聋耳鸣之特效穴，素为历代医家乐用（《玉龙歌》《玉龙赋》《胜玉歌》《通玄指要赋》《医宗金鉴》《百症赋》皆有记载）。配合迎香（《医宗金鉴》）、翳风（《百症赋》）、金门（《席弘赋》），效果均佳。

灵骨穴（董氏奇穴）

【位置】拳手取穴，在拇指、食指叉骨间，第 1 掌骨第 2 掌骨接合处，距大白穴 1 寸 2 分，与重仙穴相通。（附图 45）

【针法】用 1.5~2 寸针，针深可透过重仙穴，紧贴骨缘下针，效果尤佳。必须立掌，虎口向上，针须 1~1.5 寸，所谓"治下焦如权，非重不沉"。

【解析与经验】穴在大肠经，经络亦属金，灵骨贴骨通肾，金水并治，理气作用甚强。土、金、水皆治之穴最能理气补气，且大肠经别至耳，本穴治疗耳鸣（听力不足）有效，功同益气聪明汤。

风 市

【位置】从环跳下行膝上外廉两筋中，以手着腿，中指尽处。直立，两手卜垂，中指所至股外侧肌与股二头肌之间外取之，约在中渎穴上 2 寸处。（附图 30）

【针法】直刺，从股外侧向后内刺入。针深 8 分~1 寸，留针 30 分钟。

【解析与经验】风市，顾名思义，为镇定治风要穴，对于各种疼痛及抽搐风疹之症皆有疗效，对人身侧面（少阳经）之各种疼痛尤有特效，治疗风疹瘙痒亦极有效，亦为治失眠之要穴。由于少阳经环耳入耳，治耳鸣亦极有效。

腕顺一穴（董氏奇穴）

【位置】 小指掌骨外侧，距手腕横纹2寸5分。位于小肠经之后溪穴后5分处。（附图46）

【针法】 直刺，针深1~1.5寸。

【解析与经验】 此处常作为肾亏之诊断点，掌缘软弱无力多系肾亏所致，腕顺一、腕顺二并用治疗肾亏所致之各种病变及疼痛，疗效甚好，治肾虚之牙痛、眼痛亦有效。本穴系手太阳经穴，手太阳经至目锐角，却入耳中，透过手足太阳经相通，除治前述各病外，余尚用治耳鸣、重听，颇效。

地五会

【位置】 在第4、5跖骨骨缝间，足临泣前5分处。（附图32）

【针法】 毫针直刺5分左右，用泻法，留针30分钟。每日1次。

【解析与经验】 地五会属足少阳胆经腧穴，足少阳胆经循环至耳，本穴有清热息风、疏肝解郁之功效。《长桑君天星秘诀歌》及《席弘赋》皆认为本穴能治疗耳鸣，对于胆火热盛或肝胆郁结所致的耳鸣效果尤佳。

▌本节小结

治疗耳鸣主要考虑足少阳胆经及手少阳三焦经，其次为肾经。

中渚穴为手少阳三焦经之输穴，少阳经环耳入耳，"经脉所过，主治所及"，临床上常用于治疗耳鸣，疗效显著。三叉三穴位于手少阳三焦经循行部位，肾与三焦通，能补肾虚，对于老年性耳鸣，一般针刺后多可有实时性效果。地五会属足少阳胆经腧穴，对于肝胆火盛或肝气郁结所致耳鸣疗效较佳。风市为足少阳胆经腧穴，由于少阳经环耳入耳，治耳鸣亦极有效。

听会为治疗耳聋耳鸣之特效穴，素为历代医家乐用。灵骨穴在大肠经，灵骨贴骨通肾，金水并治，且大肠经别至耳，治疗耳鸣有效，功同益气聪明汤。腕顺一、腕顺二穴系手太阳经穴，手太阳经至目锐角，却入耳中，用治耳鸣、重听颇效。

第八节　中耳炎

急性中耳炎主症为耳朵流脓水，尤以小儿易得之。运用针灸治疗该病，在《针灸大成》《医学纲目》中均有记载。本病中医称为聤耳，多因肾阴不足，水不涵木，虚火上炎，湿毒壅结耳窍，气血壅滞，腐化成脓所致。

治疗中耳炎常用一针特效穴有制污穴、听宫、灵台等。

制污穴（董氏奇穴）

【位置】在大指背中央线上，计3穴，取穴采用四分点法。维杰新制污穴：位于大指背第1节与第2节之连接处。（附图44）

【针法】本穴处容易充血出血，以采血片刺之使出黑血，一穴即足，效果亦好。

【解析与经验】穴在肺经上，故治皮肤病；接近少商穴，尤适点刺出血，效果尤佳；亦可治中耳炎及带状疱疹，效果亦佳；治内部之脓疡亦有效。维杰新制污穴仅用一针，疗效更高，盖第1指节皆属井穴范围，第2指节以下属荥穴范围，此处则井荥并治，肺属金，主皮肤，并能开窍，荥穴属火应心，"诸疮痛痒，皆属于心"，故在此处刺血能调荣卫气血。

听　宫

【位置】在耳屏中点前缘与下颌关节之间，微张口呈凹陷处取之。（附图15）

【针法】直刺，从前外侧向后内侧刺，针深3~5分。小幅度捻转，留针20分钟。每日或隔日针1次。

【解析与经验】听宫穴为手太阳经腧穴，为手少阳三焦经及足少阳胆经之会，此三经皆循行至耳，听宫穴有开耳窍、通经益聪之功，为治疗耳鸣的特效穴。依五脏别通及经络表里关系，针刺听宫治疗耳聋、耳鸣、中耳炎效果良好。

灵　台

【位置】在第6、7胸椎棘突间。（附图63）

【针法】俯卧，斜刺，从背侧面略向上刺入，针深3~5分。

【解析与经验】本穴为督脉穴位，能泻肾热，消炎有奇效，善治痈疽疔疮，故而能治中耳炎。

制污穴位于井、荥之间，井能开窍，荥穴属火应心，"诸疮痛痒，皆属于心"，此处亦能调荣卫。听宫穴为手太阳经腧穴，为手足少阳经之会，有开窍清热之功，为治疗耳鸣特效穴，治中耳炎效果良好。灵台穴为督脉穴位，能泻肾热而治中耳炎。

第九节　鼻塞

鼻塞是临床上常见的一种症状，可见于多种鼻疾病，如各种急、慢性鼻炎，急、慢性鼻窦炎，鼻部肿瘤等。常见呼吸道疾病如感冒，流行性感冒，急、慢性支气管炎等亦可引起鼻塞。本病常伴有流涕、嗅觉障碍、头痛、头昏等其他症状。

治疗鼻塞常用一针特效穴有迎香、印堂、门金穴、木穴、手三里、驷马中穴等。

迎　香

【位置】在面部，鼻翼外缘中点旁，当鼻唇沟中。（附图 5）

【针法】正坐或仰卧，取双侧穴位。在鼻孔之两旁约 5 分笑纹内取之，斜刺，针尖向内，进针约 3 分，得气后施以捻转手法，中刺激，留针 30 分钟。

【解析与经验】综合历代学说，本穴为治疗鼻炎要穴，对于各种鼻炎皆有卓效。《玉龙赋》："迎香攻鼻窒为最。"《通玄指要赋》："鼻窒无闻，迎香可引。"《灵光赋》："鼻窒不闻迎香间。"治鼻病及嗅觉不敏、鼻塞不闻香臭极效。

印　堂

【位置】在面部，当两眉之间中点处，正对鼻尖。（附图 62）

【针法】横针刺法：医生左手拇、食二指将患者印堂穴处皮肤捏起，右手持针从捏起的皮肤上端沿皮向鼻根部刺入。得气后施以捻转手法，强刺激，留针 30 分钟，每 10 分钟捻针 1 次，仍略强刺激。出针后应用消毒棉球按揉针孔片刻，以防出血。

【解析与经验】《灵枢·五色》曰："阙中者肺也。"阙中即是印堂，印堂内应于肺，具有活络疏风、调理脾胃、镇静安神等功效。印堂穴也为鼻之根，治疗鼻炎是局部取穴，针之可宣肺，通鼻窍。

门金穴（董氏奇穴）

【位置】在第2跖骨与第3跖骨连接部之直前陷中，即胃经陷谷穴后骨前陷中。（附图50）

【针法】针深1~1.5寸。得气后施以捻转手法，强刺激，嘱患者擤鼻子几下，留针30分钟，每10分钟强刺激捻针1次，同时嘱患者擤鼻子几下。

【解析与经验】门金穴为足阳明胃经输穴位置，穴称门金，此"金"与"肺、大肠"及"气"有关。金者，肺也，本穴有升提作用，理气作用亦强。本穴全息对应五官，且胃经循鼻，治鼻塞极效，盖与肺、大肠（金）及胃（经络）有关，亦治鼻痛、鼻炎。

木　穴（董氏奇穴）

【位置】在掌面食指之内侧，计有二穴点。当掌面食指之内侧，距中央线二分之直线上，上穴距第二节横纹三分三，下穴距第二节横纹六分六，共2穴。本穴位于阴掌食指第一节D在线，计有2穴，取穴采三分点法，余之经验一般只取下穴即可。（附图42）

【针法】针深2~3分。

【解析与经验】本穴为掌面常用穴之一。依太极对应，本穴对应于五官，所以也治鼻窍病，治鼻涕多，不论清涕、脓涕皆有效，一则大肠经循鼻而过，二则大肠与肝脏腑别通，肝经走鼻之内部（颃颡），故本穴治疗鼻病甚佳，能通鼻塞，止鼻涕。

手三里

【位置】屈肘侧置，在前臂背面桡侧上段，阳溪穴上10寸，曲池穴下2寸，按之肉起，锐肉之端是穴。（附图3）

【针法】直刺，从上向下，针深1~1.5寸，得气后施以捻转手法，强刺激，嘱患者擤鼻子几下，留针30分钟，每10分钟强刺激捻针1次，同时嘱患者擤鼻子几下。

【解析与经验】本穴为手阳明大肠经腧穴，阳明经多气多血，主要具有祛风通络、和胃利肠的功效。本穴按之肉起，锐肉之端，肌肉丰厚，走气分，走肌表，治大肠气病鼻塞甚效。

<h1 style="text-align:center">驷马中穴（董氏奇穴）</h1>

【位置】直立，两手下垂，中指尖所至之处向前横开 3 寸是穴。（附图 54）

【针法】针深 8 分 ~2 寸 5 分。

【解析与经验】驷马上、驷马中、驷马下三穴为治疗肺脏病症候群之特效要穴，此处肌肉较厚，走阳分、气分，为补气理气要穴，主治之症甚多，有补气理气之效。肺开窍于鼻，驷马上、驷马中、驷马下三穴治疗各类鼻炎及鼻塞，甚效，亦能治哮喘，单取主穴驷马中即有效，驷马上、驷马中、驷马下三穴合用治久年鼻病甚佳。

▌本节小结

综合历代学说，迎香穴为治疗鼻症要穴，对于各种鼻炎皆有卓效，治鼻病及嗅觉不敏、鼻塞不闻香臭极效。印堂穴，据《灵枢·五色》曰："阙中者肺也"，阙中即印堂，印堂内应于肺，也为鼻之根，治疗鼻炎是局部取穴，针之可宣肺散寒以通鼻窍。门金穴为足阳明胃经输穴位置，有升提作用，理气作用亦强，且胃经循鼻，故治鼻塞极效。手三里为手阳明经腧穴，穴处肌肉丰厚，走气分，走肌表，治大肠气病鼻塞甚效。木穴一系太极对应于五官，二则大肠经循鼻而过，三则大肠与肝脏脏腑别通，肝经走鼻之内部（颃颡），故治疗鼻病甚佳，能通鼻塞，止鼻涕。

<h1 style="text-align:center">第十节　鼻炎</h1>

慢性鼻窦炎多由急性鼻窦炎屡发不已所致。中医学称为"鼻渊"，因风寒犯肺，肺失清肃，肺热或肝胆火旺，移热于上而成，以鼻塞头痛、脓涕而不闻香臭为主要症状。每因感冒而复发、流黄涕腥臭为其特征。

过敏性鼻炎是临床上常见病，发作时打喷嚏、鼻痒和流清涕，早晚遇风寒发作尤甚。本病属于一种变态反应性疾病，多与过敏性体质或接触粉尘等致敏原有关，与中医学的"鼻鼽"相类似。中医认为鼻为肺窍，若肺气虚弱，卫外不固，风寒之邪乘虚而入，犯及鼻腔而得病。风邪入侵，则鼻窍失司，鼻痒、鼻涕、喷嚏俱作，滞病日久，必影响脾肾功能，若肾气虚衰，气不摄津则本病反复发作。

治疗鼻炎常用一针特效穴有迎香、木穴、印堂、门金穴、太冲、合谷、神阙等。

迎 香

【位置】鼻翼外缘中点旁，当鼻唇沟中。（附图5）

【针法】正坐或仰卧，取双侧穴位。用30号1寸毫针，在鼻孔之两旁约5分笑纹内取之，斜刺，针尖向内，进针约3分，得气后施以捻转手法，中刺激。留针30分钟，每日或隔日针刺1次。

【解析与经验】迎香穴属手阳明经尾穴，为手足阳明经之会。迎香穴能治鼻炎原因是：①阳明经循行上挟鼻孔。②"腧穴所在，主治所能"。③鼻为肺之窍，阳明与太阴又相为表里。根据历代学说，本穴为治疗鼻症要穴，对于各种鼻炎皆有卓效。《通玄指要赋》云："鼻窒无闻，迎香可引。"《玉龙歌》云："不闻香臭从何治，迎香两穴可堪攻。"

木 穴（董氏奇穴）

【位置】在掌面食指之内侧，计有二穴点。当掌面食指之内侧，距中央线二分之直线上，上穴距第二节横纹三分三，下穴距第二节横纹六分六，共2穴。本穴位于阴掌食指第一节D在线，计有2穴，取穴采三分点法，余之经验一般只取下穴即可。（附图42）

【针法】针深2~3分。

【解析与经验】本穴为掌面常用穴之一。一系太极对应于五官，所以能治鼻窍病，治鼻涕多，不论清涕、脓涕皆有效，二则大肠经循鼻而过，三则大肠与肝脏腑别通，肝经走鼻之内部（颃颡），故本穴治疗鼻病甚佳，治疗鼻炎有效，亦常用于治疗花粉症。

印 堂

【位置】在面部，当两眉之间中点处，正对鼻尖。（附图62）

【针法】医生左手拇、食二指将患者印堂穴处皮肤捏起，右手持针从捏起的皮肤上端刺入，针尖向下刺至鼻根部。得气后施以捻转手法，强刺激1分钟。留针30分钟，每10分钟捻针1次，强刺激1分钟。

【解析与经验】印堂穴是经外奇穴，位于督脉循行线上，督脉有统摄全身阳气的功能，取印堂穴符合"经脉所过，主治所及"的循经取穴原则。又印堂穴有益气温阳、活络通窍之功，因此治疗鼻炎甚佳。

门金穴（董氏奇穴）

【位置】在第 2 跖骨与第 3 跖骨连接部之直前陷中，即在胃经之陷谷穴后骨前陷中。（附图 50）

【针法】直刺，针深 1~1.5 寸。无须用补泻手法，可以在留针期间嘱患者多做擤鼻动作。

【解析与经验】门金穴位当足阳明胃经输穴位置，穴称门金，此"金"与"肺、大肠"及"气"有关。金者，肺也，本穴有升提作用，理气作用亦强。本穴全息对应五官部位，且胃经循鼻，治鼻塞极效，亦治鼻痛、鼻炎，盖与肺、大肠（金）及胃（经络）有关。

太　冲

【位置】当第 1 跖骨与第 2 跖骨连接部之直前陷中取之，即距行间穴后 1 寸处取之。（附图 33）

【针法】针深 5 分 ~1 寸。无须用补泻手法，可以在留针期间嘱患者多做擤鼻动作。

【解析与经验】太冲穴全息对应五官部位，又为肝经输穴及原穴，因肝经上入颅颡，经过喉咙及鼻腔内部，因此为治鼻病要穴，治鼻炎、鼻衄甚佳。

合　谷

【位置】手大指、次指歧骨间陷中。以手平伸，大指、食指伸张分开，视其歧骨前（即第 1、2 掌骨），现微凹处是穴。亦有使患者 5 指并拢，在歧骨间有肌肉隆起，在肌肉隆起之最高点处下针。（附图 2）

【针法】直刺，针尖偏向第 2 掌骨上方，深 5 分 ~1 寸。无须用补泻手法，可以在留针期间嘱患者多做擤鼻动作。

【解析与经验】合谷穴为大肠经原穴，大肠经之支脉从缺盆上入颈，通过颈部入下齿龈，回绕上唇，在人中交会，左至右，右至左，上挟鼻孔，再与足阳明胃经交会，通过这个经络关系，整个头面皆为其治疗所及，因此用治齿、眼、鼻、喉各病，均有卓效，而有"口面合谷收"之说法。由于上述经络关系（加之肺与大肠表里），且本穴全息对应五官部位，因此本穴常用治鼻蓄脓及鼻炎，皆有卓效。又太冲穴与合谷穴同用，称为"四关穴"，一属阳经代表性"原"穴，一属阴经代表性"原"穴，基于阴阳相交之理，合用治鼻痔、鼻塞、鼻渊，亦有特效（《杂病穴法歌》《标幽赋》）。

神　阙

【位置】在脐窝之正中。（附图 34）

【针法】拔火罐法：神阙穴拔火罐，1 天 3 回合，每回合每隔 5 分钟拔罐 1 次，共拔 3 次。3 日后可根据病情隔日 1 次，1 周为 1 个疗程。

【解析与经验】神阙穴位于任脉，任脉为阴脉之海，且任、督、冲"一源而三歧"，故神阙穴实乃经络之总枢，可联系全身经脉。神阙穴具有健运脾阳、温阳救逆、开窍复苏之作用，据临床实践经验，应用神阙穴拔火罐法可温阳通经，补益元气，扶正以祛邪，增强机体防病抗病能力，从而用于治疗过敏性鼻炎。

▍本节小结

迎香穴属手阳明经尾穴，为手足阳明经之会。①阳明经循行上挟鼻孔。②"腧穴所在，主治所能"。③鼻为肺之窍，阳明与太阴又互为表里。历代学说皆认为本穴为治疗鼻症要穴，对于各种鼻炎皆有卓效。木穴一系太极对应于五官，二则大肠经循鼻而过，三则大肠与肝脏腑别通，肝经走鼻之内部（颅颡），故治疗鼻炎甚佳。印堂穴是经外奇穴，是治疗鼻炎经验穴。门金穴为足阳明胃经输穴位置，有升提作用，理气作用亦强，且胃经循鼻，故治鼻塞极效。神阙穴施以拔火罐法则可鼓舞阳气，补肾益元，扶正祛邪，增强机体防病抗病能力，而用于治疗过敏性鼻炎。太冲穴为肝经输穴及原穴，因肝经上入颅颡，经过喉咙及鼻腔内部，因此为治鼻病要穴，治鼻炎甚佳。合谷穴为大肠经原穴，大肠经上挟鼻孔，因此常用治鼻蓄脓及鼻炎，皆有卓效。太冲穴与合谷穴同用为特效对针。

第十一节　鼻衄

鼻衄是临床常见疾病及症状，可发生于任何年龄及季节。鼻衄原因可分为局部和全身两大类，除鼻科疾病、血液病外，如钩端螺旋体病、急性肾炎、感冒以及维生素 C 或维生素 K 缺乏等，常可出现鼻衄。

轻者仅涕中带血，重者可出血不止，引起贫血和出血性休克。出血部位大多在鼻中隔前下方的易出血区，老年人则以鼻腔后部较为多见。

中医学认为肺气通于鼻，足阳明之脉起于鼻之交颏中，如肺胃热盛或木火刑金，上迫肺窍，均可导致血热妄行而为鼻衄。鼻衄多属心火、胃火、肺火所致，少数患者由正气亏虚，血失统摄所致。针灸对属心火、胃火、肺火所致之鼻衄有效，但对血液病所致之鼻衄效果较差。

治疗鼻衄常用一针特效穴有少商、迎香、行间、太冲、上星、合谷、孔最、涌泉等。

少 商

【位置】在拇指桡侧距指甲角 1 分许。（附图 1）

【针法】

①刺血疗法：以三棱针或采血片在少商点刺出血少许即可。

②灸法：直接灸，左鼻流血灸左手，右鼻流血灸右手，双侧流血灸双侧。若血止后半刻复流者，仍在原处灸之。如原处起疱，将疱刺破，放出水液后涂碘酒即可。

【解析与经验】少商穴属手少阴肺经之井穴，清热效果甚好，鼻又为肺之窍，取少商穴点刺出血或直接灸，以泻肺经之热而止衄，此为急救效方，能快速止血。

迎 香

【位置】在面部，鼻翼外缘中点旁开 5 分，当鼻唇沟中。（附图 5）

【针法】正坐或仰卧，取双侧穴位。在鼻孔之两旁约 5 分笑纹内取之，斜刺，针尖向内，进针约 3 分，一般刺患侧迎香穴即可取效。若疗效欠佳时，可加刺健侧迎香穴。得气后施以捻转手法，中刺激。留针 15 分钟（出血量较大者可留针30 分钟），留针期间应每隔 3~5 分钟行针 1 次。一般病例每日针 1 次，急性大出血者可每隔 1~2 小时针 1 次，直至痊愈。

【解析与经验】迎香穴在鼻旁，能治疗局部器官疾病，迎香穴属大肠经腧穴，为手足阳明经之会，大肠经与胃经同名经相通且接经，与肺经为表里，针刺迎香穴能通鼻窍，散风邪，清气火，治疗鼻衄有效。《铜人腧穴针灸图经》："迎香，治鼻有息肉，不闻香臭，衄血。"

行 间

【位置】在足背侧，当第 1、2 趾间，在第 1、2 趾趾缝纹头后凹陷处。（附图 33）

【针法】用毫针斜刺 1 寸许，强刺激 1 分钟。右鼻出血针左足，左鼻出血针右足，两鼻孔出血针刺两足行间。留针 5~15 分钟，每 5 分钟强捻针 1 分钟。

【解析与经验】行间穴乃足厥阴肝经之荥（火）穴，荥穴有清虚热、育阴血的作用；又本穴五行属火，为肝经之子，根据"实则泻其子"的原则，取刺行间能治肝经实证、热证。刺行间能降肝火，凉血热，息风阳，则鼻血即止，多半在针刺 3~5 分钟内血止。

太　冲

【位置】在足背第 1、2 趾缝间上 1 寸 5 分处。（附图 33）

【针法】用毫针直刺入 5 分左右，强刺激 1 分钟，留针 5~15 分钟，每 5 分钟强捻针 1 分钟。

【解析与经验】太冲穴为足厥阴肝经之输穴兼原穴，由于经络循行之故，素为治鼻病有效之穴。又肝主藏血，鼻出血亦系肝不藏血之病，本穴有疏肝理气、降逆平肝的作用，能引肝火下行，血随之而下，故治鼻出血有特效。

上　星

【位置】在头部正中线，当发际正中直上 1 寸，即入前发际后 1 寸。（附图 16）

【针法】用 1 寸毫针从前向后沿头皮刺入 5 分（发际不明显者，印堂直上 4 寸）。捻转行针 1~2 分钟，留针 5~15 分钟，每 5 分钟强捻针 1 分钟。

【解析与经验】本穴素为治疗鼻病之要穴，对于鼻渊（《玉龙歌》《玉龙赋》《医宗金鉴》）、鼻塞、鼻痔、鼻息肉（《医宗金鉴》）、衄血（《杂病穴法歌》），皆有特效。三棱针点刺出血，效果更佳；针刺上星穴可有清热降逆止血之功。余多年单用上星穴治鼻衄，其效如桴鼓。《类经图翼》说："衄血，上星灸一壮即止。"灸上星亦有效。

合　谷

【位置】手大指、次指歧骨间陷中。拇、食两指伸张时，当第 1、2 掌骨之中点；并合时，当最高点。以手平伸，使患者 5 指并拢，在歧骨间有肌肉隆起，在肌肉隆起之最高点处下针。（附图 2）

【针法】直刺，针尖偏向第 2 掌骨上方，针深 5~8 分，以有强烈的麻、胀、酸向手指或肘、肩部放射为佳。留针 20 分钟，每 5 分钟运针 1 次。

【解析与经验】合谷为手阳明经之原穴，关系着整个人体的气化功能。此外，大肠经之支脉从缺盆上入颈，通过颈部入下齿龈，回绕上唇，在人中交会，左至右，右至左，上挟鼻孔，再与足阳明经交会，由于经络循行上挟鼻孔，因此用治齿、眼、鼻、喉各病，均有卓效。泻合谷，对于因肺胃热盛所致的鼻衄有良好效果。

孔 最

【位置】在前臂掌面桡侧，当尺泽与太渊连线上，在腕横纹上7寸。（附图1）

【针法】手臂前伸，手掌向上，从尺泽穴直对鱼际穴，下行5寸，用拇指强压时有明显压痛、酸胀或麻木感觉是穴。直刺，从掌侧面向背侧刺入8分~1寸，施提插捻转中强刺激，患者前臂局部酸胀感有时向前臂扩散，以患者能够耐受为度，留针半小时，每3~5分钟行针1次。

【解析与经验】郄穴是体内脏腑经脉气血深聚之处，郄穴能调理气血，止血止痛之作用甚强，一般多用于治疗脏腑急性病症，最能治疗本经循行部位及所属脏腑的急性病症，如咯血、哮喘。鼻衄多责之于肺失肃降，其气上逆，亦系肺经之急症，故针孔最穴治疗鼻衄颇效。

涌 泉

【位置】在足底部，蹉足时足前部凹陷处，约当足底2、3趾趾缝纹头与足跟连线的前1/3与后2/3交点上。（附图20）

【针法】取双侧穴位，从足心刺向足背，直刺约5分，得气后略加大幅度提插捻转，强刺激，留针20~30分钟。亦可用艾条在涌泉穴施以温和灸，或用蒜泥在涌泉穴贴敷。

【解析与经验】涌泉穴为足少阴经井穴，也是回阳九针之一，急救及镇静作用极强。本穴为肾经木穴，与肝木有同气相求之功，常用治各种厥逆，具有滋阴降火、定神镇定、平肝息风的功效。针刺涌泉可以引火归原，导血下行，鼻衄自止。又以蒜头捣泥贴之可治鼻血不止。《串雅内外编》："蒜头一枚，去皮，捣如泥，作饼贴涌泉穴，左衄贴左足心，右衄贴右足心，双衄俱贴，立瘥。"

▌本节小结

　　少商穴属手少阴肺经之井穴，以泻肺经之实热止衄，此穴见效较快，一般衄血立止。迎香穴在鼻旁，治疗机制为邻近穴治疗局部器官疾病。行间穴乃足厥阴肝经之荥（火）穴，荥穴有清虚热、育阴血的作用，能降肝气，使相火下行，血随之而下，则鼻血即止。太冲穴为足厥阴肝经之输穴兼原穴，有降逆平肝的作用，使相火下行，血随之而下，对木火刑金所致鼻出血有特殊疗效。上星穴素为治疗鼻病之要穴，三棱针点刺出血，效果更佳。合谷为手阳明经之原穴，关系着经络的气化功能，手阳明经循行上挟鼻孔，泻合谷对于因肺胃热盛所致的鼻衄有良好之效果。孔最为郄穴，能调理气血，止血止痛之作用甚强，最能治疗本经循行部位及所属脏腑的急性病症，故治疗鼻衄颇效。涌泉穴有滋阴降火、息风潜阳的功效，对于鼻衄，针刺涌泉可以滋阴潜阳，阴平阳秘则鼻衄自止。又，以蒜头捣泥贴涌泉可治鼻血不止。

第十二节　咀嚼肌痉挛

咀嚼肌痉挛或称颞下颌关节紊乱综合征，又称弹响关节，是一种常见的关节疾病，也是口腔科常见的综合征。系咀嚼肌平衡失调，及局部关节组织部分之间运动失常，而使咀嚼肌突然发生痉挛收缩。患者下颌关节运动受限，张口困难，张、闭口时关节发生弹响或杂音，局部疼痛，咀嚼、讲话、晨起后张口疼痛尤甚。面部咀嚼肌隆起，按之坚硬，在患处常有压痛点。偶可伴有头痛、头昏、耳鸣等其他症状。属中医学"痉证"范畴，认为其病因主要是由于咬物或关节不慎外受风寒湿邪所致。

治疗咀嚼肌痉挛常用一针特效穴有陷谷、外关、火硬穴、火主穴、太阳、足三里等。

陷　谷

【位置】在足第 2 趾外方直上，足第 2、3 跖骨结合部之前凹陷中。（附图 11）

【针法】针刺向足心或直刺亦可，针深 1 寸。若一侧痛，则针对侧（即健侧），双侧痛，则双侧陷谷均针，针入后，令患者练习张口，尽量张大，留针 30 分钟，每 5~10 分钟捻针 1 次，并嘱患者每隔几分钟即做张口动作。

【解析与经验】胃经之经络"循颐后下廉，出大迎，循颊车，上耳前，过客主人，循发际，至额颅"，可见"颐""颊"皆为胃经循行所过。陷谷穴为胃经之输（木）穴，"输主体重节痛"，是治本经沉重疼痛的要穴。又陷谷穴为胃（土）经木穴，对于胃经循行所过之痉挛皆颇为有效，因此治疗咀嚼肌痉挛极为有效。陷谷穴向后之骨前陷中即为董氏奇穴之门金穴，门金穴在陷谷穴旁，有土木之穴性，贴骨进针，则肌、筋、骨皆治，疗效尤佳。

外　关

【位置】在前臂背侧，当阳池与肘尖连线上，腕背横纹上 2 寸，尺骨与桡骨之间。（附图 26）

【针法】以毫针针刺外关穴，先针健侧，若双侧皆不适可以较不适之一侧为患侧，先针对侧，若觉效果不佳再加针另一侧，进针 0.5~1 寸，得气后嘱患者练习张口，尽量张大口，留针 30 分钟，每 5~10 分钟捻针 1 次，并嘱患者每隔几分钟即做张口动作。

【解析与经验】本穴为三焦经之络穴，又为八脉交会穴之一，与胆经之足临泣相通，可治手足少阳经所过之处的病变；手少阳之经脉"是主气所生病者……颊痛"，足少阳之经脉"是主骨所生病者"（均见《灵枢·经脉》）。手少阳经到达颞颌关节上部，故主颊痛；足少阳主骨病，通过三焦与肾通，也能治骨病，尤其是与本经有关之疾病，因此外关治疗颞下颌关节紊乱综合征甚效，一般得气后张口度即有所改善。

火硬穴（董氏奇穴）

【位置】在第 1 跖骨与第 2 跖骨之间，距跖骨与趾骨关节 5 分，即在肝经之行间穴后 5 分。（附图 50）

【针法】自上向下直刺，针深 5 分~1 寸，得气后嘱患者练习张口，尽量张大，留针 30 分钟，每 5~10 分钟捻针 1 次，并嘱患者每隔几分钟即做张口动作。

【解析与经验】本穴位于足厥阴肝经，在肝经之行间穴后 5 分，依据中太极（二级全息），行间对应于眼，太冲对应于咽，则火硬穴界于两穴中间，即对应于颞颌；且肝经"从目系，下颊里，环唇内"，与咀嚼肌颞颌关节亦有关联；又肝主筋，善治痉挛病变，因此治下颌痛、张口不灵甚效。

火主穴（董氏奇穴）

【位置】在火硬穴上 1 寸，贴骨。（附图 50）

【针法】自上向下直刺，针深 5 分~1 寸。留针 30 分钟，每 5~10 分钟捻针 1 次，并嘱患者每隔几分钟即做张口动作。

【解析与经验】本穴位于足厥阴肝经，肝主筋，本穴贴骨，筋骨皆治。颞颌关节紊乱，张口不灵，属筋骨之病，又肝经绕口腔 1 周，故本穴治疗咀嚼肌痉挛效果甚佳。

太 阳

【位置】在颞部，眼外侧（瞳子）及眉外侧（丝竹空）上方，当眉梢与目外眦之间，向后约 1 横指凹陷处。（附图 15）

【针法】视青筋用三棱针点刺出血，然后迅速将患者之头面侧翻，让出血面向下滴血，双侧各出血 20~30 滴。每隔 7~10 天点刺 1 次，轻者 1~2 次即愈，重者 2~3 次可愈。

【解析与经验】本穴系经外奇穴，为足少阳及足阳明交会之处，又有手太阳及手少阳经脉分布周围；阳明经过颊及颐，少阳经亦循颊，并主骨，对于颞颌关节紊乱极为有效。新病多属风，或为风热，或为风寒，刺血皆能散之。若系久年病变，《内经》说："宛陈则除之。"久病入络，用三棱针点刺出血能起到疏风通络、祛邪散滞之作用，往往一次而愈，重者 2~3 次亦可愈。若重病入血分，则更非刺血不足以速愈或根治。

余曾治疗过一个口腔癌患者，口腔两侧已纤维化，所以很难张口，连 1 个手指头都放不进去。到诊所来，余在太阳穴放血，放血后过几天可以张口放进 2 个手指的程度。以后每两个星期放血一次，放了 3 次血以后，可以放进 3 个手指头了。后来又放了几次血，口腔内的黏膜渐渐红了起来，同时要他以淡竹叶煮水当茶喝，治疗了 3 个月，症状消失，至今 30 年仍健在。这个患者没有吃别的药，主要以太阳穴放血为主，间而在尺泽穴放血。另外，余治过一个口腔癌患者，手术后颌骨紧不能张口，放了几次血后，可以张口了。

足三里

【位置】在膝下犊鼻穴下 3 寸，胫骨旁开 1 横指处。（附图 10）

【针法】屈膝或平卧取穴，取对侧足三里，双侧皆病取双侧。用毫针直刺 1.5~2 寸，施行提插手法，使针感向上或向下传导，并嘱患者练习张口，尽量张大。留针 30 分钟，每 5~10 分钟捻针 1 次，并嘱患者每隔几分钟即做张口动作。

【解析与经验】足三里穴为足阳明胃经之合穴，为土经土穴，补土作用最强，为强壮要穴。足阳明经行于面部，胃经"循颐后下廉，出大迎，循颊车，上耳前，过客主人，循发际，至额颅"，可见"颐""颊"皆为胃经循行所过。根据"经脉所过，主治所及"的治疗原则，针刺足三里穴治疗颞下颌关节紊乱综合征，可获得满意疗效。

治疗咀嚼肌痉挛，首先考虑胃经，其次为肝经。

"颐""颊"皆为胃经循行所过，陷谷穴为胃（土）经木穴，对于胃经循行所过之痉挛皆颇为有效，陷谷穴向后之骨前陷中即为门金穴，门金穴在陷谷穴旁，有土木之穴性，贴骨进针，因此筋骨皆治，疗效尤佳。足少阳主骨病，因此外关治疗颞下颌关节功能紊乱综合征甚效。火硬穴位于足厥阴肝经，依据中太极（二级全息），行间对应于眼，太冲对应于咽，则火硬穴界于两穴中间，即对应于颞颌，且肝经"从目系，下颊里，环唇内"，与咀嚼肌颞颌关节亦有关联，又肝主筋，善治痉挛病变，因此治下颌痛、张口不灵甚效。火主穴位于足厥阴肝经，肝主筋，本穴贴骨，筋骨皆治，治疗咀嚼肌痉挛效果甚佳。太阳穴系经外奇穴，位于足少阳及足阳明交会之处，阳明经过颊及颐，少阳经亦循颊，并主骨，对于颞颌关节紊乱极为有效；久病入络，或重病入血分，则更非刺血不足以速愈或根治。根据"经脉所过，主治所及"，针刺足三里穴治疗颞下颌关节紊乱综合征，亦可获得满意疗效。

第十三节　口腔溃疡

口腔溃疡，中医称为口舌生疮，简称口疮，以口舌糜烂为临床之症。发病机制为阴虚火旺或心胃之火偏盛。

复发性口腔溃疡以口腔黏膜发生黄白色小溃疡，经常发作为特征。多见于青壮年，女性为多，属中医"口疮"范畴。其病因尚不清楚，但肯定为全身因素所致，严重者多为自身免疫病。一般认为与内分泌障碍、胃肠功能紊乱、变态反应、病毒感染、维生素缺乏、局部损伤和精神紧张、熬夜有关。

治疗口腔溃疡常用一针特效穴有劳宫、大陵、液门、耳尖、神阙等。

劳　宫

【位置】从大陵穴下行，掌中央动脉，屈无名指取之。握拳时，当中指指尖指点掌心处，即在2、3掌骨间，掌横纹上。（附图24）

【针法】直刺，从手掌向手背刺入3~5分。

【解析与经验】口疮发病机制为阴虚火旺或心胃之火偏盛。劳宫穴为心包经荥（火）穴，"荥主身热"，心属火，劳宫为火中之火，清火之力甚强，心包络与胃通，兼能清胃火，除湿热，治疗心包火旺所致口疮龈烂甚效（参见《医宗金鉴》及《玉龙赋》）。

大　陵

【位置】腕横纹正中，当两筋间陷中，仰掌舒腕取穴。（附图 24）

【针法】直刺，从掌侧面向背侧面刺入，深度为 3~5 分。

【解析与经验】大陵为心包经之子穴，根据"实则泻其子"的原则，凡心包经实证均可取本穴泻之，所以取刺本穴具有清营泻火、宁心安神、和胃宽胸的功效。心火旺则胃火亦旺，轻则口糜、口臭，重则口舌生疮，刺大陵降心包之火，心包火降，心火自亦降。本穴亦为治疗口臭特效要穴（《玉龙歌》《玉龙赋》《胜玉歌》），临床配合人中穴应用，效果更佳。

液　门

【位置】在第 4、5 指指缝间，当本节前；小指与无名指歧缝间，握拳取穴。（附图 25）

【针法】握拳，从手背 4、5 指缝尖上方处取液门穴，避开可见浅静脉，用毫针顺掌骨间隙刺入 0.5~1 寸，捻转数次，以得气为度。留针 30 分钟，每 10 分钟运针 1 次。

【解析与经验】液门穴系手少阳三焦经之荥穴，荥主身热，针本穴能治三焦经之热证，但以治上、中焦壅热所导致之五官咽喉疾患效果较佳（《医宗金鉴》《百症赋》）。治疗口腔炎、舌炎、口腔黏膜溃疡等甚效。

耳　尖

【位置】在耳部，当耳廓缘之最高点处。（附图 56）

【针法】用三棱针或采血片点刺出血 5~10 滴。

【解析与经验】经络方面：手足三阳经脉均分布到耳，则耳尖实有调诸阳之作用。在脏腑方面：《素问·金匮真言论篇》说肾开窍于耳，心亦开窍于耳。《素问·五脏生成篇》云："目冥耳聋，下实上虚，过在足少阳、厥阴，甚则入肝。"说明耳与心、肝、肾三脏关系甚为密切。针耳尖可调和脏腑阴阳，调济水火，平肝息风。在耳尖施以刺血法，有消除郁滞、清泻心肾之火的作用，临床上对于一些急性头面五官炎症，如结膜炎、扁桃体炎、咽喉炎等，都有较好的治疗效果。治疗口舌生疮、口腔溃疡疗效亦佳。

神　阙

【位置】脐窝正中。（附图 34）

【针法】灸法：用艾绒或加入其他药物（如木香、吴茱萸、附子、细辛等以加强作用）做成艾条，点燃后将艾条燃端固定在一定的高度（一般距离 2cm 左右），对准脐部（神阙穴）进行悬灸，连续灸 5 分钟，也可配合雀啄灸。每日 1 次，注意防止烫伤。

【解析与经验】脐为先天之本，又为后天之根，艾灸神阙穴具有疏通经络、行气活血、健脾益胃、补虚泻实、调整营卫气血的作用。灸神阙穴治疗口腔溃疡系整体疗法，能促进气血流畅，提高机体免疫力。

▍本节小结

口腔溃疡发病机制为阴虚火旺或心胃之火偏盛，严重者多为自体免疫病。灸神阙穴治疗口腔溃疡系整体疗法，可提高机体免疫力。液门穴系手少阳三焦经之荥穴，荥主身热，针本穴能治三焦经之热证，但以治上、中焦壅热所导致之五官咽喉疾患，效果较佳，治疗口腔炎、舌炎、口腔黏膜溃疡等甚效。劳宫为火中之火，清火之力甚强，心包络与胃通，兼能清胃火，除湿热，治疗口疮龈烂甚效。大陵为心包经之子穴，取刺本穴具有清热泻火的功效，本穴亦为治疗口臭之特效要穴。在经络方面，手足三阳经均分布到耳，则耳尖实有调诸阳之作用；在脏腑方面，耳与心、肝、肾三脏关系甚为密切。针耳尖对于一些急性头面五官炎症，都有较好的治疗效果，治疗口舌生疮、口腔溃疡疗效亦甚佳。

第十四节　咽炎

咽炎是咽喉部病变的常见症状之一，临床表现以咽痛、咽干、吞咽不利为主，有急性及慢性之分。

急性咽炎是咽部（咽黏膜）的一种炎性病变，往往伴有发热、口渴、便秘等全身症状。相当于中医的"风热喉痹""乳蛾"等。多由风热邪毒侵袭咽喉，肺胃邪热上壅搏结于咽喉部所致。

慢性咽炎是咽黏膜的一种慢性炎性病变，是咽部黏膜、黏膜下及淋巴组织的弥漫性炎症，以咽部异物感、咽部干燥不适、发痒、灼热、微痛为主要表现。常由急性咽炎未注意治疗或未愈，反复发作转变为慢性；或因长期嗜好烟、酒，刺激性气体、粉尘等慢性刺激所致。属于中医学"喉痹""嗌干"等范畴，认为多系病后余邪未清或肺肾阴虚，虚火上炎，循经上结于咽，咽失濡养所致。

治疗咽炎常用一针特效穴有少商、商阳、太溪、太冲、鱼际、照海、廉泉等。

少 商

【位置】大指内侧，去爪甲角如韭叶，即在大拇指桡侧，去指甲根1分许。（附图1）

【针法】刺血疗法：消毒穴位后，捏紧拇指，先使其充血，另一手持三棱针对准穴位快速刺入，使自然出血。待出血3~5ml，使血由暗红变淡为宜。

【解析与经验】少商为喉科要穴，针少商对咽喉痛有特异作用，因喉属肺系，点刺少商有泻肺清热作用。余治疗数十例感冒喉咙痛患者，在少商点刺后即刻不痛，配商阳穴同时点刺更佳，不但治疗喉咙痛，且能退热。

商 阳

【位置】以手掌侧置，取食指之内侧爪甲韭叶许，当赤白肉际是穴。（附图2）

【针法】刺血疗法：消毒穴位后，捏紧拇指，先使其充血，另一手持三棱针对准穴位快速刺入，使自然出血。待出血3~5ml，使血由暗红变淡为宜。

【解析与经验】本穴为手阳明大肠经井穴，依据"病在脏者，取之井"的原理，针刺本穴，尤其是用三棱针点刺出血，能泄脏热，疏通经脉中凝滞之气血，开郁通窍，治疗咽痛、咽肿、颔肿有良效。手阳明大肠经经别上循喉咙，肺与大肠相表里，本穴具有解表退热、清肺利咽之功，在商阳穴点刺出血治疗咽喉肿痛有特殊功效。

太 溪

【位置】足内踝后5分，跟骨上动脉陷中。平齐内踝最隆出点，在内踝后缘与跟腱内侧缘之中间。当内踝后侧，与跟骨筋腱连线中点之陷中取之，适与昆仑穴相对。（附图22）

【针法】斜刺，从足内踝刺入。针5分，捻针时双手齐捻，并令患者吞咽唾液，动引其气，两穴之气在喉部交应，即可止喉痛。

【解析与经验】《灵枢·经脉》："肾足少阴之脉，起于小趾之下……循喉咙，挟舌本；其支者，从肺出络心，注胸中。""经脉所过，主治所及"，太溪为足少阴肾经原穴，治疗咽喉病甚效。古已有运用之经验，《备急千金要方》说："太溪，主咽内肿，气走咽喉不能言。"《济阴纲目》有"娄全善治一男子喉痹，于太溪穴刺出黑血半盏而愈"之记载。

太　冲

【位置】在足大趾本节后2寸或曰1寸5分凹陷处。正坐垂足，按取第1、2跖骨连接部之前凹陷中。或以指从蹈趾、次趾之间，循歧缝上压，压至尽处。（附图33）

【针法】直刺，从足背向下进针，针深5分。捻针时双手齐捻，并令患者吞咽唾液，动引两穴之气在喉部交应，可即止喉痛。

【解析与经验】"肝足厥阴之脉，起于大趾丛毛之际，上循足跗上廉……上贯膈，布胁肋，循喉咙之后，上入颃颡，连目系。""经脉所过，主治所及"，太冲穴为足厥阴肝经输穴、原穴，治疗咽喉病甚效。《标幽赋》："心胀咽痛，针太冲而必除。"《席弘赋》也认为本穴能治咽喉急症。可配照海、百会等穴应用。

鱼　际

【位置】大指本节后，内侧赤白肉际陷中。在第1掌指关节桡侧缘与太渊穴连线的中点，正当第1掌骨中间掌侧。（附图1）

【针法】斜刺，针尖微斜向掌内刺入，针深5分，捻针时双手齐捻，并令患者吞咽唾液，动引其气，两穴之气在喉部交应，可即止喉痛。

【解析与经验】《针灸甲乙经》云："喉中焦干渴，鱼际主之。"本穴治喉痛，尤其是急性咽喉痛特效，又为荥火之穴，《难经·六十八难》云："荥主身热。"所以针泻鱼际穴有清肺热的作用，善于治疗急性咽喉肿痛及急性扁桃体炎等。《百症赋》曰："喉痛兮，液门鱼际去疗。"据余之经验，确有卓效。

照　海

【位置】在足内侧面，内踝尖下方凹陷中。（附图21）

【针法】取双侧穴位。直刺，从内侧刺向外侧3~4分深，捻针时双手齐捻，并令患者吞咽唾液，动引其气，留针30分钟。每日1次。

【解析与经验】本穴属肾经，为八脉交会穴之一，通于阴跷脉，借任脉与肺经之列缺相交会，合用之主治肺、咽喉、胸膈等部疾病。针刺时嘱患者做吞动咽作，一般即刻可觉症状减轻。本穴自古即常用治咽喉病，如《针灸甲乙经》曰："咽干，照海主之。"《兰江赋》云："痰涎壅塞及咽干，噤口喉风针照海，三棱出血刻时安。"《标幽赋》说："必准者，取照海治喉中之闭塞。"

廉 泉

【位置】微仰头，在结喉上方，当舌骨上缘凹陷处。（附图 35）

【针法】斜刺，仰头，用 30 号 1 寸毫针徐徐直刺 5 分左右，用平补平泻手法捻针，然后留针 30 分钟，在留针期间每隔 5 分钟行针 1 次。

【解析与经验】廉泉穴系任脉和阴维脉之会穴，位于结喉上方，下通喉咽，上达腭部，有清痰利咽作用，是治疗咽喉、舌、气管疾患的要穴，对腮腺炎、扁桃体炎也有疗效。

▌本节小结

> 少商为喉科要穴，因喉属肺系，点刺少商有泻肺清热作用。商阳为手阳明大肠经井穴，手阳明大肠经经别上循喉咙，在商阳穴点刺出血治疗咽喉肿痛有特殊功效。太冲为肝经原穴，"肝足厥阴之脉……循喉咙之后，上入颃颡"，"经脉所过，主治所及"，故治疗咽喉病甚效。太溪为肾经原穴，"肾足少阴之脉……循喉咙，挟舌本。""经脉所过，主治所及"，治疗咽喉病甚效。鱼际穴治喉痛，尤其是急性咽喉痛特效，鱼际为荥火之穴，针泻鱼际穴有清热泻火的作用，善于治疗热邪蕴于肺经的咽喉肿痛。照海穴属肾经，为八脉交会穴之一，自古即常用治咽喉病。廉泉穴位于结喉部，下通喉咽，上达腭部，取刺本穴可直接作用于咽喉部，是治疗咽喉、舌、气管疾患的要穴。

第十五节　扁桃体炎

急性扁桃体炎是扁桃体的急性炎症，主要由细菌感染引起，以畏寒，高热，咽部疼痛，扁桃体红肿、增大为主要表现，严重者化脓。常发于春、秋两季，多系链球菌、葡萄球菌侵入扁桃体引起。中医学称为"乳蛾""喉蛾"等，认为由风热时毒之邪侵袭肺胃，加之火热夹痰所致。急性扁桃体炎久治不愈，反复发作，亦可转为慢性扁桃体炎。实验室检查可发现血白细胞总数及中性粒细胞计数升高。

治疗扁桃体炎常用一针特效穴及部位有少商、商阳、耳背静脉、鱼际、尺泽等。

少　商

【位置】大指末节桡侧，去爪甲角如韭叶，即去指甲根1分许。（附图1）

【针法】刺血疗法：一手捏紧拇指，先使其充血，另一手持三棱针（或采血片）对准穴位快速刺入，使自然出血，待出血3~5ml，血由暗红变淡为宜。

【解析与经验】急性扁桃体炎为风热之邪侵袭肺卫的急性症，用三棱针在少商点刺出血效果良好。点刺出血少许对咽喉肿痛，常有特殊疗效。《玉龙歌》云："乳蛾之证少人医，必用金针疾始除，如若少商出血后，即时安稳免灾危。"《胜玉歌》："颔肿喉闭少商前。"《医宗金鉴》："少商惟针双蛾痹，血出喉开功最奇。"

商　阳

【位置】手大指、次指内侧，去爪甲角如韭叶。（附图2）

【针法】刺血疗法：一手捏紧拇指，先使其充血，另一手持三棱针（或采血片）对准穴位快速刺入，使自然出血，待出血3~5ml，血由暗红变淡为宜。

【解析与经验】手阳明大肠经经别上行于喉咙，肺与大肠相表里，本穴具有解表退热、清肺利咽之功，在商阳穴点刺出血治疗咽喉肿痛有特殊功效。

耳背静脉

【位置】在耳背部青筋即是。（附图56）

【针法】先用手轻揉患侧耳部，使局部充血，再从耳后找明显之静脉，用采血片对准点刺，使出血少许，然后用消毒干棉球按压针孔，血止即可。

【解析与经验】本穴为点刺重要部位，位置偏上，全息对应肺，董师常用以治疗喉炎、喉蛾。由于太阳经至耳上，又少阳经绕耳，太阳主表，少阳主风，因此耳上穴善治表证及风证，治感冒、发烧、扁桃体炎及扁桃体肿大均甚效。手足三阳经均分布到耳，则耳背实有调诸阳之作用，以三棱针点刺耳背穴，可调和脏腑阴阳，调济水火，平肝息风，退热消炎，并能"宛陈则除之"，通经活络，活血化瘀，所治之证甚多，治疗扁桃体炎确有显著效果。

鱼　际

【位置】大指本节后，内侧赤白肉际陷中。在第1掌指关节桡侧缘与太渊穴连线的中点，正当第1掌骨中间掌侧。（附图1）

【针法】仰掌，在第1掌骨掌侧中部，赤白肉际取穴。斜刺，针尖微斜向掌内刺入，针深5分，捻针时双手齐捻，并令患者吞咽唾液，动引其气，两穴之气在喉部交应，可即止喉痛。

【解析与经验】本穴为荥火穴，《难经·六十八难》云："荥主身热"，故善于清热泻火，尤善于清肺经之火，所以针泻鱼际治疗热邪蕴肺的咽喉肿痛及急性扁桃体炎特效，单取有效，配液门穴效果更佳。

尺　泽

【位置】肘中横纹上，动脉中，屈肘横纹筋骨罅陷中。前臂稍屈，手臂平伸，手掌向上，前臂略向上使肘稍屈，从肘窝横纹之外侧，试以大指按穴处，前臂稍屈时即有大筋凸起，筋外侧有大静脉一条，在静脉外侧凹陷处是穴。（附图1）

【针法】刺血疗法：以三棱针对准肘弯尺泽一带青筋（静脉）点刺出血，至出血止。

【解析与经验】本穴为肺经之水穴，能泻肺热肺火，因此亦为治咽喉炎及扁桃体炎特效穴。又系肺经子穴，能泻肺经穴实证，起到泻肺火、清上焦之热的作用。《医宗金鉴》说："尺泽主刺肺诸疾，绞肠痧痛锁喉风。"在本穴用三棱针点刺放血疗效尤佳，治急性咽痛配少商点刺，效果甚好。

▌**本节小结**

　　急性扁桃体炎为肺经郁热，邪袭肺卫的急症，用三棱针在少商点刺出血效果良好，配合谷疗效尤佳。手阳明大肠经经别上行于喉咙，在商阳穴点刺出血治疗咽喉肿痛有特殊功效，因商阳穴具有清热利咽的作用。耳与全身各部组织器官及脏腑均有密切联系，在耳背静脉点刺放血实为泻法，有疏风通络、退热消炎之功效，临床上治疗急性扁桃体炎确有显著效果。鱼际穴为肺经荥火之穴，善于治疗热邪蕴于肺经的咽喉肿痛及急性扁桃体炎等。尺泽为肺经之水穴，能泻肺热肺火，因此亦为治疗咽喉炎及扁桃体炎的特效穴。

第十六节　梅核气

　　梅核气是指咽中有异物梗塞感，喉间似有炙肉，咳之不出，咽之不下，但饮食吞咽并无困难。本病常伴有精神抑郁、多疑善虑、胸胁胀满、食欲减退、月经不调等其他症状，女性患者多见，属于西医学咽神经官能症、癔症、咽部异感症范畴。中医学称为"梅核气"，认为多由情志不舒，郁而生痰，气滞痰郁所致。

治疗梅核气常用一针特效穴有间使、大陵、劳宫、太冲、足五金穴等。

间　使

【位置】掌后3寸，两筋间陷中。当前臂掌侧面上3/4与下1/4交界处。（附图24）

【针法】仰掌，从腕横纹正中直上3寸。当掌长肌肌腱与桡侧腕屈肌肌腱之二筋间取之。直刺，从掌侧面向背侧面刺入，针深5~8分，进针后嘱患者吞咽口水动引其气1分钟。留针30分钟，每10分钟捻针1次，并嘱患者吞咽口水动引其气1分钟。

【解析与经验】本穴为心包经经穴，属金，所谓"病变于音者取之经"，经穴善治口、舌、喉部发音器官之病。又本穴为十三鬼穴之一，临床常用于治疗心血瘀阻、心神不宁所致的病症。梅核气据中医经验用理气化痰之药（如半夏厚朴汤）甚效，心包经亦主痰，手厥阴经与足厥阴经相通，凡与气机郁滞有关的疾患，本穴皆能治之，故治疗梅核气甚效。《备急千金要方》云："间使主嗌中如扼。"《外台秘要》亦说："间使主喑不解语，咽中哽。"

大　陵

【位置】掌后骨下横纹，两筋间陷中。（附图24）

【针法】仰掌舒腕取穴。直刺，从掌侧面向背侧面刺入，针深3~5分。进针后嘱患者吞咽口水动引其气1分钟。留针30分钟，每10分钟捻针1次，并嘱患者吞咽口水动引其气1分钟。

【解析与经验】本穴为心包经输穴，胃与心包络通，又为火经土穴，取刺大陵具有清热泻火、开窍醒神、宁心定志的功效，临床上用于治疗癫狂痫、癔症及心热、口臭、急性胃炎、口舌生疮、心悸失眠都有很好疗效。本穴小太极对应于口咽，因此治疗梅核气有效。本穴心脾两治，镇定性极强，对于精神病变亦有疗效，可治疗心痛、喜笑、喜悲、惊恐等，治疗梅核气甚效。

劳　宫

【位置】在掌面食指、中指缝后1寸处。握拳时，当中指指尖指点掌心处，即在第2、3掌骨间，掌横纹上。（附图24）

【针法】用毫针直刺3分深，中等刺激，进针后嘱患者吞咽口水动引其气1分钟。留针30分钟，每10分钟捻针1次，并嘱患者吞咽口水动引其气1分钟。

【解析与经验】劳宫穴位于心包经上，手足厥阴经相通，有化痰解郁的作用，善于清心火，安神开郁，理气和胃，为治疗梅核气的经验穴。孕妇不宜针刺。

太 冲

【位置】在足背部，当第1、2跖骨间隙后方凹陷处。（附图33）

【针法】取双侧太冲穴，针深1~1.5寸，进针后嘱患者吞咽口水动引其气1分钟。留针30分钟，每10分钟捻针1次，并嘱患者吞咽口水动引其气1分钟。

【解析与经验】太冲素为治疗咽喉病要穴。本穴小太极对应于口咽，又肝经"循喉咙之后，上入颃颡"，因此治疗梅核气有效。梅核气由肝郁乘脾，脾运不健，生湿聚痰，痰气郁结所致，太冲为肝经输穴，五行属土，可治肝脾不和、情治不畅所致之病，故治疗梅核气有效。

足千金穴（董氏奇穴）

【位置】在腓骨前缘，足三里穴外（后）开2寸，再直下2寸，即侧下三里穴向后横开5分再直下2寸处是穴。（附图51）

【针法】针深1~2寸，进针后嘱患者吞咽口水动引其气1分钟。留针30分钟，每10分钟捻针1次，并嘱患者吞咽口水动引其气1分钟。

【解析与经验】足千金系经验取穴，以治疗喉部病变为主，此外还可治急性肠炎、肩及背痛。穴名为"金"，与肺、大肠有关，可治肺系喉部之病及肠炎，又治肩背痛，亦可治梅核气。足五金亦能治疗梅核气，理由相同。

▌本节小结

间使穴为心包经经穴，善治口、舌、喉部发音器官之病；又本穴为十三鬼穴之一，常用于治疗心神不宁所致病症，因此治疗梅核气甚效。大陵穴为心包经输穴，小太极对应于口咽，本穴心脾两治，镇定性极强，对于精神病变亦有疗效，治疗梅核气甚效。太冲素为治疗咽喉病要穴，梅核气为气滞痰郁所致，太冲为肝经输穴，五行属土，可治肝脾不和、情志不畅所致之病，故治疗梅核气有效。足千金系经验取穴，可治肺系、肩背痛及喉部之病、肠炎，亦可治梅核气。足五金亦能治疗梅核气，理由同足千金。

第九章　皮肤、外科病症

第一节　皮肤瘙痒症

皮肤无原发损害，但见瘙痒，称皮肤瘙痒症。中医名为"风瘙痒"（《诸病源候论》），常因搔破皮肤，血痕累累，又称"血风疮"。本病多因血虚化燥，肌肤失养，或风湿蕴于肌肤，不得疏泄所致。有的局限于一处，如阴囊、女阴、肛门等处，则称阴痒之证。

治疗皮肤瘙痒症常用一针特效穴有耳尖、少府、三叉三穴、血海、百虫窝、曲池等。

耳　尖

【位置】折耳向前，在耳廓上之尖端。（附图 56）

【针法】先按摩患侧耳尖，使之充血，然后消毒，用三棱针或采血片，在耳轮之外缘最高点轻轻点刺即能出血，挤出血 3~5 滴，待血挤不出为止，每隔 3~4 日刺血 1 次。

【解析与经验】由于太阳经至耳上，又少阳经绕耳，太阳主表，少阳主风，因此耳尖穴善治表证及风证，治感冒、发烧、扁桃体炎及扁桃体肿大、皮肤痒疹均甚效。

少　府

【位置】小指掌骨与无名指掌骨之间，握拳时小指尖触及之处。（附图 24）

【针法】针深 3~5 分，平补平泻，留针 30 分钟，每 10 分钟运针 1 次。

【解析与经验】少府穴又称手解，为心经（属火）之荥穴（属火），火中之火穴，真火穴，清火泻热作用极强。又《内经》曰："病变于色者取之荥。"皮肤病时肤色必变，针刺少府穴治疗皮肤瘙痒症有镇定止痒之功，　则因"诸痛痒疮，皆属于心"，二则因本穴为荥火穴，能清火（盖皮肤痒疹亦多属热）。

三叉三穴（董氏奇穴）

【位置】在第 4、5 指指缝接合处，紧贴第 4 指，握拳取穴。（附图 59）

【针法】用毫针顺掌骨间隙刺入 5 分~1 寸，进针时避开可见浅静脉，以得气为度。平补平泻，留针 45 分钟，每 10 分钟运针 1 次。

【解析与经验】三叉三穴在手背第 4 与第 5 指缝接合处，紧贴第 4 指，在筋下骨旁，握拳取穴。当液门穴前，刺入后穿过十四经穴液门、后溪、中渚及奇穴中白，可透达下白穴、腕顺一穴，并可透达腕顺二穴，透过穴位之多，无出其右者。可以说透过荥、输、原，又在筋下骨旁，上邻小血脉，针之与筋骨脉皆有关；透达输原穴之肉多处，与脾亦有关；又能健脾益气。进针时紧贴皮下进针，与肺亦相应，为治疗皮肤痒疹之特效穴。

血 海

【位置】从阴陵泉上行，在膝髌上 1 寸，内廉白肉际陷中。在大腿内侧之前下部，股内侧肌隆起处，距膝盖上缘 2 寸；或正坐垂足，以手掌按于膝上，大指向内侧，中指向外侧，当大指尖尽处是穴。（附图 9）

【针法】直刺，从前向后刺入，针深 5 分。

【解析与经验】本穴一名血郄，为总治各种血疾之要穴（《医宗金鉴》），又穴能调血清血，有祛风清热作用，对于各类疮疡皆有疗效，治各类因血热引起的皮肤病及老年性皮肤瘙痒症甚效。

百虫窝

【位置】膝内廉上 3 寸陷中。（附图 9）

【针法】于血海上 1 寸取之。直刺，从前向后刺入，针深 5~8 分。

【解析与经验】百虫窝为经外奇穴，位于血海上 1 寸，亦善调血，治虫积、风湿痒疹、卜部生疮等皮肤病。常与血海并用（倒马针）治疗皮肤瘙痒、湿疹等。

曲 池

【位置】屈肘拱胸，当肘横纹外端凹陷处，即在肘窝横纹端近肘关节部。（附图 4）

【针法】屈肘成 90°，肘横纹桡侧头稍外方，用毫针直刺 1.5 寸，平补平泻，捻转 1 分钟，留针 30 分钟，每 10 分钟捻针 1 次，隔日针 1 次。

【解析与经验】本穴为大肠经合土穴，阳明经多气多血，通过表里及"合内

"腑"的原则，具有疏风解表、清热消肿、调和气血的作用，而为治疗全身皮肤病要穴。针刺曲池可止痒，预防化脓，为治疗全身疥癣疮痒的特效穴。

■本节小结

　　肺主皮肤，太阳主表，少阳主风，"诸疮痛痒，皆属于心"，因此治疗皮肤瘙痒症常用肺经、太阳经及少阳经腧穴。

　　由于太阳经至耳上，又少阳经绕耳，太阳主表，少阳主风，因此耳尖穴治皮肤痒疹甚效。《内经》曰："病变于色者取之荥。"皮肤病时肤色必变，又"诸痛痒疮，皆属于心"，少府穴治疗皮肤瘙痒症有镇定止痒之功。三叉三穴透达输原穴之肉多处，与脾亦有关，又能健脾益气，进针时紧贴皮下进针，与肺相应，为治疗皮肤痒疹之特效穴。血海为总治各种血疾之要穴（《医宗金鉴》），能调血清血，有祛风清热作用，对于各类疮疡皆有疗效，治各类因血热引起的皮肤病及老年性皮肤瘙痒症甚效。百虫窝系经外奇穴，为治疗皮肤瘙痒之经验效穴。曲池穴具有疏风解表、清热消肿、调和气血的作用，而为治疗全身疥癣疮痒的特效穴。

第二节　荨麻疹

　　荨麻疹是一种常见的过敏性皮肤病，常由于食物、药物或寒冷刺激而致病。主要表现为突然发病，有形状不一的红色或白色疹块突起，大小不等，高出皮肤，界限清楚，全身任何部位都可出现，数小时后又迅速消退，愈后不留痕迹。轻者以瘙痒为主，严重者呼吸道、消化道等均受累，伴有恶心、呕吐、发热、腹泻，甚至呼吸困难。

　　本病俗称"风疙瘩"，属于中医学"瘾疹""风疹"范畴，认为肌肤有湿，复感风热或风寒之邪，搏于皮肤，致使营卫不和而成。或胃肠湿热，外感风邪，以致内不得疏泄，外不得透达，郁于皮肤之间而发，并认为与风、血有关。

　　治疗荨麻疹常用一针特效穴有神阙、后溪、曲池、血海、大肠俞、内关、大椎、天井等。

神　阙

【位置】在腹中部，脐中央。（附图34）

【针法】拔火罐法：患者仰卧，取一玻璃罐或杯，医者用镊子夹持酒精棉球点燃，迅速在罐内烘熏几秒钟，随即取出，立即将罐叩在脐部（神阙穴），待3分钟后将火罐取下，再进行第2、第3次拔罐，每日连续拔罐3次，3日为1个疗程。顽固者要多治疗2~3个疗程。

【解析与经验】神阙穴位于任脉，为先天元气之总枢，有滋阴活血、祛风散寒、扶正救逆等作用，可调节人体阴阳气血，增强免疫功能。神阙穴不宜进针，拔火罐能促进气血流畅，使营卫运行，而能祛风除湿，治疗荨麻疹。

后　溪

【位置】在掌尺侧，微握拳，当小指本节后远侧掌横纹头赤白肉际处。（附图14）

【针法】

①刺血疗法：后溪穴点刺出血。

②毫针针刺法：握拳取之，后溪透劳宫，可深刺1.5~2寸。留针30分钟，每10分钟捻针1次，隔日针1次。

【解析与经验】后溪穴为八脉交会穴之一，通督脉，能调和阴阳，疏风解表，宣通经脉。又为小肠经输木穴，木主风，小肠主"液"所生病，因此本穴有治"风病"及"湿病"之能，点刺出血清热祛风、止痒消疹作用突出，故对荨麻疹有很好疗效。

毫针针刺透劳宫疗效亦佳，劳宫为心包经荥火穴，荥穴清火效果甚好，为火中之火，"诸痛痒疮，皆属于心"，心包经亦有相同作用，故后溪穴透劳宫治疗荨麻疹有很好疗效。

曲　池

【位置】屈肘拱胸，当肘横纹外端凹陷处，即在肘窝横纹端近肘关节部。（附图4）

【针法】屈肘成90°，在肘横纹桡侧头稍外方，用毫针直刺1.5寸，平补平泻，捻转1分钟，留针30分钟，每10分钟捻针1刺，隔日针1次。

【解析与经验】本穴为大肠经合穴，阳明经多气多血，通过"肺与大肠相表里"，及"合治内腑"的原则，本穴具有疏风清热、疏通经络、调和气血的作用，而为治疗全身皮肤病的要穴，治疗荨麻疹有显著效果。

血　海

【位置】从阴陵泉上行，膝髌上1寸，内廉白肉际陷中。在大腿内侧之前下部，股内侧肌隆起处，距膝盖上缘2寸；或正坐垂足，以手掌按于膝上，大指向

内侧，中指向外侧，当大指尖尽处是穴。（附图 9）

【针法】直刺，从前向后刺入，针深 0.5~1 寸，得气后施以捻转手法，强刺激。留针 30 分钟，每 10 分钟捻针 1 次，隔日针 1 次。

【解析与经验】本穴一名血郄，系血气汇集之处，为总治各种血疾之要穴（《医宗金鉴》），对于各类疮疡皆有疗效。本穴调血清血、祛风清热作用甚强，治各类因血热引起的皮肤病、湿疮、五淋及老年性皮肤瘙痒症甚效，可即刻缓解瘙痒等症状。百虫窝属经外奇穴，在血海穴上 1 寸处，与血海穴倒马则为治荨麻疹之特效对针。

大肠俞

【位置】16 椎下两旁相去脊中 1 寸 5 分，伏而取之。（附图 17）

【针法】毫针直刺，从背侧向前方刺入，针深 5 分 ~1 寸，得气后施以平补平泻手法，留针 30 分钟，每 10 分钟捻针 1 次，每日针刺 1 次，病重者可 1 日针 2 次，效更佳。

【解析与经验】大肠俞是足太阳膀胱经腰部俞穴，为大肠经经气转输之处，能调理肠胃，泄热通便，消除肠内积毒，而清热消疹，治疗急性荨麻疹效果较好。

内 关

【位置】掌后去腕 2 寸两筋间。（附图 24）

【针法】仰掌握拳，从横纹上 2 寸，两筋间取之，直刺进针 5~8 分深。施以平补平泻手法，中强刺激，留针 30 分钟，每隔 10 分钟行针 1 次。

【解析与经验】内关穴为心包经络穴，具有宽胸理气、宁心安神、镇静镇痛、和胃的作用，能治疗血脉与神志两方面病症。"诸痛痒疮，皆属于心"，内关穴对于各种痛证及痒症都具有很好的镇静止痛止痒效果，能调理气血，治疗急性荨麻疹甚佳。

大 椎

【位置】在后项部，第 7 颈椎棘突下凹陷中。（附图 36）

【针法】三棱针点刺拔罐法：用三棱针迅速点刺出血少许，不留针，加拔火罐约 15 分钟，3 天后再治疗 1 次，平均治疗 2~3 次即愈。

【解析与经验】大椎为手足三阳经与督脉之会穴，有疏风散寒、解表通阳、理气降逆、镇静安神与健脑作用，对于外感诸症皆有疗效，可以疏解三阳表邪，通一身阳气。三棱针点刺大椎穴拔罐，能够活络祛毒，是一种常用的治疗荨麻疹的简便方法。

天 井

【位置】肘外大骨后，肘上1寸，辅骨上两筋叉骨罅中。屈肘时，当肘尖（尺骨鹰嘴）上方1寸许陷凹处。（附图26）

【针法】屈肘拱胸取之，直刺，从臂外侧面向内侧面刺入，针深3~7分。施用平补平泻手法，予中强刺激，留针30分钟，每隔10分钟行针1次。

【解析与经验】天井穴能化经络痰湿，疏三焦气火，临床上常用于治疗以奇痒为主的瘾疹等症。《玉龙歌》云："如今瘾疹疾多般，好手医人治亦难，天井二穴多着艾，纵生瘰疬灸皆安。"《医宗金鉴》："天井主泻瘰疬疹。"本穴亦为治疗瘰疬之要穴。

▌本节小结

神阙穴能补任脉之虚，在神阙处拔火罐能促进气血流畅，促使营卫运行，使新陈代谢旺盛。后溪穴点刺出血，清热泄热、止痒消疹作用突出；毫针针刺透劳宫疗效亦佳，劳宫为心包经荥火穴，为火中之火，"诸痛痒疮，皆属于心"，心包经亦有相同作用，故后溪穴透劳宫治疗荨麻疹有很好疗效。曲池通过"肺与大肠相表里"及"合治内腑"的原则，有散阳明风热、疏通经络、调和气血的作用，而为治疗全身皮肤病要穴。血海一名血郄，为总治各种血疾之要穴（《医宗金鉴》），调血清血、祛风泻血热作用甚强，可即刻缓解瘙痒等症状。大肠俞能调理肠胃，通肠导滞，有消除肠内积存毒素、退热消瘾疹之作用。"诸痛痒疮，皆属于心"，内关穴对于各种痛证及痒症都具有很好的镇静止痛止痒效果，针刺能调节机体免疫功能，增强免疫力。大椎为人体诸阳之会，刺血可通经脉之阳，疏解三阳表邪，活络祛毒，用于治疗全身风热湿热、疮痈肿毒有积极治疗效果。天井穴清热散风，疏解少阳，临床上常用于治疗以奇痒为主的瘾疹等症。

百虫窝属经外奇穴，在血海穴上1寸处，与血海穴倒马则为治疗荨麻疹特效对针。

第三节　面部痤疮

痤疮，俗称粉刺，也叫"青春痘"，是一种毛囊性丘疹或结节，其病容易感染和反复发作。常见于青年男女，多自发育期开始发生。损害好发于颜面、上胸和背部等皮脂腺发达的部位，基本损害为局部分散小丘疹，这些皮疹既散在分布，又非常密集，周围色赤，局部刺痒，伴有疼痛，用手挤压可挤出米粒样白色脂样粉汁，在发展过程中可产生丘疹、脓疱、结节、囊肿及瘢痕等多形性皮损，病程慢性，一般在发育期过后，有自愈的倾向。

西医学认为本病与青春期体内性激素平衡失调有关，女性多与月经周期有关，经前或经期痤疮增多。中医学认为多由过食炙煿辛辣、膏粱厚味食物，脾胃积热上蕴皮肤所致。一些女性与使用劣质化妆品有关，故有"粉刺"之称；男性有些与抽烟、饮酒有关，故有"酒刺"之称。

治疗痤疮常用一针特效穴及部位有耳尖、耳背、大椎、曲池等。

耳　尖

【位置】在耳廓上之尖端，折耳取之。（附图 56）

【针法】刺血疗法：选患者双侧耳尖处，揉搓数分钟后使其充血。用采血片划破耳尖皮肤，使血流出 10 滴左右，1 次不愈者间隔 3~4 天后，可再选血管复治。

【解析与经验】耳尖穴是余最常用之要穴之一。耳尖穴点刺出血治疗多种病变，如治偏头痛、感冒、扁桃体炎、发热、高血压、急性结膜炎、麦粒肿、失眠、心悸、皮肤痒疹、腰痛、泌尿系统疾病均甚有效。一般耳背穴出血较耳尖穴多，耳背穴处若无明显青筋，可在耳尖穴处点刺。本穴不需对准青筋，亦能出血。由于手足太阳经至耳上，太阳主表，足太阳与肺别通、肺主表、主皮肤，因此耳尖穴善治表证及皮肤病变，治感冒、发烧、扁桃体炎及扁桃体肿大、皮肤痒疹、面部痤疮均甚效。

耳　背

【位置】在耳尖下的耳背处。（附图 56）

【针法】刺血疗法：选双侧耳背近耳尖处明显的静脉血管 1 条，揉搓 1~2 分钟后使其充血。用采血片划破选好的静脉血管，使血流出 10 滴左右，1 次不愈者，间隔 3~4 天后可再选血管复治。

【解析与经验】本穴为点刺要穴，部位偏上，全息对应肺，又膀胱经行至耳尖耳背处，膀胱与肺通。余之经验点刺出血治疗皮肤病、青春痘、面部黄褐斑、偏头痛、张口不灵、扁桃体炎、结膜炎均极有效，治疗面部痤疮甚效。

大　椎

【位置】在后项下，第7颈椎棘突下凹陷中。（附图36）

【针法】三棱针点刺拔罐法：取大椎穴，用三棱针（或采血片）点刺数下后，立即在该穴位加拔火罐，拔出少许血，留罐10分钟后起罐。每3日治疗1次，数次即可明显见效。

【解析与经验】大椎为督脉腧穴，也是督脉与手足三阳经之会，与周身阳气有关，能清热活血，在该穴上予以点刺拔罐可起到促进气血流畅的作用，故可消散痤疮。

曲　池

【位置】在肘外侧，屈肘时，当肘横纹外侧尽端。（附图4）

【针法】直刺，从上向下，针深5分~1寸。捻转进针，中度刺激，找到针感后留针30分钟，每10分钟行针捻转1分钟。

【解析与经验】针刺曲池穴善治头面部疾患，并有疏散风热、清宣阳明经热邪的作用。本穴配合谷常用治头、面、耳、目、口、鼻诸病。

▌本节小结

由于手足太阳经至耳上，太阳主表，足太阳与肺别通，肺主表、主皮肤，因此耳尖穴治疗面部痤疮甚效。耳背部位偏上，全息对应肺，又膀胱经行至耳尖耳背处，膀胱与肺通，余之经验，有耳背处点刺出血治疗皮肤病、青春痘甚效。大椎为周身阳气之所聚，在该穴上予以点刺拔罐可起到清热解毒、促进气血流畅的作用，故可消散痤疮。曲池穴善治头面部疾患，并有疏散风热、清宣阳明经热邪的作用，配合谷常用治头、面、耳、目、口、鼻诸病。

饮食不当是本病重要的发病因素，在治疗的同时，应注意以下饮食禁忌。①忌食辛辣刺激食物。②少吃高脂肪食物。③忌腥发之物。④忌高糖食物。

此外，要避免阳光曝晒，保持大便通畅，不熬夜，勤洗脸，保持情绪稳定，能加速痊愈，并可保愈后不复发。

第四节　神经性皮炎

神经性皮炎是一种皮肤神经功能障碍性疾病，是以阵发性皮肤瘙痒和皮肤苔藓样变为主症的慢性炎症性皮肤病，属于中医学"牛皮癣""顽癣"范畴。

本病好发于四肢外露部位，以后颈部和颈侧面、四肢伸侧、尾骶部等处最为常见。皮损可散布全身，尤以项颈部最为多见。

先有局部阵发性瘙痒，搔抓后出现圆形或多角形扁平丘疹，密集成群，顶覆鳞屑；皮损逐渐变大，形成斑片，鳞屑明显增多，皮肤增厚干燥，皮纹加深而呈苔藓样变，皮损处有阵发性剧烈瘙痒。日久可呈对称性发病，瘙痒，入夜更甚，并常随情绪波动而加剧，自愈后常易复发。

本病多以情绪变化及局部摩擦为诱因。情志不遂，气血运行不畅，凝滞于皮肤，日久耗血伤阴，血虚化燥生风；或因脾蕴湿热，复感风邪，蕴阻肌肤而发病。

治疗神经性皮炎常用一针特效穴及部位有耳尖、耳背、阿是穴、少府、尺泽或委中近围静脉、驷马穴组等。

耳　尖

【位置】折耳向前，在耳廓上之尖端。（附图 56）

【针法】刺血疗法：先按摩患侧耳尖，使之充血，然后消毒，用三棱针或采血片在耳轮之外缘最高点轻轻点刺即能出血。挤出血 10 滴左右或更多，待血挤不出为止，隔日 1 次。

【解析与经验】由于太阳经至耳上，又少阳经绕耳，太阳主表，少阳主风，因此耳尖穴善治表证及风证，治感冒、发烧、扁桃体炎及扁桃体肿大、皮肤痒疹均甚效，本病为动风之证，以耳尖放血疗效佳。

耳　背

【位置】在耳尖下的耳背处。（附图 56）

【针法】刺血疗法：选双侧耳背近耳尖处明显的静脉血管 1 条，揉搓数分钟后使其充血。用采血片划破选好的静脉血管，使血流出 10 滴左右或更多，待血挤不出为止，1 次不愈者间隔 3~4 天后可再选血管复治。

【解析与经验】本穴为点刺要穴，部位偏上，全息对应肺，又膀胱经行至耳尖、耳背处，膀胱与肺通。余之经验，点刺出血治疗皮肤病、皮肤瘙痒、青春痘、面部黄褐斑、偏头痛、张口不灵、扁桃体炎、结膜炎均极有效，治疗神经性皮炎亦甚效。

阿是穴

【位置】患处局部。

【针法】皮肤针（梅花针）叩刺加艾灸：常规消毒后，用皮肤针叩刺局部，手法由轻到重，使皮肤微微出血。皮肤针叩刺后可运用隔蒜灸，即将大蒜捶扁，置于患处局部，然后将点燃之艾草放在大蒜上再施艾灸。或用艾条施以温和灸，以局部略觉热痛为度。每隔 3~5 日 1 次。

【解析与经验】《素问·皮部论篇》曰："凡十二经络脉者，皮之部也。"意思是说凡是十二经脉行止于皮肤的地方，也就是十二经脉在皮部的分属部位。以梅花针点刺治疗神经性皮炎，可调整阴阳、通畅气血等，促进人体免疫系统，此为"以皮治皮"之法。

少　府

【位置】以小指、无名指屈向掌中，当小指与无名指指尖之中间是穴，当第 4、5 掌骨间取之。（附图 24）

【针法】直刺，从手掌向手背刺入 3 分。施泻法，不留针。隔日针 1 次。

【解析与经验】本穴为心经火穴，为火中之火穴。《素问·至真要大论篇》云："诸痛痒疮，皆属于心。"出现皮肤疮疡痛痒的症状，多与心火炽盛、血分有热有关，本穴有宁心调神、清心火及血热之作用，治痒有特效，故泻少府可治神经性皮炎。

尺泽或委中近围静脉

【位置】尺泽（附图 1）或委中（附图 18）近围静脉。

【针法】刺血疗法：用三棱针对准近尺泽穴或委中穴近围静脉刺血，交替使用，使静脉血自流，待血不外溢时为止。每周 1 次。

【解析与经验】尺泽为肺经合水穴，肺主皮肤，尺泽具有清泻肺热、活血通络的作用。委中为膀胱经合穴，膀胱主表，亦与皮肤有关，在尺泽或委中近围静脉刺血，治疗神经性皮炎有效。

驷马穴组（董氏奇穴）

【位置】驷马中穴：直立，两手下垂，中指尖所至之处向前横开 3 寸。驷马上穴在驷马中穴直上 2 寸。驷马下穴在驷马中穴直下 2 寸。（附图 54）

【针法】视大腿粗细，针深 8 分~2 寸 5 分。

【解析与经验】驷马上、驷马中、驷马下三穴为治疗肺脏病症候群之特效要穴，此处肌肉较厚，走阳分、表分，且在阳明经上，调理气血作用甚佳，故治疗牛皮癣、青春痘、雀斑均有特效，治疗各类皮肤病效果亦佳。

▌本节小结

由于太阳经至耳上，又少阳经绕耳，太阳主表，少阳主风，因此耳尖穴善治皮肤痒疹。耳背为点刺要穴，部位偏上，全息对应肺，又膀胱经行至耳尖耳背处，膀胱与肺通，点刺耳背出血治疗皮肤病甚效。梅花针点刺患处局部治疗神经性皮炎，根据《素问·皮部论篇》曰："皮部以经脉为纪""凡十二经络脉者，皮之部也"，此为"以皮治皮"之法。少府穴为心包经之荥火穴，系火中之火，"诸痛痒疮，皆属于心"，皮肤疮疡痛痒症状，多与心有关，泻少府可清心、安神、止痒。用三棱针对准近尺泽穴或委中穴近围静脉刺血，具有活血消肿、开窍泄热、通经活络的作用。

神经性皮炎为皮肤科疑难症，此处所述之一针虽有效，但单穴治疗需时较久，可两三个特效穴配合使用。另，依余之经验，董氏奇穴驷马穴组治疗神经性皮炎最为有效。

第五节　带状疱疹

带状疱疹是由带状疱疹病毒引起的一种急性疱疹性皮肤病。中医学称为"缠腰火丹""缠腰疮"和"蜘蛛疮"，也叫"蛇丹"，俗称"缠身龙"或"蛇蟠疮"。多发于春、秋季节。患过本病后很少有复发的病例。

带状疱疹多见于胸背、面部和腰部，大腿有时亦有发者。初起时局部发红，有带索状刺痛，常伴有轻度发热、乏力、食欲不振等全身症状，随后出现密集成簇的米粒至绿豆大小的水疱，排列呈带状，沿着一侧皮肤周围神经分布，疼痛剧烈，局部有烧灼感，患者常因神经痛而痛苦万分。病程一般 2~3 周，渐见干燥结痂而愈，愈后不留瘢痕。

中医学认为本病多由肝胆火盛或脾经湿热蕴结，循经外溢所致。全身或局部抵抗力减低可诱发本病。

治疗带状疱疹常用一针特效穴及部位有耳尖、制污穴、带状疱疹周围、先发疱疹及疱疹延伸尖端、行间等。

耳　尖

【位置】折耳向前，在耳廓上之尖端。（附图56）

【针法】刺血疗法：先按摩患侧耳尖，使之充血，然后消毒，用三棱针或采血片在耳轮之外缘最高点轻轻点刺即能出血，挤出血3~5滴，待血挤不出为止，隔3日再刺1次。

【解析与经验】由于太阳经至耳上，又少阳经绕耳，太阳主表，少阳主风，带状疱疹分布区域与少阳相关，因此耳尖穴点刺治带状疱疹甚效。

制污穴（董氏奇穴）

【位置】在大指背中央线上，计3穴，取穴采用四分点法。维杰新制污穴位于大指背第1节与第2节之连接处。（附图44）

【针法】刺血疗法：本穴处容易充血出血，以采血片刺之使出黑血，一穴即可，效果亦好。

【解析与经验】穴在肺经上，故治皮肤病，善治脓疡；接近少商穴，尤适点刺出血，效果尤佳；亦可治中耳炎及带状疱疹，效果亦佳。

带状疱疹周围

【位置】带状疱疹局部周围。

【针法】刺血疗法：用梅花针（或皮肤针）在带状疱疹最先发生处周围进行点刺，用力要均匀，手法由轻到重，使周围皮肤有散在出血为度，每日1次，一般很快痊愈。

【解析与经验】局部点刺出血，可疏通经络，清热解毒，从而达到治愈疾病的目的。

先发疱疹及疱疹延伸尖端

【位置】先发之疱疹及疱疹延伸之尖端。

【针法】灸法：在此两点上各放一如黄豆大的艾炷，点燃后觉灼痛时取下未燃尽之艾炷。

【解析与经验】取局部灸法，有通经活络、解毒止痛作用。

行　间

【位置】正坐垂足，在足背侧，第1、2趾趾缝纹间后5分处。（附图33）

【针法】用毫针斜刺1寸许，强刺激1分钟。留针30分钟，每隔10分钟捻针1次。

【解析与经验】行间穴乃足厥阴肝经之荥（火）穴，荥穴有清虚热、育阴血的作用，本穴五行属火，为肝经之子，能泻肝火，凡肝胆实证、热证，皆可取刺行间治之，效同龙胆泻肝汤。

▌本节小结

　　由于太阳经至耳上，又少阳经绕耳，带状疱疹分布区域与少阳相关，因此耳尖穴善治带状疱疹。制污穴在肺经上，故治皮肤病，善治脓疡；接近少商穴，尤适点刺出血，效果尤佳；可治带状疱疹，效果亦佳。在带状疱疹局部周围局部点刺出血，可疏通经络，调节脏腑，清热解毒，从而达到治愈疾病的目的。在先发疱疹及疱疹延伸尖端行灸法，有通经活络、解毒止痛作用。行间穴乃足厥阴肝经之荥（火）穴，荥穴有清虚热、育阴血的作用，又为肝经子穴，效同龙胆泻肝汤，故能治带状疱疹。

第六节　疖肿、痈

　　疖肿是一个或多个相邻毛囊及其所属皮脂腺的急性化脓性感染，多为葡萄球菌感染所致。好发于头面、手足，初起如粟粒状，色或黄或紫，有根脚，坚硬如钉，并麻痒，继则红肿灼热，剧烈疼痛。本病外因多为热毒蕴于皮肤，而腠理不密，正不抗邪，内因则为湿热内郁。

　　由于病因或病位不同，又分为热疖、暑疖、湿热疖和面部疖肿。若热毒势缓，蕴结而成脓点，出脓则愈，称为热疖；若发于夏季，暑热蕴结，毒势稍盛，局部可形成脓肿。溃后毒随脓泄，称为暑疖；若与湿邪兼夹，湿热蕴毒，搏结缠绵，此愈彼发，称为湿热疖。因其部位不同，又有不同命名，生于颈后发际者，称为发际疮；生于臀部者，称为坐板疮；生于头部，日久不愈，头皮窜空者，称蝼蛄串。

　　此外痈则是红肿的硬结，发展很快，周围红晕较大，疼痛较重，常伴有明显的寒热、头痛等全身症状。溃后疮口脓腐很多，状如蜂窝，常须 2~3 周才能痊愈。

治疗疖肿、痈常用一针特效穴及部位有耳尖、瘛脉、灵台、疖肿最高点等。

耳 尖

【位置】折耳向前，在耳廓上之尖端。（附图 56）

【针法】刺血疗法：先按摩患侧耳尖，使之充血，然后用三棱针或采血片在耳轮之外缘最高点轻轻点刺即能出血。挤出血 8~10 滴，隔日 1 次。

【解析与经验】本法治疗口唇、鼻部疮疹效果甚好。由于手足太阳经至耳上，太阳主表，足太阳与肺别通，肺主表、主皮肤，因此耳尖穴善治表证及皮肤病变。耳尖放血有泻火解毒、活血散瘀之功。此法简单有效，但以早期治疗效果为佳。一般治疗 1 次疼痛即减轻，3~4 次就可痊愈。

瘛 脉

【位置】在耳廓根后方，正对乳突，平齐耳屏间切迹。在侧头部耳廓后面，前平耳屏，乳突骨中央部骨边陷中取之。（附图 27）

【针法】灸法：取灯心草的一端约 1cm 蘸花生油（茶油、麻油亦可）后，以火点燃，迅速对准瘛脉穴轻轻一触，会发出"啪"的一声，每天 1 次。其疖肿生在左，则灸其左，其疖肿生在右，则灸其右，

【解析与经验】瘛脉为三焦经腧穴，能疏调三焦气机，活血通络，灯心灸法治疗疖肿及疔疮疗效甚佳。

灵 台

【位置】俯卧，于第 6 椎下陷中取之，即当第 6 与第 7 胸椎棘突之间的凹陷处。（附图 63）

【针法】

①毫针针刺法：取 1 寸毫针，从背侧面略向上刺入，针 3~5 分。

②灸法：将高约 1cm、炷底直径 0.8cm 的圆锥形艾炷放在穴位上，用火点燃艾炷，待燃至将尽时，用镊子将艾炷取下更换，连灸 3~5 壮。

【解析与经验】灵台为督脉腧穴，能清心定志，祛邪泄热，有消炎作用，常用治疖肿及疔疮，疗效颇佳，一般连续针或灸 3~5 天，即可痊愈。

疖肿最高点

【位置】疖肿中心部。

【针法】灸法：用鲜生姜切成半分厚的薄片，中间以针刺数孔，放置于疖肿最高点，上置艾炷灸之，感觉灼痛时则易炷再灸。每次灸 3~5 壮。

【解析与经验】隔姜灸可起到改善血液循环、散寒解毒、通经开结的作用，治疗疖肿疗效甚佳。

▌本节小结

> 手足太阳经至耳上，太阳主表，足太阳与肺别通，肺主表、主皮肤，因此耳尖穴善治表证及皮肤病变，但以早期治疗效果为佳。痖脉为三焦经腧穴，能调三焦气机，疏风通络，活血消瘀，治疗疖肿及疔疮疗效甚佳。灵台为督脉腧穴，能解表通阳，祛邪泄热，有消炎作用，善治疖肿及疔疮，疗效颇佳。疖肿最高点隔姜艾灸可起到改善血液循环、散寒解毒、通经开结的作用，颜面部则不宜灸治。

第七节　疔疮

面部、手足部的化脓性炎症，中医总称为疔疮。发于口鼻部的称"鼻疔""人中疔""虎须疔"；指头炎称"蛇头疔"；腱鞘部称"虎口疔""托盘疔"；急性淋巴管炎称"红丝疔"等。多系过食醇酒炙煿，脏腑积热，火毒结聚而成，或因针刺、竹木刺等扎伤感染而得。

面部疔疮，初起为粟米小疮，或痒或麻，往往不予重视，日见红肿热痛增剧，甚至睑目俱肿，根脚坚硬，迟不化脓。失治易致疔毒走黄（败血症），可出现壮热烦躁，恶心呕吐，甚至神昏谵语。手部及指头疔疮，红肿发热，常致疼痛彻心，所谓"十指连心"。化脓时应及早切开，如处理失当，可延及指骨坏死；甲沟炎及甲下化脓，一般肿痛较轻。红丝疔，西医学称为急性淋巴管炎，多由四肢末端局部破损感染、疖肿、疔毒所引起，致病菌经皮肤黏膜、裂伤、手术切口等组织淋巴间隙进入淋巴管所致。常表现为一侧肢体出现一条红线，从伤口沿手足向近心端蔓延，并可有腋窝及鼠蹊部淋巴结肿大、疼痛。处理不当，治疗不及时，疔毒上攻，亦可致疔毒走黄，出现发热恶寒、头痛、呕吐，甚至昏迷等毒热入于营血的全身症状。

疔与疖的区别从中医观点来看，有以下几点。①病因：疖为热毒，疔为火毒。②病位：疖可生于体表任何部位，疔生于面部和手足。③病情：疖轻疔重。④病势：疖势缓而不会"走黄"，疔势急而容易引起"走黄"。

治疗疔疮常用一针特效穴及部位有患部阿是穴（红丝疔的起点、中间、终点）、红丝疔终点剧痛处、郄穴、手三里、委中。

红丝疔起点、中间、终点

【位置】红丝疔的起点、中间、终点。

【针法】刺血疗法：一般可用三棱针先刺红丝疔顶端，刺破出血，然后再在红丝疔之起点和中间点刺出血。

【解析与经验】用三棱针在红丝末端刺破出血，能泻血中热毒，活血消肿，一般 1 次即愈。目前刺血疗法治疗红丝疔最为常用。

红丝疔终点

【位置】红丝疔终点剧痛处。

【治法】用 2 寸毫针在红丝疔尽头剧痛处快速进针，按部位深浅针 1 寸或 1.5 寸，予以中强度刺激，留针 30 分钟，期间每 5~10 分钟行针 1 次。每日针刺 1 次，一般 2~3 天可愈。

【解析与经验】在红丝疔尽头剧痛处针刺具有泻血中热毒、消炎镇痛的作用，治疗急性淋巴管炎效果颇佳。

郄　穴

【位置】红线所属经脉的郄穴。

【针法】先确定红线属哪条经脉，取该经郄穴，如位置介于两经中央，不易划分经脉时，以红线临近或经过的郄穴为准，或两经的郄穴皆点刺出血。也可于红线终止处加以刺血少许，效果更佳。

【解析与经验】此方为循经络取穴的一种方法。郄穴为每一经气血深聚之处，最擅治疗本经之血分证及急症，点刺出血可获较佳效果。

手三里

【位置】屈肘侧置，在前臂背面桡侧上段，阳溪穴上 10 寸，曲池穴下 2 寸处，按之肉起，锐肉之端是穴。（附图 3）

【针法】直刺，从上向下，针深 1~1.5 寸，予以中等或强刺激。针后加艾条灸效更佳。

【解析与经验】本穴为大肠经重要穴位，按之肉起，锐肉之端，肌肉丰厚，走气分、肌表，又由于大肠经多气多血，通过与肺主皮肤之表里关系，收疮消肿作用极强，常用于治疗疮、痈、疖，有卓效。

委　中

【位置】在腘横纹中央。（附图23）

【针法】刺血疗法：令人面挺伏地，卧取之。用三棱针于患侧浅静脉上速刺出血。如两侧生疗即刺两侧，使之血自流或挤之出血。

【解析与经验】委中穴一名血郄，为血之郄穴，刺血最擅用治急症，具有泻热、急救、消肿作用。《治疗汇要》说："委中穴刺之，不独疗疮有效，即如痈疽发背，红肿疼痛，及脚膝风湿，即拄杖跛足者，针之亦效。牙关紧闭，不省人事者，针之立醒。"杨华亭亦说："于本穴放血，是引血下降，于霍乱、痧疹、对口、搭背、疗毒，以锋针放血五六滴有特效。"

后心穴（董氏奇穴）

【位置】后心穴计有13穴，两侧合计则为26穴，位置分别为：①第1行自第4椎起（含第4椎），每下一椎1穴，计6穴。②第2行自第4椎至第7椎计4椎，每椎旁开1.5寸各1穴，共4穴。③第3行自第4椎至第6椎计3椎，每椎旁开3寸各1穴，共3穴。每次挑1~2个点。

【针法】以第2行及第3行为主，每次挑1~2个点。用三棱针对着紫点（重者现黑点），将毛丝抽出（白色纤维状），然后敷消毒药盖上。

【解析与经验】本穴组以属火及属金的穴位为主，由火金两大类穴组成，所谓"诸痛痒疮，皆属于心"，痒疮属于心，亦属于肺，肺主皮肤，本穴组治疗疗疮确有卓效。

▌本节小结

用三棱针在红丝末端刺破出血，能泻血中热毒，活血消肿。目前刺血疗法治疗红丝疔最为常用。在红丝疔尽头剧痛处针刺，具有泻血中热毒、消炎镇痛的作用，治疗急性淋巴管炎效果颇佳。郄穴为每一经气血深聚之处，最擅治疗本经之急症，针刺红线所属经脉的郄穴，可获较佳效果。委中穴为血之郄穴，刺血最擅用治急症，具有泻热、急救、消肿作用。后心穴穴组以火金两大类穴组成，所谓"诸痛痒疮，皆属于心"，痒疮属于心，亦属于肺，肺主皮肤，本穴组治疗疗疮确有卓效。

董氏奇穴之后心穴治疗疗疮甚效。后心穴虽名系一穴，但为一穴组。

第八节　湿疹

湿疹是一种常见的皮肤病，一般分急性和慢性两种，可发生于全身任何部位，并以皮肤瘙痒、滋水或湿烂为其临床特征，皮损常呈对称性。

急性湿疹：多发于面部、颈部、肘部、手背、小腿和阴囊等处。发病较快，初起皮肤多潮红，继则出现丘疹、水疱、脓疱，抓破后渗水、糜烂，干燥后结痂，最后脱屑而愈。病变常呈弥漫性对称，自觉瘙痒、灼热，夜间尤甚。

慢性湿疹：多由急性湿疹反复发作而成。患部可见粗糙如席纹状的局限性皮损，常伴有抓痕、血痂及色素沉着。自觉瘙痒，尤当情绪紧张时，可有阵发性剧痒。如发于关节处则易并发皲裂，引起疼痛。

湿疹，中医学统称"湿疡"或"湿疮"，但依其皮损部位不同而有许多名称。

引起本病的病因较为复杂，一般认为与神经系统功能障碍有关，或是由变态反应所致，过敏源如肠道寄生虫，或某些食物、药物、毛织品等。

中医学认为，本病总由风湿热客于肌肤而成。急性多以湿热为主，慢性每多伴有血虚，此乃病久耗血之故。

由于湿性缠绵，治疗较费时间，取穴虽效，但须费日，因此应辅以患处局部针刺。

治疗湿疹常用一针特效穴及部位有血海、耳尖、三叉三穴、百虫窝、患处等。

血　海

【位置】从阴陵泉上行，在膝髌上1寸，内廉白肉际陷中。在大腿内侧之前下部，股内侧肌隆起处，距膝盖上缘2寸；或正坐垂足，以手掌按于膝上，大指向内侧，中指向外侧，当大指尖尽处是穴。（附图9）

【针法】直刺，从前向后刺入，针深5分。

【解析与经验】本穴一名血郄，足太阴脾脉气之所发，为总治各种血疾之要穴（《医宗金鉴》），能调血清血，有祛风清热作用，对于各类疮疡皆有疗效，治各类因血热引起的皮肤病及老年性皮肤瘙痒症甚效。又由于在脾经，能健脾祛湿，所以治疗湿疹有效。

耳 尖

【位置】折耳向前，在耳廓上之尖端。（附图 56）

【针法】先按摩患侧耳尖，使之充血，然后消毒，用三棱针或采血片在耳轮之外缘最高点轻轻点刺即能出血。挤出血 3~5 滴，待血挤不出为止，隔日 1 次。

【解析与经验】由于太阳经至耳上，又少阳经绕耳，太阳主表，少阳主风，因此耳尖穴善治表证及风证，治感冒、发烧、扁桃体炎及扁桃体肿大、皮肤痒疹均甚效，治疗湿疹亦有效。

三叉三穴（董氏奇穴）

【位置】在 4、5 指指缝接合处，仅贴第 4 指，握拳取穴。（附图 59）

【针法】用毫针顺掌骨间隙刺入 1.5 寸 ~1 寸 8 分，进针时避开可见浅静脉，以得气为度。平补平泻，留针 45 分钟，每 10 分钟运针 1 次。

【解析与经验】三叉三穴在手背第 4 与第 5 指缝接合处，紧贴第 4 指，在筋下骨旁，握拳取穴。当液门穴前，刺入后穿过多个穴位，可透达腕顺二穴，透过穴位之多，无出其右者。可以说透过荥、输原，透达输、原穴之肉多处，与脾有关，能健脾益气祛湿。进针时紧贴皮下进针，与肺亦相应，为治疗皮肤痒疹之特效针。本穴深针可透达心经之少府穴，少府为心经（属火）之荥穴（属火），为火中之火穴，真火穴，《内经》曰："诸痛痒疮，皆属于心。"湿疹自觉瘙痒，尤当情绪紧张时，可有阵发性剧痒，故三叉三穴透少府穴治疗湿疹有效。

百虫窝

【位置】膝内廉上 3 寸陷中。（附图 9）

【针法】于血海上 1 寸取之。直刺，从前向后刺入，针深 5~8 分。

【解析与经验】百虫窝为经外奇穴，位于血海上 1 寸，与血海一样亦善调血，能治虫积、风湿痒疹、下部生疮等皮肤病。常与血海并用（倒马针）治疗皮肤瘙痒、湿疹等。

患 处

【位置】患处局部。

【针法】梅花针叩刺拔罐法：以梅花针在病变局部进行叩刺，中强刺激，以皮肤潮红为度，针后局部拔火罐，隔日 1 次，5 次为 1 个疗程。1 次未愈者，隔 3 日再进行第 2 个疗程。

【解析与经验】梅花针点刺治疗湿疹，此为"以皮治皮"之法。《灵枢·官针》说："毛刺者，刺浮痹皮肤也。""半刺者，浅内而疾发针，无针伤肉，如拔毛状，以取皮气。"毛刺叙述刺浅恰如毫毛之浮浅细微，手法轻虚；半刺则指浅刺，浅内疾发亦如拔毛状，也可说类同毛刺，只是较毛刺略深，只浅刺皮肤，不伤肌肉，相当于近代的皮肤针（梅花针）叩打刺激法。毛刺多用于局部麻木不仁的浮痹证和一些皮肤病，其治疗以微充血或微出血为度。《素问·皮部论篇》说："凡十二经络脉者，皮之部也。"意思是说凡是十二经脉行止于皮肤的地方，也就是十二经脉在皮部的分属部位，以梅花针点刺可调整阴阳、通畅气血等，促进人体免疫系统，能引起相应的全身性反应，进而治疗湿疹。

本节小结

　　血海穴一名血郄，为总治各种血疾之要穴（《医宗金鉴》），能调血清血，有祛风清热作用，对于各类疮疡皆有疗效；由于在脾经，能健脾祛湿，所以治疗湿疹有效。百虫窝系经外奇穴，为治疗皮肤瘙痒及湿疹之经验效穴。耳尖穴善治表证及风证，治皮肤痒疹甚效，治疗湿疹亦有效。三叉三穴能健脾益气祛湿，紧贴皮下进针，与肺亦相应，为治疗皮肤痒疹之特效针；透达少府穴，少府为心经（属火）之荥穴（属火），《内经》曰："诸痛痒疮，皆属于心。"故三叉三穴透少府穴治疗湿疹有效。由于湿性缠绵，治疗较费时间，取穴虽效，仍较费时日，因此应辅以患处局部针刺。梅花针患处叩刺治疗湿疹，系根据《素问·皮部论篇》"皮部以经脉为纪""凡十二经络脉者，皮之部也"，此为"以皮治皮"之法。

第九节　痔疮

　　痔，一般称为痔疮，是肛门最常见的一种疾病，为直肠下端肛门边缘静脉丛瘀血、扩张所形成的柔软结节。本病发病率很高，有"十人九痔"之说。

　　主要表现肛门部胀痛或刺痛，异物感或下坠感，便后有肿块脱出肛门，有大便带血或便后带血。

　　根据痔的部位可将其分为 3 种：内痔病变在齿线以上，表面覆盖黏膜，由直肠上静脉丛曲张形成；病变在齿线以下的为外痔，外痔之表面覆盖皮肤，为直肠下静脉丛与肛门静脉病变所形成。内、外痔同时存在的称混合痔，即内外痔，病变在齿线部位，齿线内、外皆有，在肛内表面覆盖黏膜，肛外表面覆盖皮肤。直肠检查可确诊。

本病的发生每与禀赋有关，但多因过食辛辣刺激之品或过量饮酒，或久坐久立、妊娠生产或负重远行，或房事过度，腹部肿瘤，以及泻痢日久或长期便秘等，致使气血失调，经络阻滞，瘀血浊气下注肛门所致（直肠静脉内血液回流郁积）。

治疗痔疮常用一针特效穴有委中、承山、二白、大肠俞、龈交等。

委　中

【位置】腘中央横纹动脉陷中，令人面挺伏地取之。（附图23）

【针法】刺血疗法：于浅静脉上以三棱针速刺出血。

【解析与经验】《灵枢·经别》指出："足太阳之正，别入于腘中，其一道下尻五寸，别入于肛。""经络所过，主治所及。"痔疮为肛门静脉瘤，在委中刺血可以活血化瘀，使痔疮快速消散，为治疗痔疮第一效法。余数十年来在委中刺血，治愈痔疮者不计其数，轻者1次即愈，重者亦不超过3次。

承　山

【位置】在小腿后面正中，委中与昆仑之间，委中穴下8寸处，或外踝尖上8寸处，当伸直小腿或足跟上提时腓肠肌肌腹下出现尖角凹陷处。（附图18）

【针法】取双侧承山穴，向上斜刺1.5~2寸深。得气后施以提插捻转手法，强刺激，使针感向上传导。留针30分钟，每10分钟捻针1次，施提插捻转手法，强刺激，每日或隔日1次。

【解析与经验】《灵枢·经别》指出："足太阳之正，别入于腘中，其一道下尻五寸，别入于肛。"承山穴即位于入肛门膀胱经的经别上。承山穴治痔有通络散瘀、清热止血的作用，是治疗痔疾的经验穴，为历代医家所公认，如《灵光赋》："承山转筋并久痔。"《玉龙歌》："九般痔漏最伤人，必刺承山效如神。"《肘后歌》："五痔原因热血作，承山须下病无踪。"针刺承山穴治疗各种痔疾，不论是内痔、外痔、混合痔，其消炎、止痛效果迅速。另外对肛门的其他疾患，如肛裂、便血等治疗效果也很好。在此穴刺血，疗效更快。

二　白

【位置】在掌后横纹中直上4寸。一手有2穴。一穴在筋内，两筋间，即间

使后 1 寸，一穴在筋外，与筋内之穴相并（《针灸大成》），两穴相平。（附图 61）

【针法】进针 5 分~1 寸，得气后嘱患者提肛缩小腹半分钟。留针 30 分钟，每 10 分钟捻转 1 次，捻针时嘱患者提肛缩小腹半分钟。每日 1 次，10 日为 1 个疗程。

【解析与经验】二白穴为经外奇穴，二穴专治痔疾，其中一穴为肺经所过，肺主魄门，即肛门。二白穴有清热止痛、理气消肿的功能，历来被认为是治疗痔疾的经验穴，主治内痔有效，治疗外痔效果更好。

大肠俞

【位置】在腰部，第 4、第 5 腰椎棘突之间水平，背正中线外侧 1 寸 5 分。（附图 17）

【针法】三棱针点刺拔罐法：患者俯卧，取三棱针垂直刺入一侧大肠俞穴中，使略微出血，然后迅速用闪火法叩一玻璃火罐于针孔处。然后再于另一侧大肠俞施术，操作方法相同。留罐 10 分钟。

【解析与经验】大肠俞是足太阳经在腰部腧穴，与大肠有相应联系，点刺拔罐有调理肠胃、泄热通便作用，主治一切肠疾，能治痔疮便血等症。

龈 交

【位置】唇内齿上缝中，掀起上唇，正当上唇系带之上唇端部，门齿缝微上方。（附图 37）

【针法】正坐或仰卧，于上唇内，从门牙缝之上 3 分处，即上唇系带与齿龈连接其龈肉略凹处取穴。痔疮患者的唇系带一般可见芝麻大小的小滤泡及小白疙瘩。医者以一手拇指、食指翻起患者上唇，用 1 寸毫针斜刺 1~3 分，使上唇有酸胀感，不留针，可隔日治疗 1 次。如能用三棱针对准唇系带上的小滤泡及小白疙瘩或唇系带根部龈交穴点刺出血几滴，疗效尤佳。隔日 1 次，一般 1~3 次痔出血可止。

【解析与经验】龈交穴是督脉之终止穴，在此刺血亦有刺井穴之意味。龈交穴为任、督、足阳明之会，任、督会于肛部。在龈交穴刺血是根据循经及 "病在下者高取之" 的取穴原则，能清热解毒，活血消肿，治疗痔疮及肛门疾患有效。

▎本节小结

痔疮在委中刺血，可以活血化瘀，为治疗痔疮第一效法，轻者 1 次即愈，重者亦不超过 3 次。承山穴治痔有通络散瘀、清热止血的作用，是治疗痔疾的经验穴。二白穴为经外奇穴，历代被认为是治疗痔疾的经验穴。大肠俞点刺拔罐可泄大肠湿热，湿热去而便血止，痔疾可愈。龈交穴是督脉之终止穴，痔疮或肛门疾病通过经络传导，能转输反映于口腔内的上唇系带，三棱针点刺本穴具有清热解毒、活血消肿等功效。

第十节　阑尾炎

急性阑尾炎是外科常见急腹症，多由阑尾腔内梗阻、堵塞或细菌侵入管内，致使管腔发炎引起。

急性者症见初起时上腹部或脐周围疼痛，有时为阵发性，几个小时或十几小时后，腹痛即转移至右下腹部的阑尾所在部位，疼痛也多转为持续性，这是急性阑尾炎早期的重要特征。右下腹阑尾点压痛明显，或有反跳痛和肌紧张，常伴有恶寒发热、恶心呕吐（恶心、呕吐是急性阑尾炎患者所常有，是仅次于腹痛的常见症状）、食欲减退、不思饮食、便闭溲赤等全身症状。

即使患者自觉腹痛尚在上腹部或脐周围，但已能发现右下腹有明显的局限性压痛点而获得早期诊断。白细胞和中性粒细胞明显增多。

中医学称本病为"肠痈"，认为多因饮食不节，糟粕积滞，湿阻热壅，气滞瘀凝所致，寒温不适、喜怒无度亦可引起。

由于本病病情急重，针灸只是作为一种辅助疗法。针刺对于急性单纯性阑尾炎和轻型化脓性阑尾炎有效，但对梗阻性阑尾炎疗效不佳。

治疗阑尾炎常用一针特效穴及部位有阑尾、四花中穴、四花外穴、两后肘尖、手门金等。

阑　尾

【位置】在小腿前外侧面上部，当足三里穴与上巨虚穴间之压痛点最明显处；一般约在足三里下 1 寸 5 分或 2 寸处。（附图 10）

【针法】取双侧穴位，用毫针直刺 2~3 寸，提插捻转，采用较强刺激，取得较强针感，以疼痛缓解为度。急性期每日可针刺 2~4 次，一般留针 60 分钟，重者留针 2 小时，多捻针，症状好转后逐步减少针次，缩短留针时间。

【解析与经验】针刺治疗急腹症之基本原则是深针、强捻、久留针。针刺阑尾穴治疗阑尾炎，针刺时机越早越好，刺激强度与针感很关键，可使阑尾运动增强，粪石移动和内容物排空。本法适用于单纯型急性阑尾炎（包括慢性阑尾炎急性发作），如形成脓肿或已有穿孔，则疗效较差。

四花中穴、四花外穴（董氏奇穴）

【位置】四花中穴位于胃经条口穴上 5 分，四花外穴在四花中穴向外横开 1 寸 5 分。（附图 51）

【针法】刺血疗法：用三棱针点刺不必拘泥穴位，在四花中穴至四花外穴附近之青筋上点刺，出血即见效果。

【解析与经验】四花中穴在胃经上，在上巨虚（大肠经下合穴）和下巨虚（小肠经下合穴）之间，又在小腿之胃经中点，不论穴性或穴位，皆在中央，调理肠胃作用甚强。四花外穴接近"痰会丰隆"，刺之能化痰，以三棱点刺出血，则又能活血，如此则痰瘀并治，专治各种疑难杂病，与四花中穴并用点刺尤佳。点刺时在四花中穴与四花外穴周围视青筋出血即见大效，不必拘泥穴位。

两后肘尖

【位置】两后肘尖。

【针法】灸法：将艾绒拧成高约1cm、炷底直径0.8cm的圆锥形艾炷，放在穴位上，用火点燃艾炷，待燃至将尽而患者觉痒时，用镊子将艾炷取下更换，连灸 15 壮。

【解析与经验】本处接近三焦经合穴天井，天井能化经络痰湿，疏三焦气火，素为治疗瘰疬（颈淋巴结结核）之要穴，泻本穴亦可治疗各种瘾疹。灸两手后肘尖部能治肠痈（《备急千金要方》《普济方》）。

手门金穴（董氏奇穴）

【位置】在手背第 3、4 掌骨间中后 1/3 凹陷处。（附图 45）

【针法】用毫针针尖向前臂方向斜刺，针深 5~8 分，稍强捻针，留针 30 分钟，每 5 分钟稍强捻针 1 次。

【解析与经验】穴在第 3、4 指间，与手厥阴心包经及手少阳三焦经有关；本穴能强心通胃（心包络与胃通），与足门金相对，调理肠胃作用亦强；与三焦经有关，能通肾，亦有类似三叉三穴之作用。

▌本节小结

　　阑尾穴为治疗阑尾炎之经验穴，宜深针、强捻、久留针。四花中穴调理肠胃作用甚强，四花外穴痰瘀并治，专治各种疑难杂病，点刺时在四花中穴与四花外穴周围视青筋出血即见大效，不必拘泥穴位。灸两后肘尖能化经络痰湿，疏三焦气火，《备急千金要方》《普济方》皆云能治肠痈。手门金穴能强心通胃（心包络与胃通），与足门金相对，调理肠胃作用亦强，与三焦经有关，能通肾，亦有类似三叉三穴之作用。

附录

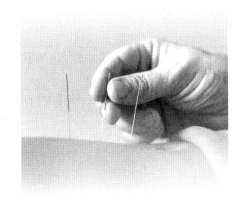

本书用穴图

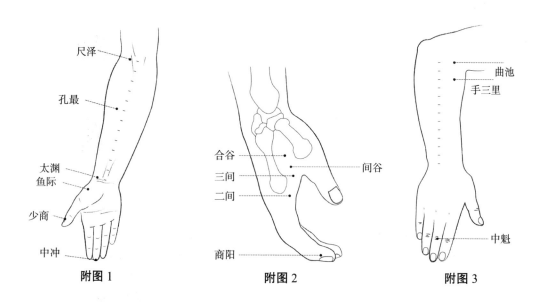

尺泽
孔最
太渊
鱼际
少商
中冲

附图 1

合谷
三间
二间
间谷
商阳

附图 2

曲池
手三里
中魁

附图 3

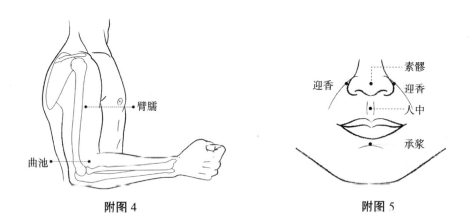

臂臑
曲池

附图 4

素髎
迎香　迎香
人中
承浆

附图 5

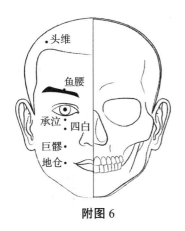

附图 6

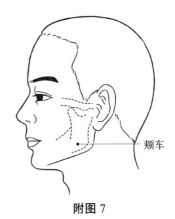

附图 7

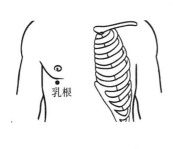

附图 8

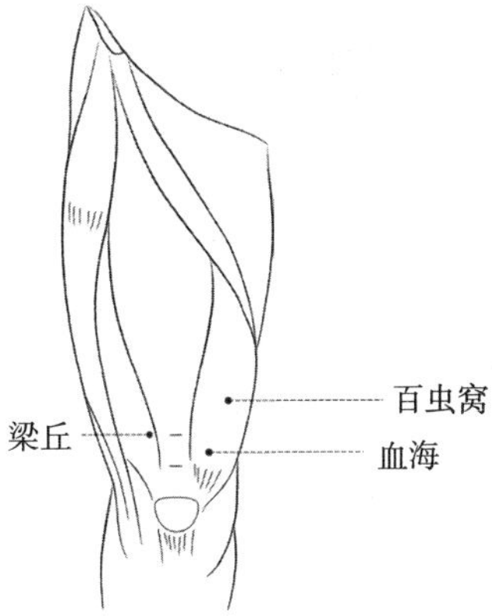

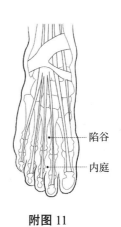

附图 9

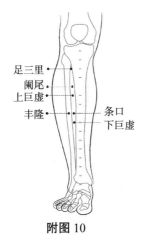

附图 10

附图 11

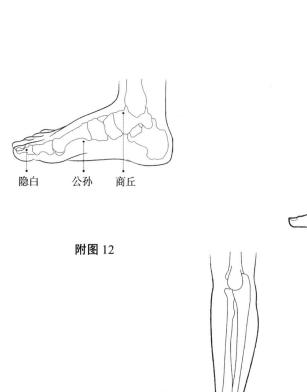

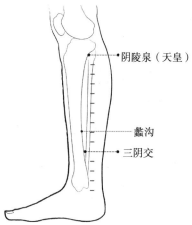

隐白　公孙　商丘

附图 12

阴陵泉（天皇）

蠡沟

三阴交

附图 13

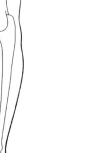

腕骨

后溪

少泽

附图 14

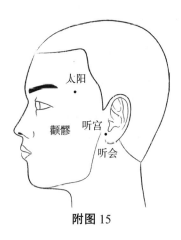

太阳

颧髎

听宫

听会

附图 15

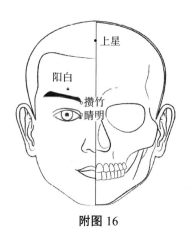

上星

阳白

攒竹

睛明

附图 16

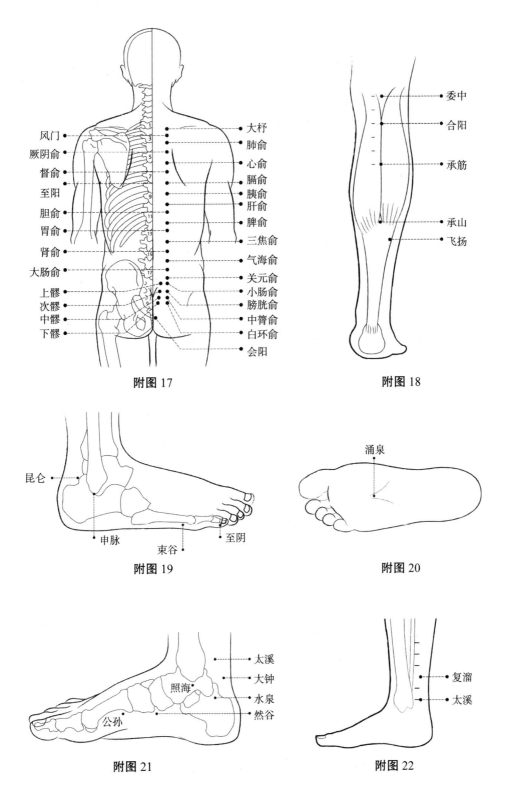

风门
厥阴俞
督俞
至阳
胆俞
胃俞
肾俞
大肠俞
上髎
次髎
中髎
下髎

大杼
肺俞
心俞
膈俞
胰俞
肝俞
脾俞
三焦俞
气海俞
关元俞
小肠俞
膀胱俞
中膂俞
白环俞
会阳

附图 17

委中
合阳
承筋
承山
飞扬

附图 18

昆仑
申脉
束谷
至阴

附图 19

涌泉

附图 20

太溪
大钟
水泉
然谷
照海
公孙

附图 21

复溜
太溪

附图 22

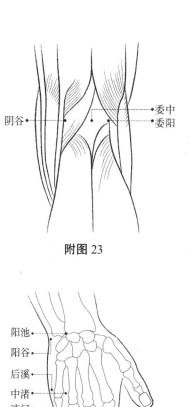

附图 23

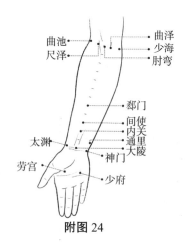

附图 24

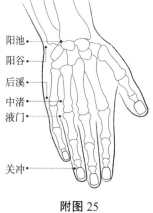

附图 25

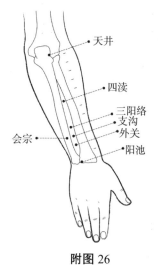

附图 26

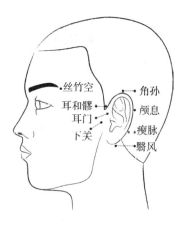

附图 27

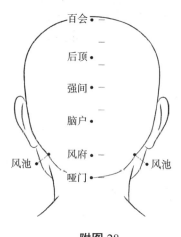

附图 28

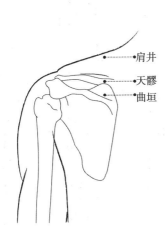

附图 29

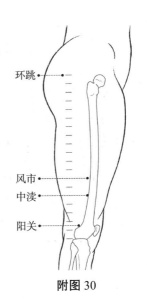

附图 30

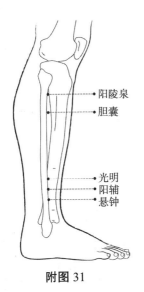

附图 31

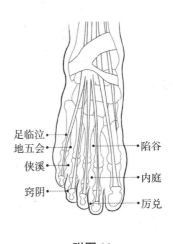

附图 32

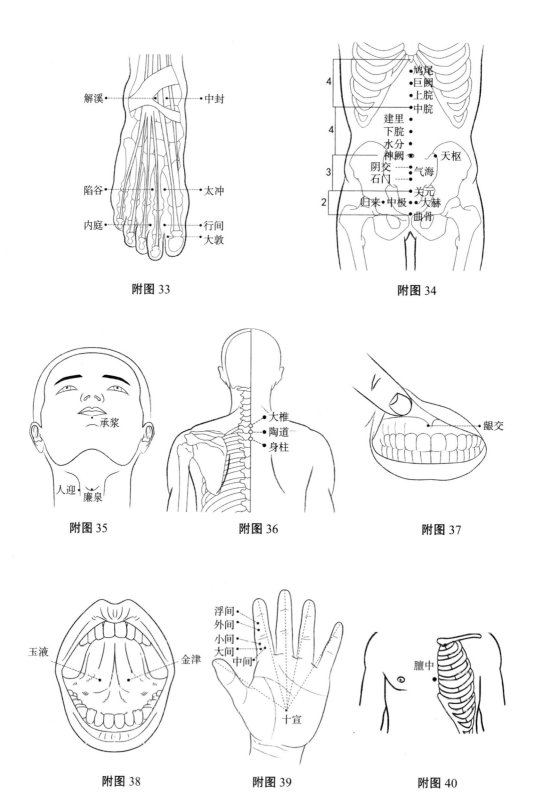

附图 33

附图 34

附图 35

附图 36

附图 37

附图 38

附图 39

附图 40

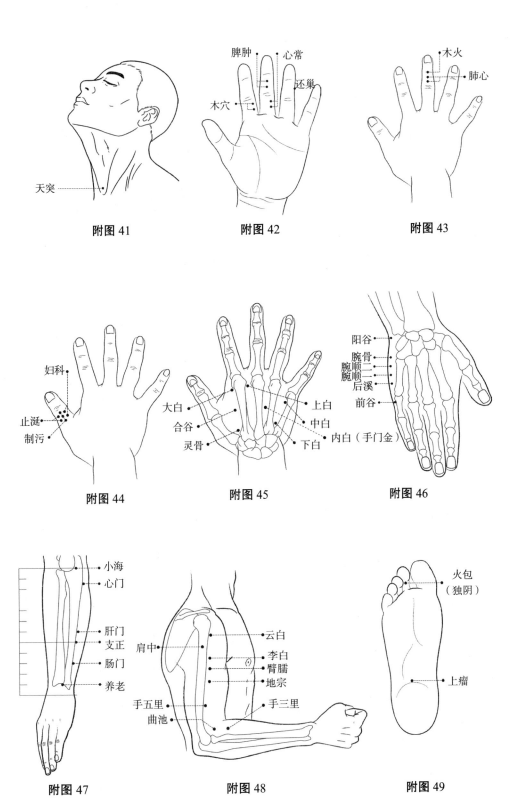

附图 41

附图 42

附图 43

附图 44

附图 45

附图 46

附图 47

附图 48

附图 49

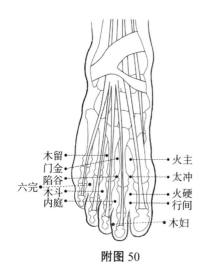

附图 50

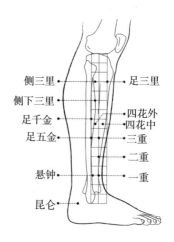

附图 51

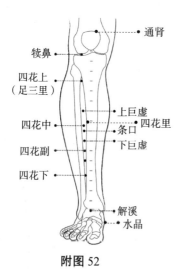

附图 52

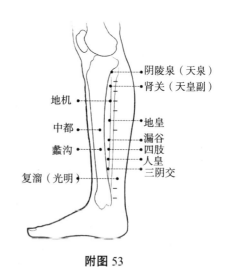

附图 53

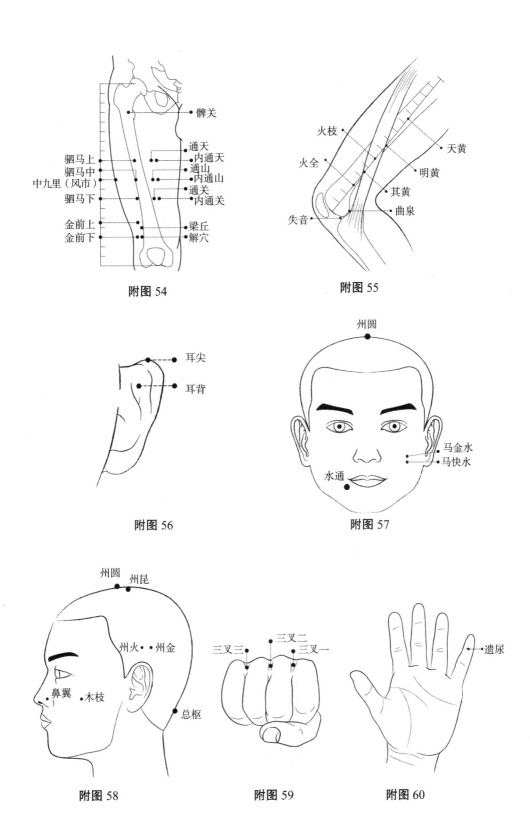

髀关

通天
驷马上
内通天
驷马中
通山
中九里（风市）
内通山
驷马下
通关
内通关

金前上
梁丘
金前下
解穴

附图 54

火枝
天黄
火全
明黄
其黄
曲泉
失音

附图 55

耳尖
耳背

附图 56

州圆

马金水
马快水
水通

附图 57

州圆 州昆

州火 州金

三叉三
三叉二
三叉一

遗尿

鼻翼 木枝

总枢

附图 58

附图 59

附图 60

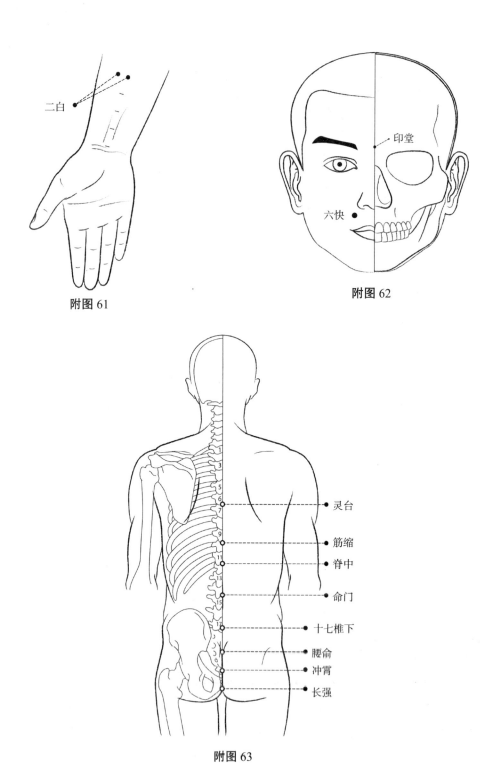

二白

附图 61

印堂

六快

附图 62

灵台
筋缩
脊中
命门
十七椎下
腰俞
冲霄
长强

附图 63

附录二

谈怎样学好及活用特效一针

一针疗法是针灸学的精品，是治疗学的极致。近几年来，市面上出版了不少这类的书，也有不少相关的文章发表，皆有可观之处，但多是哪一病用哪一穴的一般述说，至于介绍如何选取一针及活用一针的文章则极少见。一些人就被限定于书上的穴位，而无从活用及发挥，这里就根据余个人的经验来与各位谈谈怎样学好及活用特效一针。

研究特效一针治病，可以从几个主要方面入手：一，从基本的一针入手；二，从创造发展的角度入手；三，从综合发挥的方向入手。

一、从基本的一针入手

从基本的一针入手，也就是从较简单的"知其然"入手。这又可分几个方面。

（一）学好一穴治一病

先掌握一个穴位治疗某一病特效，这是比较简单而容易入手的方法，又可从几点开始。

1. 掌握"古法针灸精华"之一穴治一病法

有两个要点，一是从《内经》《针灸甲乙经》等经典入手，据统计，《内经》所载 241 个针灸处方中，单取一穴的有 173 个，占总数的 71.78%，如《灵枢·九针十二原》就记述："疾高而内者，取之阴之陵泉；疾高而外者，取之阳之陵泉。"这就是一针疗法。但最简单的方法则是从古代歌赋，例如《标幽赋》《百症赋》《肘后歌》等中选取穴位，针灸歌赋等同于方剂歌赋，所谓"心中有汤头，临证不用愁"，熟背针灸歌赋，临证同样也不必忧愁。绝大多数歌赋歌诀，治病都以一穴为主，是最古朴的一针疗法，是古人心血的结晶。对于一些熟背针灸歌赋的人来说，用针自然会以一针为主。

例如水病，古歌诀之记述如下。《灵光赋》："水肿水分灸即安。"《医宗金鉴》："水分胀满脐突硬，水道不利灸之良。"《行针指要歌》："或针水，水分侠脐上边取。"《胜玉歌》："腹胀水分多得力。"《席弘赋》："水肿水分兼气海。"《杂病穴法歌》："水肿水分与复溜。"《百症赋》："阴陵、水分，去水肿之脐盈。"上述歌诀所载治疗水病几乎都以水分穴为主，其次才是复溜、阴陵泉。

再看项强。《通玄指要赋》:"头项强,承浆可保。"《胜玉歌》:"头项强急承浆保。"《卧岩凌先生得效应穴针法赋》:"风伤项急始求于风府,应在承浆。""头项强承浆可保,应在风府。""头项强宜后溪而安然,应在承浆。"《玉龙歌》:"头项强痛难回顾,牙疼并作一般看,先向承浆明补泻,后针风府实时安。"可见承浆穴为治疗项强痛的要穴,配风府应用效果尤佳。从上述看来,项强最常用承浆,此为前后对应法。承浆亦常配风府治项强痛,此为前后配穴法。治项强痛,远取以后溪穴最为常用。

再举治疗膝痛的歌诀为例。《通玄指要赋》:"行间治膝肿目疾。"《杂病穴法歌》:"脚膝诸痛羡行间。"《胜玉歌》:"行间可治膝肿病。"《卧岩凌先生得效应穴针法赋》:"脐腹痛泻足少阴之水,应在行间。行间治膝肿目疾,应在睛明。"《席弘赋》:"最是阳陵泉一穴,膝间疼痛用针烧。"《玉龙歌》:"膝盖红肿鹤膝风,阳陵二穴亦堪攻。"《玉龙赋》:"阴陵阳陵,治膝肿之难熬。"《肘后歌》:"鹤膝肿劳难移步,尺泽能舒筋骨疼,更有一穴曲池妙。"

从这几个歌诀,我们就可知道,膝痛近取多取膝部之阳陵泉,可配阴陵泉,远取以行间为佳,也可针尺泽、曲池,有对应针法之意味。多年来,余常以行间穴治疗膝痛,甚效。

少数歌赋虽以"对穴"及"应穴"形式出现,但有时两个穴中的一个穴就很有效,也可算是一针疗法,例如前述之"头项强宜后溪而安然,应在承浆"即是,治疗头项强,后溪及承浆都是特效一针,合用疗效更佳。

2. 读些一针或单穴治病书籍

在20世纪90年代后期,单穴或一针治病的中文书籍如雨后春笋般出版了不少。此类书籍多半是由收集期刊中的单穴治病文章及报道编成,大多为临床实践经验,可以作为临床参考。

(二)学好一穴治多病

1. 掌握"古法针灸精华"之一穴治多病法

从古歌诀中,我们可以知道治病的特效一穴,但不少穴位同时是治疗其他病的特效针,例如前面谈到的后溪,从有关后溪的歌诀来看,其亦是治疗其他病症的特效穴位。《玉龙歌》:"时行疟疾最难禁,穴法由来未审明,若把后溪穴寻得,多加艾火实时轻。"《兰江赋》:"后溪专治督脉病,癫狂此穴治还轻。"《通玄指要赋》:"痫发癫狂兮,凭后溪而疗理。"《胜玉歌》:"后溪鸠尾及神门,治疗五痫立便痊。"《医宗金鉴》:"后溪能治诸疟疾,能令癫痫渐渐轻。"《玉龙赋》:"时疫疟疾寻后溪。"《卧岩凌先生得效应穴针法赋》:"痫发癫狂兮,凭后溪而疗理,应在鸠尾。"从这里我们就可知道，后溪穴还是治疗疟疾、癫痫的特效要穴。这样的例子在古歌诀中俯拾即是，此不多赘。

2. 记诵"固有总诀"

例如《四总穴歌》《六总穴歌》或《八总穴歌》，很简单易记。如《四总穴歌》："肚腹三里留，腰背委中求，头项寻列缺，面口合谷收。"几乎学针者人人皆会，再加"胁肋支沟取，胸膺内关谋"就成为《六总穴歌》，再加"小腹三阴交，脑脊水沟取"就变成《八总穴歌》。这些歌诀也有不同的版本，也有"心胸内关谋，胁肋阳陵泉，头项后溪取，腰背束骨求（后）"的，掌握这些歌诀，就能以少带多，以一针治疗一个区域的相关疾病。

3. 掌握"常用十二正经穴"

了解认识一针治一病，只能算是掌握了最基本的一针方法，临床时还是不足的，最好能掌握 10~12 个常用的一穴治多病的穴位，这样临床遇到复杂的患者时，才不至于限于一病一针、多病多针的困境。常用穴位，多半属于特定穴位，或为俞募郄会，或为五输原络，掌握这些穴位，就能精方简针，一针治疗多病，例如鱼际、三间、内关、太冲都能治疗十几二十种病，有特效。

据余之经验，掌握 10 个大穴就可以治疗临床六七成以上的病症。

4. 学些"常用奇穴"

十四经以外有些腧穴，也能一针治疗多病，以下举几个穴位为例。例如门金穴、三叉三穴、灵骨穴都能治疗十几二十种病，有特效。掌握 10 个左右的常用奇穴，在临床上也可以治疗六七成以上的病症。

将常用十二正经穴及常用奇穴结合起来，临床上就可治疗八成以上的病症，这是另一种"二零八零"法则。

二、从创造发展的角度入手

从针灸穴位的定位、定性、定量来学习及认识并加以发挥应用，就可更灵活地应用甚或研创一些新的特效一针。这属于创造性原理原则的发掘，是探索"所以然"的方法，深入学习这些，可以自我研发特效穴位，是特效一针原理原则的主要内容，需要为文较长来解说，可参考余写过的一些书籍，这里仅做简单提要。

（一）定位

定位即某穴与某特定解剖部位，包括太极与经络、脏腑、五体所在、节段所在等相对应，取用该穴，对治疗相应经络、脏腑、五体所在、节段所在的疾病或缓解该部位的不适症状有明显作用。

不论十四经穴或董氏奇穴，以太极思路配合三才思路（或称太极观、三才观）都可以解说许多穴位的应用。例如三间穴，在大太极可治头面及阴部病，头面病包括头痛、面神经痛、面震颤，能治下腹痛、坐骨神经痛；在中太极可治胸脘（背）及下腹下腰部疾病，如能治落枕、心口痛、下腹痛，治脚痛及髋关节痛，治腿足痛、坐骨神经痛；在小太极位于腰脐线，可治腰腹痛；在微太极正象则因三间穴靠近头点，能治头面病，包括头痛、面神经痛、面震颤。倒象三间靠近腿足点，亦能治腿足之病。三间穴立拳刺入，则又可贯穿掌之三焦。若再发挥，其他可治病还有许多。又如昆仑穴，在大太极中可治疗项痛，在中太极可治疗腰痛，如此项腰皆治，则夹于期间的脊椎相关疾病也就能治疗。又腕踝太极相对，故昆仑穴也能治疗腕痛。

（二）定性

定性即根据穴位的阴阳五行属性发挥治疗许多疾病，例如前述三间穴，五行属木，能治疗属风疾病，属风的疾病很多，因此三间穴能发挥治疗的疾病有许多。这也包括了辨证的应用，即凡属木的穴位，就能治疗与肝、风、筋等相关的病症。例如陷谷穴为土经木穴，故能治疗许多与肝胃有关或风湿有关的疾病。又如灵骨穴主治肺功能不足之多种病变，重点即是抓住肺气虚这一病机来发挥的。

（三）定量

定量包括部位节段的上、中、下，刺法深浅的浅、中、深三才。掌握穴位针刺的深浅，治疗范围可近可远，对于穴位的作用可以发挥更多，一针就可以当作两三针来用，这个在余的几本针灸书中已经说得很详细了，这里就不再多谈。

（四）时间观

此处从简（可参看本书理论篇相关内容）。

（五）空间观

此处从简（可参看本书理论篇相关内容）。

（六）象数观

此处从简（可参看本书理论篇相关内容）。

时间观、空间观、象数观也是属于原理性及创造性的发掘，是探究"所以然"的方法，学完可以自我研发特效穴位，是特效一针的主要内容。这个部分是"特效一针讲座"的核心及精华，在余之多本书籍中皆有详细陈述，这里就不再多赘。

三、从综合发挥的方向入手

从综合发挥的方向入手包括两个要点，即择优选穴、注重配伍，以下详细论述。

（一）择优选穴

治疗一个疾病往往有多个特效一针，在运用时就要有所选择，例如腰痛的特效针不下 30 个，临床时就要考虑是取中央线、膀胱经一线、膀胱经二线腧穴还是取太阳经与少阳经的中央线、腰脐上、腰脐下、环腰一周的穴位等。肩痛要考虑是左边痛还是右边痛，是哪一条经最痛。坐骨神经痛要区分痛在哪一条经，左侧痛与右侧痛的针法也不一样。擅于选穴，可以使一针发挥到最大效果。

（二）注重配伍——发挥更大效果（双一针）

有时两个特效一针配伍运用，可治疗的区域极大，效果更佳。余 40 多年来用针愈简，将十四经穴与董氏奇穴相互融汇，发展出如"对药"般的"双一针"，即"特效对针"疗法。所谓双一针，即两针之其中一针即有特效，双一针是两个特效一针的组合，这又有如下几种形式。

（1）上下两个穴位可以连用，治疗上下穴位之间区域的病痛。

（2）同一水平的特效穴位可以连用治疗多经络的同一水平部位的病痛。

（3）太极三才对等的部位连用，治疗相同部位的疾病。

（4）太极三才对应的部位交错连用，治疗更大区域范围的疾病。

以上可参看余之其他相关著作。

董氏奇穴之"倒马针法"是每次选取两个穴位，但每穴仅用一侧相互搭配，其用法主要是于同一经络纵向取相邻之二或三穴，再配合特定针序的针法，用针少，常是两个特效针的组合。而余之"双一针"或"对穴"则多系一左一右各取一穴，或一手一脚各取一穴，不仅横向相应，更形成整体包围。平衡阴阳、上下相济的二针，比直向的二针相伍别有心裁，且效验甚佳，临床用之，不仅具有取穴少、操作易、疗效快的优点，更因其容易记忆，可以作为临证之首选穴（起手针）来思考应用。

总之，研究特效一针，基本上应从古法一针精华开始，然后深入研究治疗痛证、内科、妇科、五官科、皮肤外科各病的多个特效一针，最后再以特效对针（双一针）压轴作为结束。余研究特效一针，从总体到个体，再从个体到总体，符合研究一门学问的整体观方法。